常见慢病
护理评估与技术

主编　王　蓓　彭　飞　洪涵涵

上海科学技术出版社

内 容 提 要

本书结合大量表格,系统阐述了慢病的常见评估方法,涵盖心肺功能评估、营养评估、日常生活评估等多个方面;同时介绍了常见慢病康复技术,包括呼吸康复技术、心脏康复技术、脑卒中康复技术、血糖管理技术等。

本书内容系统全面、层次清晰、可读性强,可作为从事慢病护理临床工作人员的参考书。

图书在版编目(CIP)数据

常见慢病护理评估与技术 / 王蓓,彭飞,洪涵涵主编. -- 上海 : 上海科学技术出版社,2021.10
ISBN 978-7-5478-5447-1

Ⅰ. ①常… Ⅱ. ①王… ②彭… ③洪… Ⅲ. ①常见病－慢性病－护理－评估 Ⅳ. ①R473.2

中国版本图书馆CIP数据核字(2021)第160225号

常见慢病护理评估与技术
主编 王 蓓 彭 飞 洪涵涵

上海世纪出版(集团)有限公司
上海科学技术出版社 出版、发行
(上海钦州南路71号 邮政编码200235 www.sstp.cn)
上海商务联西印刷有限公司印刷
开本 787×1092 1/16 印张 19.75
字数 480 千字
2021 年 10 月第 1 版 2021 年 10 月第 1 次印刷
ISBN 978 - 7 - 5478 - 5447 - 1/R·2357
定价:78.00 元

编 委 会

前　言

慢病是严重威胁人类健康的一类疾病，其影响因素的综合性、复杂性、多元性决定了防治任务的长期性和艰巨性。随着我国工业化、城镇化、人口老龄化进程不断加快，慢病的发病、患病和死亡人数不断增加，人们对慢病优质护理的需求越来越大。国家"十四五"规划特别指出，构建强大的公共卫生体系是我国国民健康体系建设的重要目标之一，其中强化慢病预防、早期筛查和综合干预是未来的建设方向之一。因此，为慢病患者提供准确的护理评估和专业的康复技术显得尤为重要。

护理评估作为护理程序的基础，是护理程序中最关键的步骤。准确的慢病护理评估将引出更具成本效益和更见优质效果的慢病护理服务。本书聚焦常见慢病的护理评估方法及其康复技术，教会读者通过标准化的评估工具，对常见慢病进行科学的评估与控制，并指导患者进行有序康复。

编者以满足目前临床需要为导向，以实现《"健康中国 2030"规划纲要》中提出的到 2030 年实现全民健康素养大幅提高、健康生活方式全面普及的目标，恪尽其责编写此书，以期为从事慢病护理的工作人员提供专业的护理评估与技术标准，希望此书能成为护理人员科学开展慢病护理的好工具。

因编者能力有限，书中难免存在疏漏之处，敬请广大读者批评指正。本书在编写过程中得到了诸多临床一线护理专家及上海科学技术出版社的指导与大力支持，在此一并致谢！

主编

2021 年 5 月

目 录

第一篇 绪 论

第二篇 常见慢病的护理评估

第三篇　常见慢病的护理技术

第一篇

绪　论

第一章　慢病护理概述

第一节　慢病护理范畴

慢病的全称是慢性非传染性疾病，是指不构成传染、具有长期积累形成疾病形态损害的疾病。其不是特指某种疾病，而是对一类起病隐匿、病程长且病情迁延不愈、缺乏确切传染性生物病因证据的复杂疾病及有些尚未完全被确认的疾病的概括性总称。

引起慢病的原因很多，如工作压力大、饮食不规律及不注重养生保健和自我调节等，其中最主要原因是生活习惯不良。近年我国人口老龄化加剧，加上生活习惯的改变，慢病的患病人群越来越多，已成为死亡的主要原因。

随着科技的发展，工业化、城镇化、老龄化进程的加快，居民的健康风险升高，糖尿病、风湿性关节炎及跌倒、骨折导致的伤残等慢病患者例数也迅速增加。对这些慢病的防治与护理是一个长期的任务，需要医院、社区及家庭多方参与。

慢病主要指心脑血管疾病（高血压、冠心病、脑卒中等）、糖尿病、恶性肿瘤、慢性阻塞性疾病（慢性支气管炎、肺气肿等）、精神异常和精神病等为代表的一组疾病，具有病程长、病因复杂、健康损害和社会危害等特点。主要造成脑、心、肾等重要脏器的损害，易造成伤残，影响劳动能力和生活质量，且医疗费用极其昂贵，增加了社会和家庭的经济负担。慢病工作主要包含4个方面。

一、照顾慢病患者

为慢病患者提供帮助，使慢病患者尽快恢复自理和自立。在照顾患者的同时，护士应当协助慢病患者执行他无法完成的活动，许多照顾慢病患者的护理活动是其基本日常生活活动，在关心慢病患者身体基本需要的同时，护士还应当协助慢病患者和家属克服压力和焦虑，即：根据慢患者自理能力提供帮助，促进慢病患者尽快恢复；对慢病患者及家属给予心理支持。

二、协助诊疗

根据医嘱并协助医师执行慢病患者的诊疗计划。对慢病患者病情和治疗的反应进行观察，并及时与医师沟通。即：协助诊疗；观察病情和治疗效果；与医师沟通。

三、健康指导

指导慢病患者采取健康的生活方式及预防疾病的并发症，包括饮食指导、康复指导。

四、沟通协调

与医师、技师等专业人员联络沟通，讨论有关患者的治疗、护理等问题。对于慢病患者，护理是 24 小时持续性的服务,护士是联络与慢病患者有关的一切医疗活动的协调者。

第二节 慢病护理专业特色

慢病患者呈急剧上涨趋势。慢病患者人群对连续性、长期医疗卫生服务的需求与医疗服务资源碎片化之间的矛盾已经成为卫生工作的重难点。国外关于医疗卫生资源整合的探索起步较早,且形式多与自身的医疗保健制度相辅相成,如美国的责任医疗组织和患者服务医疗中心、英国的临床执业联盟、德国的医院集团等。

在世界卫生组织的倡导下,整合医疗卫生服务在发达国家得到积极推进,成为发达国家医疗卫生与长期护理政策改革的核心理念。日本针对日趋严重的老龄化实情,通过开展社区复合型服务,辅以制度和法律为支撑推进医疗卫生服务的整合;美国强调以人为中心,医疗卫生服务体系内不同层面的医疗服务相关方共同推进整合,充分利用信息系统实现居民健康数据信息共享,并利用信息系统帮助医生遵循临床路径,同时患者也可以登录系统查询自己的健康信息、就诊信息等。多国实践证明整合医疗卫生服务是提高医疗质量和患者满意度的有效路径。整合医疗卫生服务探索在 20 世纪 90 年代就已经在全世界引起了广泛关注,多国在开展整合型医疗卫生服务实践中获得可观的成效。

19 世纪后期,全世界慢病的发病率与病死率逐年上升。世界卫生组织报告显示,随着全球经济水平的提高、人们生活质量的完善,慢病的发病率、病死率、致残率总体呈现增高趋势,而患者对疾病的知晓率、治疗率、控制率仍较低,呈现出“三高三低”的现象。据统计,到 2015年,发达国家由长期不良饮食或不良生活习惯等因素引发的疾病例数占疾病总人数的 75%,而在发展中国家也将达到 60% 以上。慢病成为许多疾病的发病诱因,患有慢病的患者抵抗力下降,更容易受到外来细菌的侵入。在中国,由慢病导致的死亡人数在全国死亡人口中占比达到 85%。

据报道,在 2020 年新型冠状病毒肺炎(COVID‐19)患者中,患有慢病的 COVID‐19 患者的死亡率比无慢病者高。增强居民对慢病的防控和健康知识的科普可有效减少慢病的患病率。中国防治慢病中长期规划提出,截至 2020 年和 2025 年,居民重点慢病核心知识知晓率分别应达到 60% 和 70%。专业卫生部门已向社会发布慢病预防知识普及及规范化防治政策,提倡适度运动、戒烟限酒、健康膳食、保持心理平衡等方式规范居民的行为习惯。积极运用大众媒体传播信息的渠道及利用主流媒体传播慢性疾病相关政策、科学应对方案、利用新媒体精准定位,以为不同慢病群体开展具有针对性的宣传教育活动,从而提高全民健康素养,推动健康中国战略举措的实施。

慢病主要包括心脑血管疾病(高血压病、冠心病、脑卒中等)、糖尿病、恶性肿瘤、慢性阻塞性肺部疾病(慢性气管炎、肺气肿等)、精神异常和精神病等,其具有病程长、病因复杂及健康损害和社会危害严重等特点。慢病护理的范畴包括常见的心血管疾病、呼吸系统疾病、消化系统疾病、肾脏疾病、内分泌疾病、血液系统疾病、风湿病、脑血管疾病、恶性肿瘤、皮肤性病、妇产科疾病、小儿科疾病等。

第二章　慢病护理与护理专业实践的发展

第一节　慢病护理与相关学科的发展

近年来,我国慢病患者数量明显增加,其具有病程长、并发症多、危险性高等特点,已成为威胁人们生活质量与生命安全的主要原因。

一、患者数激增

随着我国工业化、城镇化、老龄化进程的加快,居民的健康风险升高,慢病患者例数极速增加。2019 年初国家统计局发布的人口数据显示,截至 2018 年底,60 岁以上人口已达到 2.5亿,占总人口的 17.9%,其中慢病患者近 1.8 亿例。

二、得到重视

世界卫生组织在 2007 年提出要用整合的方法消除断裂、碎片化的卫生服务问题,以提高慢病等各类疾病的医疗卫生服务质量和服务效率。党的十九大报告和医疗卫生服务体系总体发展纲要均提出发展整合卫生体系。以构建整合型医疗卫生服务体系为最终目标,通过开展分级诊疗制度、推进医联体建设探索符合我国国情的整合医疗服务路径,但是整体发展缓慢,探索还处于初步阶段,距离以健康需求为导向为人民群众提供全方位全周期服务的要求还有很大差距。根本原因在于整合医疗卫生服务过程中的关键节点、重要环节及存在的主要问题等尚不明确,亟需基于实际的健康大数据,运用科学的方法、系统性地开展以健康需求为导向的整合型医疗卫生服务体系研究。

三、老年慢病护理量大

慢病发病率高,知晓率、治愈率、控制率均较低,并发症发生率高、致残率高、死亡率高,并且是终身性疾病,需要长期护理。病因、病情复杂,具有个体化、护理工作量大的特点。而世界卫生组织统计结果显示,许多国家护理人才紧缺,在我国,护士的数量远远不够,医护比例严重失调。

四、亟需多学科团队的合作

慢病患者在疾病发展过程中往往有一系列治疗和护理问题,亟需多学科团队对慢病患者进行管理。慢病多学科合作模式下的护理实践形式多种多样,国外应用成熟,国内主要包括主导-从属模式、并列-互补模式,但存在多局限在医院、团队各成员间的联系并不紧密、沟通存在障碍、缺乏政策和资金支持、尚未建立健全的评价体系等问题。以后的研究应重点讨论如何构建可持续发展的"一站式"全方位的慢病多学科合作模式,如何培养、协调团队各成员以达到最优人员配置,以及培养护理人员的慢病多学科合作和循证思维等,值得深入探讨。

慢病的护理原则包括：① 安抚。对于已患有高血压病的患者最要紧的是让其稳定情绪,并及时就诊,防止病情迁延。② 鼓励。让患者树立战胜疾病的信心,并配合家属和医生。③ 怀柔。要始终怀着一颗爱心护理患者,要去理解、宽容、忍让患者急躁和挑剔的情绪,以周到的服务去感动患者,化解患者心中的烦闷,使医生的治疗方案事半功倍。

第二节　慢病护理专业实践发展

一、护理学发展可概括地分为 3 个阶段

1. 以疾病为中心的护理阶段　此期护理的特点是：① 护理已成为一个专门的职业,护士从业前必须经过专门的训练。② 护理从属于医疗,护士是医生的助手,护理工作的主要内容是执行医嘱和各项护理技术操作,并在长期对疾病护理的实践中逐步形成了一套较为规范的疾病护理常规和护理技术操作常规。

2. 以患者为中心的护理阶段　此期护理的特点是：① 强调护理是一个专业,护理学的知识体系逐步形成。一方面,护理学通过吸收相关学科的相关理论作为自己的理论基础,如健康的概念、环境的概念、一般系统论、适应论等；另一方面,护理工作者通过自身的实践与研究建立了许多护理模式,如奥伦的自理模式、罗伊的适应模式等。这些形成了护理学的理论框架与知识体系。② 以患者为中心,实施生理、心理及社会等多方面的整体护理。③ 护理人员应用护理程序的工作方法解决患者的健康问题,满足患者的健康需求。④ 护士的工作场所主要局限在医院内,护理的服务对象主要是患者,尚未涉足群体保健和全民健康。

3. 以人的健康为中心的阶段　此期护理的特点是：① 护理学已成为现代科学体系中一门综合自然、社会、人文科学知识的、独立的为人类健康服务的应用学科。② 护理的工作任务由护理疾病转向促进健康,工作对象由原来的患者扩大为全体人类,工作场所由医院走向到社区。

二、社区护理发展过程分为 4 个阶段

社区护理起源于西方国家,是由家庭护理、地段护理及公共卫生护理逐步发展、演变而成的。追溯社区护理发展的历史,其发展过程可分为 4 个阶段,即家庭护理阶段、地段护理阶段、公共卫生护理阶段及社区卫生护理阶段。

1. 家庭护理阶段　早在 19 世纪中期以前,由于卫生服务资源的匮乏、医疗水平的局限及护理专业的空白,多数患者在家中休养,由家庭主妇看护、照顾。在这些家庭主妇中,绝大多数既没有文化,也没有受过任何看护培训,她们只能给予患者一些基本的生活照顾。然而正是这种简单、基础的家庭护理为早期护理和社区护理的诞生奠定了基础。

2. 地段护理阶段　在 19 世纪中期到末期的 50 年间,英国、美国为了使贫病交加人群能享受到基本的护理服务以改善贫困人群的健康状况,陆续开设了地段护理(district nursing)服务。地段护理在英国、美国主要侧重于对居家贫困患者的护理,包括指导家属对患者进行护理。从事地段护理的人员多数为志愿者,少数为护士。

3. 公共卫生护理阶段　自 19 世纪末期起,地段护理在其服务对象和服务内容方面逐步拓

宽,其服务对象由贫困患者扩大至地段居民;其服务内容也由单纯的医疗护理扩展至预防保健服务。绝大多数从事公共卫生护理的人员为公共卫生护士,少数为志愿者。

4. 社区卫生护理阶段　20世纪70年代后,全世界越来越多的护士以社区为范围,以健康促进、疾病防治为目标,提供医疗护理和公共卫生护理服务。于是,从20世纪70年代中期开始,美国护理协会将这种融医疗护理和公共卫生护理为一体的服务称为社区护理,将从事社区护理的人员称之为社区护士。1978年,世界卫生组织给予肯定并加以补充,要求社区护理成为社区居民"可接近的、可接受的、可负担得起的"卫生服务。从此社区护理以不同的方式在世界各国迅速地发展起来,社区护士的队伍也在世界各国从质量和数量上逐步地壮大起来。

伴随着我国医疗事业的发展,社区护理也更为多元化、系统化,协同护理模式作为一种新兴护理模式,是一种护理人员、患者及患者家属共同参与的护理手段。这种护理模式质量更高,可帮助患者树立正确的饮食、生活方式,纠正其错误认知,从而延缓疾病发展。

目前,国外对慢病康复护理已进行了相关的理论与实践研究。奥瑞姆(Orem)提出的护理自理缺陷的理论为这种模式提供了结构框架,Orem的自护学说认为,人是有能力学习和发展的,个人应对与其健康有关的自我护理负责。必要的护理介入只是为了帮助患者提高自我护理的能力,发展和锻炼人的能力需采取一定的行动,自护以有意识的行为开始,以有益的结果告终。慢病患者有生理方面的症状、情感压力、人际关系的改变、无助及抑郁等问题,自我管理是解决这些问题的唯一方法。该模式的重点集中在确定自护目标、实施计划及学习自我管理技能时护患的合作方面。在自护过程中护士通过增强患者的自理能力和提供支持自我管理的保健环境为患者提供帮助。

三、内容

自护模式的第1个步骤是评价患者自护的必要性和需要何种护理,患者目前最主要的自护需要什么? 是否存在自护缺陷? 找出患者可利用的自护潜力。自护模式的第2个步骤是由护士及有治疗性自护需求和自护能力的患者相互评价,以确定自护缺陷的类别,并制订克服缺陷及自护的计划。护士在患者的自护过程中担当教育者与支持者的双重角色。

该模式的最后步骤是护患双方对目标的完成情况进行评价。在这个阶段,护士帮助患者为自我管理计划建立标准,帮助其理解如何改变行动计划,由于慢病难以治愈,故评价过程是连续的,且会影响下一步行动。

四、服务形式

(一)家庭护理　目前慢病的发病率不断增高,且慢病患者多为老年人,他们往往由于各种原因不能住院,需要经常去医院接受检查。这部分患者需要家庭护理,他们在疾病、生理、心理及社会生活方面有广泛需求,尤其是老年人的自身平衡受疾病、社会、心理、文化及环境等因素影响,其健康状况易恶化。因此,护理者应对患者的现状及行为进行综合性评价,这需要护理者具备多学科的知识。

(二)康复护理　目前,对康复护理的研究可以说处于白热化阶段,脑卒中、外伤残疾后的功能锻炼、骨折的修复等越来越引起人们的重视,康复护理与家庭健康保健有一个共同的目标,即使患者能独立生活和自护。两者均是在照顾患者的前提下,培养患者的独立性,增长其自我照顾的能力。

(三)社区护理　社区护理集医疗、预防、保健、康复于一体,面向各种人群及家庭,建立社区保健网络对慢病康复有积极意义。社区护理是维持人群健康需求的产物,一些慢病、晚期癌症、伤残康复期及院内急性病患者经治疗病情稳定后,均可在家中由社区保健人员提供治疗和护理,从而减轻家属的负担。社区护理主要是筛查辖区的慢病患者,并进行卫生宣教、家庭访视和提供必要的治疗、护理等。

(四)护理网络化 随着计算机网络的广泛应用,美国已运用远程医疗装置通过视频和电子监测系统观察病情,利用电子邮件与患者联系,以及时发现病情变化并处理。毫无疑问,先进的慢病康复护理技术同样可为患者节省开支,为医疗护理机构及患者家属减轻负担。

(五)病期护理

1. 心理护理 护士应耐心地听取患者叙述不适、疏泄郁闷,并及时给予心理抚慰,使患者认识到即使目前不能彻底治愈,但只要掌握发病规律、与医务人员密切配合、坚持治疗、适当锻炼、参加力所能及的社会活动,可保持适当的健康水平。

2. 满足患者因疾病而引起的需求 对需长期卧床的患者,应积极帮助他们完成护理计划,包括营养、用药、活动、消除不适和防止病情反复等措施;对能起床活动的患者,应鼓励他们离床活动,以调节机体功能,并根据疾病所引起的需求调整护理计划。

3. 促进和保持病情缓解 对病情缓解的患者,应为他们创造重归社会和家庭的条件,维持个人基本需要应有的正常活动状态,以不感劳累为限度。同时应帮助患者在饮食、休息、用药、锻炼等方面进行自我调节,以增强体质、预防复发、达到长期缓解。

4. 指导自我护理 有计划地进行健康教育,使患者熟悉自身疾病的发生、发展过程,知晓如何自我护理、减轻病痛、避免诱发因素及预防并发症与病情反复。

第二篇

常见慢病的护理评估

第一章 心肺功能测定

第一节 心功能评定

心功能评定是指心脏功能评价活动本身所具有的能引起评价对象变化的作用和能力。它通过心脏功能评价活动与结果，作用于评价对象而体现出来，其内容取决于评价活动的结构及运行机制。评价患者的心功能可以通过多种检查［如纽约心脏协会（New York Heart Association，NYHA）心功能分级、6分钟步行试验、心肺运动试验等］进行分级评价。

一、心脏的基本结构

心脏位于胸腔内、膈肌上方、两肺之间。心脏如一倒置的、前后略扁的圆锥体，圆锥的尖端叫做心尖，圆锥的基底位于后纵隔。成年人的心脏通常约同本人拳头大小，质量约300 g。

心脏是一中空的肌性器官，由上部的房间隔和下部的室间隔将心脏分成左、右互不相通的两半，每一半又分为回收血液的心房和射血的心室。因此，心脏分为4个腔，即上部的左、右心房和下部的左、右心室。右心室有出入2口，入口即右房室口，其周缘附有3块叶片状瓣膜，称三尖瓣；出口称肺动脉口，其周缘有3个半月形瓣膜，称肺动脉瓣。左心室有出入2口，入口即左房室口，周缘附有二尖瓣；出口为主动脉口，位于左房室口的右前上方，周缘附有半月形的主动脉瓣（图2-1-1）。

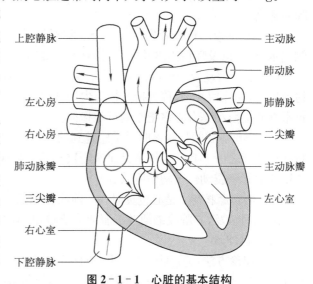

图2-1-1 心脏的基本结构

箭头表示血流方向

二、评估

（一）患者病史　病史的采集从与患者心脏疾病相关的症状和体征开始。对于先天性心脏病患者，应当询问首次出现的症状及年龄；冠心病者主要是压闷或绞窄感，应细致询问发作的时间、部位、性质、放射部位、诱因（如常在活动量大或情绪激动等情况下发生）、持续时间、发作频率、缓解方法、药物疗效等。瓣膜性心脏病患者可能有风湿热病史和已知的心脏杂音及充血性心力衰竭症状，如易乏力、劳力性呼吸困难、端坐呼吸、夜间阵发性呼吸困难、踝部水肿等。心肌炎者当询问发病前数周的呼吸道、肠道感染病史，慢病史要询问其发展规律。有的似乎不是循环系统的症状，如呼吸困难、食欲不振、尿少、乏力等，实则与心功能不全有关，均应记录。

这些都对病情的判断、分期或心功能分级有重要价值。

（二）体格检查　尽管现代的各种仪器检查和化学检验技术突飞猛进，但经典的体格检查仍是诊断心血管疾病的基本手段，如心音的改变、心脏杂音、奔马律、交替脉等重要体征，也是目前常规仪器检测所不能发现的。因此，熟练掌握心脏和血管评估的基本方法，对了解心血管疾病的动态变化具有重要意义。

1. 心脏视诊

（1）心前区隆起：① 心脏增大，多为儿童时期先天性心脏病造成心肌肥大所致，少数见于风湿性心脏病、心肌炎后心肌病。② 鸡胸，指佝偻病所致的胸骨前凸。③ 心包积液，发生大量心包积液时可出现心前区饱满。

（2）心尖搏动：正常人心尖搏动位于第 5 肋间，左锁骨中线内侧 0.5～1.0 cm，搏动范围以直径计算为 2.0～2.5 cm。① 心尖搏动移位：左心室增大，表现为心尖搏动向左下移位，甚至超过腋中线。右心室增大，表现为心脏顺时针方向移位，心尖搏动向左移位。全心室增大，表现为心尖搏动向左下移位，心界向两侧扩大。② 心尖搏动强度与范围的改变：左心室增大时，心尖搏动同左下移位。右心室增大时，心尖搏动同左移位。左右心室增大时，心尖搏动同左下移位。③ 负性心尖搏动：指心脏收缩时心尖搏动内陷，主要见于粘连性心包炎或心包与周围组织广泛粘连。

（3）心前区异常搏动：① 胸骨左缘第 3、4 肋间搏动为右心室持久压力负荷增加所致的右心室肥大。② 剑突下搏动见于右心室肥大、腹主动脉瘤。③ 心底部搏动见于肺动脉扩张或肺动脉高压。

2. 心脏触诊　检查者先用右手全手掌开始检查，置于心前区，然后逐渐缩小到用手掌尺侧或示指、中指及环指指腹并拢同时触诊，必要时也可单指指腹触诊。

（1）心尖搏动及心前区搏动：当心尖搏动增强时，用手指触诊，可使指端被强有力的心尖搏动抬起，并停留片刻，称为抬举性心尖搏动，是左心室肥大的可靠指征；而胸骨左下缘收缩期抬举性心尖搏动是右心室肥厚的可靠指征。

（2）震颤：震颤是触诊时手掌感觉到的一种细微振动，又称猫喘，是器质性心血管疾病的特征性体征之一。其产生机制是血液经狭窄的口径或循异常的方向流动形成湍流，造成瓣膜、心壁或血管壁震动传至胸壁所致。

（3）心包摩擦感：是心包炎时在心前区触到的一种摩擦震动感。多在心前区或胸骨左缘第 3、4 肋间触及，心脏收缩期及舒服期均能触知，但以收缩期、坐位前倾或呼气末较明显。

3. 心脏叩诊

（1）叩诊方法：① 叩诊法。采用间接叩诊法，叩诊力度要适中，用力要均匀，有时需要重复叩诊几次才能正确判断心界的位置。② 体位与板指。患者取仰卧位时，左手板指与肋间平行；患者取坐位时，左手板指与肋间垂直（板指与心缘平行）。

（2）叩诊顺序：叩诊顺序一般为先叩左界，后叩右界，自下而上，由外向内进行叩诊。

4. 心脏听诊

（1）心脏瓣膜听诊区：① 二尖瓣区。位于心尖搏动的最强点，多在左侧第 5 肋间锁骨中线内侧。② 主动脉瓣区。在胸骨右缘第 2 肋间。③ 主动脉瓣区第二听诊区。在胸骨左缘第 3、4 肋间，主动脉瓣关闭不全时的舒张期杂音在此处听诊最响亮。④ 肺动脉瓣区。在胸骨左缘第 2 肋间。⑤ 三尖瓣区。在胸骨左下端左缘，即胸骨左缘第 4、5 肋间。

（2）听诊顺序：通常从心尖部开始按逆时针方向依次进行，即二尖瓣区、肺动脉瓣区、主

动脉瓣区、主动脉瓣区第二听诊区、三尖瓣区。

（3）听诊内容：包括心率、心律、心音、额外心音、心脏杂音和心包摩擦音。① 心率：正常成人在安静、清醒的情况下心率为 60～100 次/分钟。② 心律：心房颤动的听诊特点为律绝对不规则、第一心音强弱不等、心室率大于脉率。③ 心音：第一心音（S1）标志着心室收缩期的开始，其产生主要是二尖瓣与三尖瓣关闭引起的振动所致，半月瓣的开放也参与了第一心音的构成。第二心音（S2）标志着心室舒张期的开始，其产生主要是肺动脉瓣与主动脉瓣关闭引起的振动所致，房室瓣的开放也参与了第二心音的构成。第三心音（S3）出现在心室舒张早期，在第二心音之后 0.12～0.18 秒，其产生与心室充盈有关。第四心音（S4）出现在舒张末期，第二心音之后 0.1 秒。

（4）心音的改变及临床意义：① 心音强度变化。影响心音强度变化的因素主要有心室充盈度，瓣膜的位置、完整性和活动性，心肌收缩力和收缩速度，胸壁厚度，以及胸腔与心脏的距离。② 心音性质变化。S1 失去原有的特征，与 S2 相似，当心率增快时，舒张期与收缩期的时限几乎相等，心音酷似钟摆的"嘀嗒"音，称为钟摆律。此音调常见于胎儿心音，又称为"胎心律"或胎心样心音。钟摆律是心肌严重受损的标志，常见于大面积心肌梗死、重症心肌炎。③ 心音分裂：S1 分裂是因为二尖瓣和三尖瓣关闭时间差距加大所致。S2 分裂是因为主动脉瓣和肺动脉瓣关闭的差距加大所致。

（5）额外心音

1）舒张期额外心音。① 奔马律：提示有严重的器质性心脏病，如急性心肌梗死、心力衰竭等。② 开瓣音：是二尖瓣叶弹性及活动尚好的间接征象，是二尖瓣分离术适应证的重要参考指标。听诊特点为音调高、历时短促而响亮、清脆，呈拍击样，在心内侧较清楚。③ 心包叩击音：见于缩窄性心包炎，是在 S2 后 0.09～0.12 秒出现的中频、较响而短促的额外心音，在胸骨左缘最晚闻及。④ 肿瘤扑落音：见于心房黏液瘤患者。

2）收缩期额外心音。包括收缩早期喷射音，收缩中、晚期喀喇音，医源性额外心音，人工瓣膜音，以及人工起搏音。

3）心脏杂音。包括收缩期杂音、舒张期杂音、连续性杂音。

4）心包摩擦音。指脏层与壁层心包由于生物性或理化因素致纤维蛋白沉积而粗糙，以致在心脏搏动时产生摩擦而出现的声音。在心前区或胸骨左缘第 3、4 肋间最响亮，坐位前倾或呼气末更明显，见于各种感染性心包炎，也可见于急性心肌梗死、尿毒症、心脏损伤后综合征和系统性红斑狼疮等非感染性疾病。

（三）心血管病危险因素　心血管病危险因素是指当群体暴露于某种异常的生物学或社会心理学因素时，使其发生心血管疾病的危险增加，改变或去除该因素后，发生心血管病的危险减少或消失。

1. 吸烟　吸烟仍是现今最主要的可预防的危险因素，有 1/5 的心血管疾病死亡归因于吸烟。吸烟能引发多种心血管病，且与包括冠心病、外周动脉疾病、腹主动脉瘤和脑卒中在内的血管疾病的风险增加有关。戒烟能够降低吸烟者患心肌梗死的危险，加强对心血管疾病患者戒烟、控烟的教育对疾病的一级、二级预防有重要意义。2008 年更新的美国公共卫生部制订的《烟草使用和依赖临床治疗指南》建议，必须将烟草依赖作为一种慢病对待，并需反复进行干预。

2. 糖尿病　糖尿病是一组以高血糖为特征的代谢性疾病，包括胰腺胰岛素合成不足（1型）或外周组织胰岛素敏感性降低（2型）导致组织葡萄糖摄取受损为特征的代谢性疾病。糖尿病最重要的并发症之一是心血管病,如糖尿病合并冠心病、糖尿病合并心肌病等。糖尿病患者发生心肌梗死及猝死事件的概率与冠心病患者相同,糖尿病是冠心病的等危症,因此糖尿病患者需要注意心血管并发症及心血管意外事件的发生。糖尿病的治疗不仅仅是控制血糖,还需要全面综合地预防心脑血管并发症的发生,避免心血管发生冠心病、脑血管发生缺血性脑卒中是糖尿病治疗最主要的核心点,所以糖尿病治疗除控制血糖外还需控制血压、调节血脂、稳定斑块、抗血小板聚集等。

3. 高血压 高血压容易攻击人体动脉血管,会造成心脏、肾脏和脑等重要靶器官出现功能损害,所以高血压和心脑血管疾病关系密切,是心脑血管疾病的危险因素。在心血管方面,高血压会促进动脉粥样硬化斑块的发生和发展,加重冠心病,甚至使冠心病能发展为心肌梗死。

4. 血脂异常 血脂通常包括甘油三酯、总胆固醇、高密度脂蛋白胆固醇、低密度脂蛋白胆固醇、载脂蛋白 a、载脂蛋白 b 等。血脂异常通常与肥胖症、动脉硬化、冠心病、糖尿病、肾病综合征及其他一些心血管疾病密切相关。通过检查血脂指标,可以预防或知晓是否患有高脂血症,不仅可以对心脑血管疾病的危险进行评价,而且可以对高脂血症的治疗提供参考。降低冠心病患者,特别是降低心肌梗死患者的血清胆固醇和低密度脂蛋白胆固醇水平是有益的。

5. 肥胖 肥胖是导致心脑血管疾病发生的重要因素,肥胖者的体表面积比正常人增大,体循环和肺循环的血流量均比正常人增加,伴随而来的就是每搏输出量和心排血量增加,从而加重了左心室负荷。体重增加及进行体力活动亦往往使左心室舒张末容量和充盈压增高,从而导致心脏前负荷加重,引起左心室肥厚和扩张。此外,大多数的肥胖者有高血压病史,全身血管阻力增加导致左心室进一步扩张、心肌需氧量增加。因此,肥胖者易发生充血性心力衰竭,合并冠心病时容易发生心肌梗死和猝死。

6. 社会心理因素 随着社会竞争压力的日益增大,越来越多的人患有各种各样的心理疾病,如抑郁、焦虑和社交孤立等。当心脑血管疾病患者有抑郁症等心理疾病时,死亡率远高于没有心理疾病的患者。二级预防中,临床医生通过表达同理心的方式解决患者的心理需求,这些需求可以通过评估、反馈、简单干预及必要时转诊进行干预。

(四)心功能的评定分级

1. 心功能分级 美国 NYHA 于 1928 年提出的心功能分级一直沿用至今,依据主观症状将慢性心力衰竭患者的心功能分为 4 级。这种评估方法以患者的主观感受为依据,简单易行,临床应用最广,缺点是其结果与客观检查并不一致、个体差异较大(表 2 - 1 - 1)。

表 2 - 1 - 1 美国纽约心脏协会(NYHA)心功能分级评定标准

分级	身体活动能力
Ⅰ级	日常活动不受限。一般体力活动不引起过度疲劳、心悸、气喘和心绞痛
Ⅱ级	体力活动受到轻度限制,休息时无自觉症状,但平时一般活动下可出现疲劳、心悸、气喘和心绞痛
Ⅲ级	体力活动受到明显限制,休息时无自觉症状,但小于平时一般活动下可出现疲劳、心悸、气喘和心绞痛
Ⅳ级	不能从事任何体力活动,休息状态下也出现心力衰竭症状,体力活动后加重

2. 心力衰竭分期 心力衰竭是缺血性心脏病、心肌病、瓣膜性心脏病、心律不齐等心脏病的终末阶段。近年来伴随人口老龄化,心力衰竭患者不断增多,为了解急性心力衰竭患者的病情,多采用 Killip 分级(表 2 - 1 - 2)。

表 2-1-2　**Killip 分级评定标准**

分级	表　现
Ⅰ级	无心力衰竭征象
Ⅱ级	轻度至中度心力衰竭,肺啰音出现范围<两肺野的 50%
Ⅲ级	重度心力衰竭,有肺水肿,肺啰音出现范围>两肺野的 50%
Ⅳ级	心源性休克,血压<90 mmHg(1 mmHg=0.133 kPa),尿量减少,皮肤湿冷,发绀,有意识障碍

3. 6 分钟步行试验(6 minute walk test,6MWT)　6MWT 是临床常用的运动试验方式。患者按照试验要求,在直线长度 30 m 的水平封闭走廊尽可能持续行走(勿奔跑),用 6 min 内可达到的最远距离来评估心肺功能。6MWT 共分为 4 级:1 级步行距离<300 m,2 级步行距离为 300～374.9 m,3 级步行距离为 375～449.9 m,4 级步行距离≥450 m。正常人一般为 400～700 m 以上。这种测试结果分级与 NYHA 心功能分级相反,即级别越低心功能越差。

三、血流动力学监测

血流动力学是血液在心血管系统中的动态运动,随着临床监测技术的不断进步,血流动力学监测已经成为心血管疾病患者不可缺少的监测指标。临床上导致血流动力学变化的主要因素包括前负荷、心肌收缩力和后负荷 3 个方面。因此,维持血流动力学稳定的关键就是维持良好的心功能、适当的血管张力和有效的循环血量。

(一)心电监测

1. 目的　对患者生命体征变化进行持续不断的动态监测,观察患者心率、心律的变化情况,为临床诊断、治疗和护理提供可靠依据。

2. 心电导联胸部电极位置　① 三导联心电监护仪电极片放置位置:右上(RA),胸骨右缘锁骨中线第 1 肋间;左上(LA),胸骨左缘锁骨中线第 1 肋间;左下(LL),左锁骨中线剑突水平处(腋前线第 5 肋间或左下腹)。② 五导联心电监护仪电极片放置位置:右上(RA),胸骨右缘锁骨中线第 1 肋间;右下(RL),右锁骨中线剑突水平处;中间(C),胸骨左缘第 4 肋间;左上(LA),胸骨左缘锁骨中线第 1 肋间;左下(LL),左锁骨中线剑突水平处(腋前线第 5 肋间或左下腹)。

3. 正常值　① 心率(HR):反映心泵对代谢改变、应激反应、容量改变、心功能改变的代偿能力。正常值:窦性心率为 60～100 次/分。心率适当加快有助于心排血量的增加,当心率<50 次/分或>160 次/分,心排血量会明显下降。② 血氧饱和度(SPO_2):是使用指脉氧仪对人体血氧进行检测,检查是否有缺氧症状。正常值为 95%～100%。③ 呼吸频率(R):平静呼吸时,成人呼吸频率为 12～20 次/分,儿童为 30～40 次/分。

4. 心电监测要点　① 密切观察心电图波形,监测应选择 P 波、QRS 波较清楚、明显的导联,及时处理肌电干扰及基线飘移等干扰波形。② 电极片与皮肤接触好,及时处理脱落电极片,并注意局部皮肤保护。③ 观察心脏节律是否正常,顺序如下:有无 P 波、P 波形态如何、P-R 间期、R-R 间期、QT 间期、QRS 波形是否正常、有无"漏搏"、T 波是否正常。④ 熟悉不同年龄段患者心率的正常参考值,要根据具体情况观察并记录心率的变化。

(二)血压监测　血压是血液在血管内流动时作用于单位面积血管壁的侧压力,它是推动血液在血管内流动的动力。在不同血管内被分别称为动脉血压、毛细血管压和静脉血压,通常所说的血压是指体循环的动脉血压。

1. 无创动脉血压监测　无创动脉血压监测指通过手动或电子血压计测量,血管内血流改变所产生的振荡通过听诊或自动检测获取。测量方法包括汞柱式血压计和电子血压计 2 种。正常值:收缩压为 12.0～18.7 kPa(90～140 mmHg),舒张压为 8.0～12.0 kPa(60～90 mmHg)。心排血量、全身血管阻力、大动脉壁弹性、循环容量及血液黏度等均可影响动脉血压。

2. 有创动脉血压监测　通过周围动脉(桡动脉、肱动脉、股动脉、足背动脉)插管,导管末端通过压力换能器接监护仪,这时监护仪上显示的血压值就是直接血压,因为此血压是通过导管插入一定部位而获得,所以又称有创动脉血压。当患者需要精确和连续的动脉血压监测时,有创动脉血压监测是必需的。

(1) 监测目的:① 为心血管术后或危重患者监护血压。② 用于持续血管活性药物进行控制性药物降压或升压时,可连续监测动脉血压的变化。③ 抽动脉血进行血气分析。④ 用于急性左心衰竭或休克患者血压的监护。⑤ 用于心肌梗死和心力衰竭抢救时。

(2) 护理要点:① 每小时记录 1 次,危重患者随时观察记录,当数值或波形异常变化时,除了观察病情变化外,还应注意压力传感器是否在 0 点,必要时重新调试 0 点,检查导管有无回血、阻塞。② 当患者体位变动时,应重新调试 0 点,以保证所得结果准确。③ 在进行抽血和冲管时,要严防气泡进入管内,一旦发现气泡,应立即用注射器将其抽出,以防空气进入动脉引起空气栓塞。④ 绝对禁止向动脉导管内输液。⑤ 观察插管远端肢体血运及皮温情况并记录。⑥ 穿刺部位每天消毒 1 次,并更换敷料,防止感染,置管 7～10 天应重新穿刺。

(三) 有创心血管监测(图 2-1-2)　有创心血管监测方法通常是指经体表插入各种导管或监测探头到心腔或血管腔内,利用监测仪直接测定各项生理学参数,临床常用的方法有中心静脉压、肺动脉压、肺毛细血管楔压、心排血量、心指数、体循环阻力、肺循环阻力等。对于危重心血管疾病患者,血流动力学不稳定是一个潜在的危及生命的重要因素。

通过持续心电监护严密监测心律变化,并正确掌握测压要点:① 压力室内须充满液体,不能有空气进入,压力转换器应与压力计隔膜紧密接触。② 根据病情变化及时测定各项压力参数。③ 每次测压时根据患者体位的变化调整压力转换器的位置,使其与右心房水平等高。④ 定位正确,气囊导管位于较大的肺动脉内,使气囊充气时向前嵌入,放气后又可退回原处,这样既有利于正确测压又不致损伤血管壁。导管尖端必须位于左心房水平以下的肺动脉内,与左心房、左心室在舒张期形成一个"连通管",如此肺动脉楔压才能反映左心房压力和/或左心室舒张期末压。⑤ 及时纠正影响压力测定的因素。咳嗽、呕吐、躁动、抽搐和用力等均可影响中心静脉压及肺动脉压,故应在安静 10～15 分钟后再行测压。⑥ 每 30～60 分钟推注 0.01% 肝素生理盐水,保持各管腔通畅。

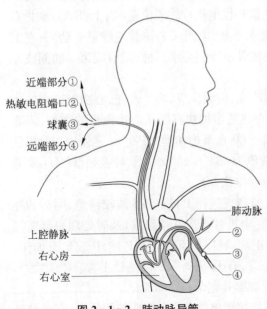

近端部分①
热敏电阻端口②
球囊③
远端部分④

肺动脉
上腔静脉
右心房
右心室
②
③
④
①

图 2-1-2　肺动脉导管

四、诊断方法

（一）十二导联心电图　荷兰生理学家 Einthoven 提出了心脏电传导理论,认为心脏在机械收缩之前先产生电活动。而心脏电活动所产生的微小电流可通过人体组织传导至体表,此时如果在体表不同部位放置 2 个电极,分别用导线连接至心电图机,即可将体表两点间的电位变化描记下来,形成一条连续的曲线,即为心电图。心电图是反映心脏兴奋的发生、传导及恢复过程的客观指标,是冠心病诊断中最早、最常用和最基本的诊断方法。

1. 心电图各波段的组成与命名　正常心电活动起源于窦房结,兴奋心房的同时,将电活动沿结间束→房室结→希氏束→左右束支→浦肯野纤维顺序传导,最后兴奋心室。这种先后有序的电活动传导所引起的一系列电位变化形成了心电图的相应波段(图 2 - 1 - 3)。

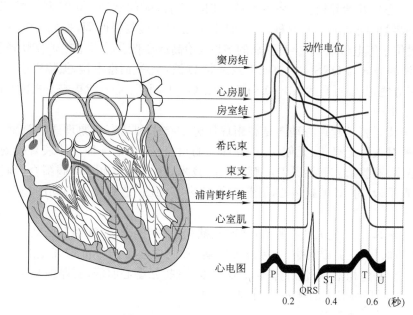

图 2 - 1 - 3　心电图各波段示意图

2. 心电图导联体系　在人体不同部位放置电极,并通过导联线与心电图机电流计的正负极相连,这种电路连接方法称为导联。电极位置和连接方法不同,可组成不同的导联。由 Einthoven 创设且被广泛采纳的国际通用导联体系(lead system),称为标准十二导联体系,由 6 个肢体导联和 6 个胸导联组成(表 2 - 1 - 3、表 2 - 1 - 4)。

表 2 - 1 - 3　肢体导联连接法

导　联	正极(探查电极)	负　极
I	左上肢	右上肢
II	左下肢	右上肢
III	左下肢	左上肢
加压单极右上肢导联 AVR	右上肢	左上肢＋左下肢
加压单极左上肢导联 AVL	左上肢	右上肢＋左下肢
加压单极左下肢导联 AVF	左下肢	右上肢＋左上肢

表 2-1-4 常用心前区导联连接法及主要作用

导联	正极（探查电极）	负极	主要作用
V1	胸骨右缘第 4 肋间	中心电端	反映右心室壁改变
V2	胸骨左缘第 4 肋间	中心电端	反映右心室壁改变
V3	V2 与 V4 连线中点	中心电端	反映左、右心室移行改变
V4	左锁骨中线平第 5 肋间	中心电端	反映左、右心室移行改变
V5	左腋前线与 V4 同一水平	中心电端	反映左心室壁改变
V6	左腋中线与 V4 同一水平	中心电端	反映左心室壁改变

3. 正常心电图的数值范围 ① P 波：心房除极波，振幅<0.25 mV，持续时间<0.12 秒。② P-R 间期：心房开始除极至心室开始除极时间，持续时间 0.12~0.20 秒。③ QRS 波群：心室除极波，持续时间 0.06~0.10 秒。④ ST 段：心室缓慢复极时间，振幅−0.05~0.3 mV，正常的 ST 段位于等电位线，不会有明显的 ST 段抬高或压低。⑤ T 波：心室快速复极波，正常情况下 T 波的方向与 QRS 主波方向一致。⑥ U 波：心室后继电位，振幅很小，在胸前导联特别是 V3 较清楚，振幅可高达 0.2~0.3 mV。⑦ Q-T 间期：心室除极与复极的总时间，持续时间 0.32~0.44 秒。

（二）超声心动图 超声心动图是利用现代电子技术和超声波原理透过胸壁、软组织测量心脏的一种对人体无痛苦、无创伤、重复性高的检查技术，是一种在体表直接观测心脏各腔室、心肌厚度、瓣膜形态和活动及心脏功能的技术，已成为心血管疾病筛查、确诊、随访不可缺少的检查手段，分 M 型超声心动图、二维超声心动图、造影超声心动图、多普勒超声心动图等。

1. 检查适应证 ① 先天性心脏病（房间隔缺损、室间隔缺损、法洛四联症等）；② 瓣膜性心脏病（二尖瓣疾病、三尖瓣疾病、主动脉瓣疾病、瓣膜性心脏病等）；③ 心包疾病（急性心包炎、慢性心包炎、心包积液、心包肿瘤等）；④ 心肌病（扩张型心肌病、肥厚型心肌病、特异性心肌病等）；⑤ 大血管疾病（主动脉夹层、主动脉瘤）。

2. 检查方法和注意事项

（1）检查前准备：检查前静息 5 分钟，连接同步心电图监护电极，以确定心动周期时相。建议以心电图 T 波终点定义为心室收缩末期，QRS 波 R 波峰尖定义为心室舒张末期。

（2）体位：采用平卧位或左侧卧位作为超声心动图胸骨旁和心尖切面检测体位。采用平卧位作为超声心动图胸骨上凹、剑下或肋下切面检测体位。

（3）检查部位：选用胸骨左缘检测区、左侧心尖检测区、胸骨上凹检测区和剑下或肋下检测区等透声窗进行检测。确定检测区域后，在检测区域皮肤与超声探头间充填足够超声耦合剂以排除空气，减少气体干扰。如病情需要，可选择其他能够显示病变结构的检查区域。

（4）图像观测要求：考虑到心脏搏动的变异性，所有测量方法均应当测量 1 个以上心动周期。建议正常窦性心律患者观察 3 个心动周期，心房颤动患者观察 5 个心动周期。

（三）计算机断层扫描（computed tomography, CT） CT 是用 X 线束对人体某部位一定厚度的层面进行扫描，由探测器接收透过该层面的 X 线，转变为可见光后，由光电转换变为电信号，再经模拟/数字转换器转为数字，输入计算机处理。

（1）CT 对冠状动脉狭窄的显示：冠状动脉 CT 造影（CCTA）为无创检查，可辨别冠状动脉和其管壁情况,在适当的心率下可以较为准确地显示冠状动脉狭窄的部位、程度、范围及性质,这些信息有助于冠心病治疗方案的制订。但心率较快及心律失常的患者不适于此项检查。

（2）CT 心肌灌注：显示有冠心病导致的心肌损伤。心肌壁的显示是基于心肌血管床、心肌间质空隙及心肌细胞。

（3）CT 对经皮冠状动脉介入及冠状动脉旁路移植术的评价：CT 检查可为经皮冠状动脉腔内成形术及冠状动脉旁路移植术进行术前定位,明确病变部位、程度,观察病变与周围结构的关系,有助于为移植血管选择最佳位置及路径、减少手术的创伤性。对于术后患者,CT 能直观且整体地显示移植血管及其连接关系,以可靠地诊断移植血管的开通和闭塞情况,以及显示支架的位置、形态、近端及远端的血流状态。

（4）CT 对其他心脏疾患的显示：CT 能清晰地显示心肌、心腔、心包及瓣膜病变,发现冠状动脉畸形、冠状动脉瘤等。收缩期及舒张期多期重建可评估心功能及室壁运动。

（四）X 线检查　　X 线是一种波长极短、能量很大的电磁波。X 线具有穿透性,但人体组织间有密度和厚度的差异,当 X 线透过人体不同组织时,被吸收的程度不同,经过显像处理后即可得到不同的影像。X 线是一种传统的、非常有用的胸部疾病检查方法,可以观察心脏形态及各房室的大小,评估肺动脉高压或肺循环高压的程度及是否存在心包或胸腔积液。

（五）冠状动脉造影　　冠状动脉造影是在 X 线透视引导下,将一根很细的塑料导管从腹股沟处股动脉或腕部桡动脉穿刺置入,到达与心脏交界的主动脉根部注射造影剂,使冠状动脉显影,以了解冠状动脉的走行及管腔的大小。冠状动脉造影是目前诊断冠心病最直接、最可靠、最有效的方法,可以清楚地显示冠状动脉有无狭窄,狭窄的部位、程度、范围及病变处血管的血流情况。检查后注意事项：① 监测患者有无不适,注意心电图及生命体征情况。② 补充液体,防止迷走反射,心功能差者除外。③ 桡动脉穿刺径路：拔除鞘管后对穿刺点局部压迫 4～6 小时后可以拆除加压绷带。股动脉穿刺径路：冠状动脉造影后可即刻拔管,常规压迫穿刺点20 分钟后可进行制动并加压包扎,24 小时后可以拆除绷带开始轻度活动。④ 注意穿刺点有无渗血、红肿及杂音,穿刺的肢体动脉搏动情况、皮肤颜色、张力、温度及活动有无异常。⑤ 术后或次日查血常规、尿常规、电解质、肝肾功、心肌酶及心肌梗死三项等。⑥ 嘱患者当天检查后多饮水,促进造影剂排出。

（六）实验室检查　　血液实验室检查是心血管疾病诊断中的重要检验技术,主要包括以下项目：① 心肌损伤和心肌梗死指标；② 心力衰竭指标；③ 全血细胞计数；④ 血液生化指标；⑤ 动脉血气分析。

第二节　肺功能评定

肺功能检查是呼吸系统疾病的必要检查之一。使用相应的仪器,通过吸气和吹气等动作,对肺及气道进行检测。主要用于查看肺部的通气功能和换气功能,从而判断有没有肺部疾病和气道的病变情况。

【适应证】

（1）呼吸功能评价：利用肺功能检测结果可对受试者的呼吸功能进行评价,以明确其呼吸功能是否受损、受损程度、受损类型等。

(2)疾病的诊断、病情评估、干预策略的制订,如呼吸困难的鉴别、内科慢性支气管病变干预治疗后的疗效判断等。

(3)肺切除术及上腹部手术前肺功能评估,规避手术风险。

(4)康复方法的选择或运动方法的确定。

(5)其他:不明原因的胸闷、心悸;反复发作的支气管炎和肺炎;长期在污染环境下工作的人员体检;长期吸烟者、职业病伤残等级评估及劳动能力的鉴定。

【禁忌证】

(1)2周内有咯血、消化道出血的患者。

(2)活动性肺结核、慢性肝炎活动期等传染病患者。

(3)未经胸腔引流的气胸及气胸愈合后1个月内、严重的肺大疱、呼吸衰竭及气管切开术患者。

(4)心血管疾病、用力呼吸测试可能会加剧心绞痛,或者引起血压改变或近期有心肌梗死或肺栓塞。

(5)胸部、上腹部或头颅血管瘤(胸内压增高有引起破裂的危险)。

(6)近期的眼部手术,如白内障。

(7)肺功能检查当天进行过肺活检或肺部内镜检查者。

【目的】

(1)早期检出肺部及呼吸道的早期病变,如慢性支气管炎、肺气肿、支气管哮喘、间质性肺病等。

(2)鉴别呼吸困难的原因,判断气道阻塞的部位。

(3)评估肺部疾病的病情。

(4)评估外科手术(特别是胸部手术)的耐受力及术后肺部感染并发症的可能性。

(5)长期吸烟及在污染环境中工作的人员,应定期做肺功能检查,以检测肺部功能及受损的情况。

(6)有助于明确慢性阻塞性肺疾病(chronic obstructive pulmonary disease,COPD)的严重程度,并依据疾病严重程度制订相应的治疗方案。

(7)监护危重症患者的呼吸功能。

【检查项目】 见表2-1-5。

表2-1-5 肺通气功能常用检测值及临床意义

分 类	项 目	参考值	概 念	临 床 意 义
肺容积功能	潮气量(VT)	500 mL	一次平静呼吸进出肺内的气量	影响潮气量的主要是呼吸肌功能
	补呼气量(ERV)	男性(1 603±492)mL,女性(1 126±338)mL	平静呼气末再用力呼气所能呼出的最大气量	当吸气肌与呼气肌功能减弱是补呼气量与补吸气量减少
	补吸气量(IRV)	男性2 160 mL,女性1 400 mL	平静吸气后所能吸入的最大气量	

（续表）

分　类	项　目	参　考　值	概　念	临　床　意　义
肺容积功能	深吸气量(IC)	男性(2 617±548)mL，女性(1 970±381)mL	平静呼气末尽力吸气所能吸入的最大气量	影响深吸气量的主要因素是吸气肌力。胸廓、肺活动度降低与肺组织弹性回缩力增高和气道阻塞等因素也可使深吸气量减少
	肺活量(VC)	男性(4 217±690)mL，女性(3 105±452)mL；实测值/预测值＜80%为异常，其中60%～79%为轻度降低，40%～59%为中度降低，＜40%为重度降低	最大吸气后所能呼出的最大气量	肺活量降低主要见于各种限制性通气障碍的疾病，其次见于呼吸肌功能障碍；气道阻塞对肺活量也有轻度影响
	功能残气量(FRC)	男性(3 112±611)mL，女性(2 348±479)mL	平静呼气后残留于肺内的气量	FRC 或 RV 增加提示肺内充气过度，见于阻塞性肺气肿和气道部分阻塞；FRC 或 RV 减少见于弥漫性限制性肺疾病和急性呼吸窘迫综合征
	残气量(RV)	男性(1 625±397)mL，女性(1 245±336)mL	最大呼气后残留于肺内的气量	
	肺总量(TLC)	男性(5 766±782)mL，女性(4 353±644)mL	深吸气后肺内所含全部气量，是肺活量与残气容积之和	TLC 增加，主要见于阻塞性肺气肿；TLC 减少，见于限制性肺疾病
肺通气功能	肺通气量	男性(104.00±2.71)L/min；女性(82.50±2.17)L/min，低于预计的80%为异常	肺通气量包括每分钟静息通气量(VE)和最大通气量(MVV)	MVV 降低见于气道阻塞和肺组织弹性减退；呼吸肌力降低和呼吸功能不全；胸廓、胸膜、弥漫性肺间质疾病和大面积肺实质疾病
	用力肺活量(FVC)	FEV_1：男性(3 197±117)mL/s，女性(2 314±48)mL/s；$FEV_1/FVC\%＜80\%$为异常	深吸气至肺总量后以最大用力、最快速度所能呼出的全部气量。临床上常用的指标是第1秒用力呼气容积(FEV_1)及第1秒用力呼气容积与用力肺活量的比值($FEV_1/FVC\%$)	阻塞性通气障碍：$FEV_1/FVC\%$均降低；限制性通气障碍：$FEV_1/FVC\%$增加
	最大呼气中段流量(MMEF 或 MMF)	男性(3 452±1 160)mL/s，女性(2 836±946)mL/s	由 FVC 曲线计算得到的用力呼出肺活量25%、75%的平均流量	MMF 降低反应小气道阻力增加

【临床应用】

1. 通气功能的判断　通气功能的测定是肺功能测定的基本内容,是一系列肺功能检查中的初筛项目。根据各项指标,同时结合气速指数(正常为1),可初步判断通气功能、肺功能状况和通气功能障碍的类型。

$$气速指数 = \frac{MVV 实测值 / 预计值 \%}{VC 实测值 / 预计值 \%}$$

通气量储备能力用通气储量(%)表示,95%为正常,<86%提示通气储备不佳,<70%提示通气功能严重损害。

(1) 肺功能不全分级:见表2-1-6。

表2-1-6　肺功能不全分级

分　级	VC 或 MVV 实测值/预计值(%)	FEV_1/FVC(%)
基本正常	>80	>70
轻度减退	80~71	70~61
显著减退	70~51	60~41
严重减退	50~21	≤40
呼吸衰竭	≤20	

(2) 通气功能障碍分型:以上通气功能主要反映大气道(内径>2.0 mm)通气的状况。阻塞性通气功能障碍的特点以流速(如 FEV/FVC%)降低为主,限制性通气障碍以肺活量(如VC)减少为主。其分型见表2-1-7。

表2-1-7　通气功能障碍分型

分　型	FEV_1/FVC%	MVV	VC	气速指数	RV	TLC
阻塞性	↓↓	↓↓	正常或↓	<1.0	↑	正常或↑
限制性	正常或↑	↓或正常	↓↓	>1.0	正常或↓	↓
混合型	↓	↓	↓	±1.0	不定	不定

2. 阻塞性肺气肿的判断　可根据 RV/TLC%结合肺泡氮浓度的测定结果判断阻塞性肺气肿的程度(表2-1-8)。

表2-1-8　阻塞性肺气肿程度判断

程　　度	RV/TLC(%)	平均肺泡氮浓度(%)
无肺气肿	≤35	2.47
轻度肺气肿	36~45	4.43
中度肺气肿	46~55	6.15
重度肺气肿	≥56	8.40

3. 气道阻塞的可逆性判断及药物疗效的判断

(1) 测定方法:测定前24小时患者需停用支气管舒张剂,再进行肺功能测定,当结果提示

FEV$_1$或 FEV$_1$/FVC％降低时,需给予患者吸入沙丁胺醇 0.2 mg,等待 15～20 分钟后再次测定 FEV$_1$ 与 FEV$_1$/FVC％,然后按下列公式计算通气改善率:

$$通气改善率 = \frac{用药后测定值 - 用药前测定值}{用药前测定值} \times 100\%$$

(2) 结果判断:通气改善率＞15％判定为阳性,其中 15％～24％轻度可逆,25％～40％为中度可逆,＞40％为高度可逆。支气管哮喘患者通气改善率至少应达 15％以上,慢性阻塞性肺疾病患者通气改善率不明显。

(3) 注意事项:FEV$_1$的绝对值是评价通气改善率的重要指标,因为 FEV$_1$只要稍为增加即能达到改善 15％的指标,但是其绝对值的微量增加对肺通气功能的改善并无意义,只有当其绝对值增加 200 mL,FEV$_1$改善超过 15％才能认为气道可逆。

4. 最大呼气流量(peak expiratory flow, PEF) 指用力肺活量测定过程中呼气流速最快时的瞬间流速,亦称峰值呼气流速,主要反映呼吸肌的力量及气道有无阻塞,正常人一天内不同时间点的 PEF 值可有差异,称为日变异率或昼夜波动率。可采用微型峰流速仪于每天清晨及下午(或傍晚)测定 PEF,连续测定 1 周后计算:

$$\frac{最大呼气流}{量日变异率} = \frac{日内最高最大呼气流量 - 日内最低最大呼气流量}{1/2(同日内最高最大呼气流量 + 最低最大呼气流量)} \times 100\%$$

PEF 日变异率正常值一般＜20％,≥20％对支气管哮喘诊断有意义,因该法操作简便,常作为支气管哮喘患者病情监测的指标,若 PEF 日变异率明显增大,提示病情加重,需行相应处理。

5. 支气管激发试验 支气管哮喘的特征是气道高反应性,支气管激发试验主要是测定气道的反应性。该试验是用某种刺激使支气管平滑肌收缩,再行肺功能检查,依据检查结果的相关指标判定支气管狭窄的程度,以判定气道的反应性。

(1) 测定前准备:首先配置检查中所需药物,配置方法:组胺或乙酰甲胆碱用生理盐水按浓度 0.031 6 g/L,倍倍递增稀释配制,4 ℃冰箱保存备用。要求:受试者在受试前无呼吸困难症状且 FEV$_1$占预计值≥70％,24 h 内停用支气管舒张剂。

(2) 测定方法:先测基础 FEV$_1$值,雾化吸入生理盐水 2 分钟后,再测 FEV$_1$,如果无明显降低,则从最低浓度开始,采用潮气法呼吸,依次吸入上述药物,每一剂量吸完后测 FEV$_1$,至 FEV$_1$较吸入盐水后 FEV$_1$降低≥20％时终止。气道反应性主要以使 FEV$_1$降低 20％时所需药物累积量进行判断(PD$_{20}$FEV$_1$),其值为组胺 PD$_{20}$FEV$_1$＜7.8 mol、乙酰甲胆碱 PD$_{20}$FEV$_1$＜12.8 μmol,为气道反应性增高。计算公式为:

$$PD_{20}FEV_1(mol) = \frac{FEV_1 对照值 - 药物吸入后 FEV_1 最高值}{FEV_1 对照值}$$

(3) 临床意义:主要用于协助判断支气管哮喘。对于无症状、体征,有可疑哮喘病史,在症状缓解期肺功能正常者,或仅以咳嗽为主要表现的咳嗽变异性哮喘者,若支气管激发试验阳性可确诊。

6. 肺换气功能检查 见表 2-1-9。

表 2-1-9 肺换气功能常用检测值及临床意义

分 类	参 考 值	测 定 方 法	临 床 意 义
气体分布	<2.5%	通过吸入纯氧后测定呼出气中的氮浓度	支气管痉挛、受压可出现不均匀的气流阻力;间质性肺炎、肺纤维化、肺气肿、肺淤血、肺水肿等可降低肺顺应性
通气/血流比值	(29.67±7.11)%	通过计算一些生理指标来间接判定通气/血流比值	通气/血流比值失调见于肺实质、肺血管疾病,如肺炎、肺不张、呼吸窘迫综合征、肺栓塞和肺水肿等
肺泡弥散功能	男性 18.23～38.41 mL/(mmHg·min)[187.52～288.8 mL/(kPa·min)]女性 20.85～23.9 mL/(mmHg·min)[156.77～179.7 mL/(kPa·min)]	单次呼吸法、恒定状态法、重复呼吸法	弥散量降低常见于肺间质纤维化、石棉沉着病、肺气肿、肺结核、气胸、肺部感染、肺水肿、先天性心脏病、风湿性心脏病、贫血等;弥散量增加可见于红细胞增多症、肺出血

7. 小气道功能检查 见表 2-1-10。

表 2-1-10 小气道功能常用检测值及临床意义

分 类	参 考 值	测 定 方 法	临 床 意 义
闭合容积(CV)	CV/VC%:<30 岁为 13%31～50 岁为 20%	氮气法、一口气氮测定法、氦气法、^{133}氙气法	吸烟者异率明显增加,戒烟半年后可明显改善
最大呼气流量-容积曲线	$VC_{50\%}$ 和 $VC_{25\%}$ 的实测值/预计值<70%,且 $V_{50}/V_{25}<2.5$ 即认为有小气道功能障碍	$VC_{50\%}$ 和 $VC_{25\%}$ 的呼气瞬时流量作为检测小气道阻塞的指标	通过观察 MEFV 曲线的下降支斜率的形状可判断气道阻塞的部位,特别是上气道阻塞
频率依赖性肺顺应性	静态顺应性(Cstat)为 2.0 L/kPa,动态顺应性(Cdyn)为 1.5～3.5 L/kPa	肺顺应性是指单位压力改变时所引起的容积变化	肺静态弹性回缩力增加和 Cstat 降低见于肺纤维化等疾病,肺静态弹性回缩力降低和 Cstat 增加见于肺气肿

【操作前准备】
(1) 用物准备:检查单、洗手液、身高体重秤、夹子、检查仪器、用物呈备用状态。
(2) 环境准备:检查室环境安静整洁,光线充足,关闭门窗。
(3) 操作者准备:衣帽服装整洁,洗手、戴口罩。
(4) 患者准备:患者着轻便服装,能够配合检查。
【操作流程】 肺功能检查操作流程见表 2-1-11。

表 2‐1‐11　肺功能检查操作流程

流　程	内　容
操作前准备	1. 操作者着装符合要求、洗手、戴口罩 2. 患者安静配合
操作前解释、评估	1. 告知患者此次检查目的及注意事项 2. 询问患者有无肺功能检查禁忌证 3. 对患者吸、呼气加以指导 4. 评估生命体征及配合度
操作用物准备	检查单、洗手液、身高体重秤、夹子、检查仪器
身份确认	按照身份识别制度进行身份确认
检查前准备	测量患者的身高、体重
肺功能测试	1. 患者做几次平静呼吸，然后听指挥缓慢将气呼出来，一直呼到不能呼为止 2. 紧接着快速吸气，吸饱、一直吸到不能再吸为止 3. 然后立刻用最大的力气，爆发性地将气体全部呼出，一直呼到不能再呼为止，中间不能停顿和换气 4. 再做一次平静呼吸
操作后宣教	1. 告知患者结果 2. 安全护送患者返回病房 3. 根据结果采取相应的护理措施
消毒仪器	按照要求消毒仪器及物品

【护理配合】

（1）测试前患者须安静休息 15 分钟，准确测量身高、体重。

（2）停用药物。如果怀疑是支气管哮喘，在检查之前停用平喘药物，停药时间应在医生的指导下进行。除此之外，对于出现血压不稳或患有心脏病的患者，不建议做肺功能检查。

（3）调整呼吸。在检查之前，一定要调整均匀呼吸，待呼吸稳定后再进行检查。对于本身存在通气功能障碍的患者，要提前告知医生，医生根据患者的具体情况决定是否进行支气管激发试验。

（4）用嘴呼吸。在检查过程中不可以用鼻子呼气，只能用嘴巴呼吸，必要时可以用夹子将鼻梁夹住。

（5）避免漏气。检查过程中一定要含紧口嘴，不要出现漏气情况。

（6）听从医生口令。检查时，必须配合医生口令进行呼气和吸气的动作。

第三节　心肺运动功能评定

一、心肺运动功能试验

心肺运动功能试验（cardiopulmonary exercise testing, CPET）是一种诊察手段，是目前评估运动耐受力的金标准，是评估患者心脏康复风险的重要手段，也是检测心肺储备功能的重要方式。

【类型】　运动模式常选用踏车运动及踏板运动。由于踏车运动较安全、方便，故多选用踏车运动。踏车运动试验方案多采用斜坡式递增方案（Ramp）。踏板运动多采用分级递增的运动方案，常用的有 Bruce 方案和 Nalaughton 方案。

【临床应用】

（1）评估心血管系统疾病与呼吸系统疾病患者的心肺功能，制定心、肺康复计划和运动处方，监测康复治疗反应，评估治疗效果。

（2）肺切除术、肺减容术、高龄患者上腹部大手术等外科手术术前风险评估及术后预后评估。

【禁忌证】

（1）绝对禁忌证：心肌梗死（2 天内），药物控制的不稳定型心绞痛，引起症状和血流动力学障碍的未控制心律失常，严重动脉狭窄，未控制的、症状明显的心力衰竭，急性肺动脉栓塞和肺梗死，急性心肌炎或心包炎，急性主动脉夹层，近期发生非心脏原因、可影响运动能力的疾病，因运动而加剧病情的疾病（如感染、肾功能衰竭、甲状腺毒症），残疾人或不能合作者，未获得知情同意者。

（2）相对禁忌证：左、右冠状动脉主干狭窄，中度瓣膜狭窄性心脏病，明显的心动过速或过缓，肥厚型心肌病或其他原因导致的流出道梗阻性病变，电解质紊乱，高度房室传导阻滞及高度窦房传导阻滞，严重动脉压升高（收缩压＞200 mmHg 和/或舒张压＞110 mmHg），精神障碍或肢体活动障碍不能配合进行运动。

【注意事项】

（1）详细了解患者的病史，认真进行体格检查，尤其是服药，特别是服用 β 受体阻滞剂，询问吸烟情况、日常活动、有无心绞痛或其他运动诱发的症状。

（2）向患者解释 CPET 程序及正确的操作方法，增加患者对运动试验过程和运动力程度的理解，以免影响检查质量。

（3）试验前测量血压、赤脚的身高和体重。

（4）签署检查知情同意书。

（5）CPET 中鼓励患者尽最大的努力，提醒患者与运动相关的不适和风险，告知患者如有胸部压迫感或腿痛等不适可随时停下，并指出不适的部位。

（6）在 CPET 过程中，医务人员要严密观察患者，如有异常情况，立即停止试验。

【关键指标及意义】

（1）心电图：运动中心肌缺血的心电图（十二导联）表现为 ST 段压低、T 波改变，运动中可出现室性早搏（PVCs）及其他严重心律失常等。随功率增加异位搏动出现频度增加也提示心肌缺血。

（2）峰值氧耗量（peak VO_2）：峰值氧耗量是最重要的测定参数，可确定受试者的生理反应是否在正常的最大有氧代谢功能范围内，是否达到预计峰值氧耗量。其他参数用于鉴别运动受限的原因。

（3）无氧阈（anaerobic threshold，AT）：运动负荷增加到一定程度后，组织对氧的需求超过循环所能提供的氧气量，组织必须通过无氧代谢提供更多氧，从有氧代谢到无氧代谢的临界点称为无氧阀。

（4）氧脉：运动时摄氧量与心率存在一致关系，摄氧量与心率之商即为氧脉（O_2 pulse 或 VO_2/HR），是反映心血管效应的指标。其数值取决于每搏心排血量及动脉血与混合静脉血氧含量的差值，如果实测氧脉较预计值高，说明患者的心肺功能良好；反之说明患者的心肺功能较差。

（5）极量运动时的通气量：安静时通气量为 5~8 L/min，最大运动时通气量可达 70~120 L/min，甚至达 150 L/min。无氧阀以下的运动负荷，通气量与运动负荷呈线性关系；无氧阀以上的运动负荷，通气量与氧耗量呈非线性关系。

（6）呼吸频率（respiratory frequency，RR）：RR_{max} 一般为 35~40 次/分钟，超过 50 次/分钟是限制性肺疾病（如肺间质纤维化）运动受限的特征之一。

（7）心率储备（heart rate reserve，$HRR_{maxpred}$）：显示最大运动试验终期心率进一步增加的潜能，是按年龄计算最大心率预计值与最大心率实测值之差。$HRR=210-0.65\times$年龄（岁）或 $220-$年龄（岁）。正常情况下，心率储备<15 次/分钟。心率储备正常也见于无症状性心肌缺血、较轻瓣膜性心脏病和肺循环病变患者。

（8）运动心率：由于心率易受 β 受体阻滞剂等因素的影响，因此最大运动心率不是运动用力程度的终极目标。通常，氧耗量每增加 3.5 mL/(min·kg)心率增加 10 次/分钟。当心率达到 85% 最大预测心率时可考虑停止运动试验。

（9）运动血压：反映心血管对运动的反应情况，一般随着运动量的增加而增高。VO_2 每增加 3.5 mL/(min·kg)血压升高 10 mmHg。若血压随运动量增加反而下降，往往预示有严重的心功能障碍。

（10）峰值呼吸交换率（peak RER）：即 VCO_2 与 VO_2 的比值。当运动负荷逐渐增加，VCO_2 超过 VO_2 时，RER 增加。peak RER>1.10 提示已达到最大运动量。目前，peak RER 是判断运动用力程度的最佳无创指标。

（11）第 1 秒用力呼气容积（forced expiratory volume in first second，FEV_1）：受年龄、性别、体型等因素影响，对于难以解释的活动后呼吸困难是否为肺源性具有诊断价值。正常情况下，CPET 运动后较运动前 FEV_1 降低<15%。

【试验步骤】 CPET 操作流程见表 2-1-12。

表 2-1-12　心肺运动功能试验操作流程

流　　程	说　　明
实验者准备	着舒适服装、鞋子
实验前评估	了解患者病史并进行体格检查：有无服药史、吸烟情况、日常活动情况、有无心绞痛或其他运动诱发症状
解释操作方法	解释 CPET 程序及正确的操作方法
操作前测量	测量血压，不穿鞋时的身高和体重
告知、签字	签署检查知情同意书
试验过程	选用踏车运动方法，在试验过程中鼓励患者尽最大努力，但如有胸部压迫感或腿疼等不适，也可随时停下休息，指出不适部位，如有严重异常情况，应立即终止试验
试验后安置患者	试验结束后安置患者休息

二、呼吸困难评定

呼吸困难是呼吸系统疾病患者呼吸功能障碍最主要的表现，也是影响患者工作、生活质量的最重要因素。因此，对呼吸困难程度评定是评价患者呼吸功能的基本方法。表 2-1-13 是改良的英国医学研究委员会呼吸困难量表(modified Medical Research Council Dyspnea Scale,mMRC),该量表用以评价呼吸困难对患者整体生活状态的影响程度。

表 2 - 1 - 13 改良的英国医学研究委员会呼吸困难量表

分 级	主 要 表 现
0 级	仅在费力运动时出现呼吸困难
1 级	平地快步行走或步行爬小坡时出现气短
2 级	由于气短,平地行走比同龄人慢或需要停下了休息
3 级	平地行走 100 m 左右或数分钟后需要停下来休息
4 级	因严重呼吸困难不能离开家或在家脱衣服时出现呼吸困难

三、6 分钟步行试验

6MWT 是让患者采用徒步运动方式,测试其在 6 分钟内能承受的最快速度行走的距离,临床上将 6 分钟步行距离划分为 4 个等级,级别越低表示患者心肺功能越差(表 2 - 1 - 14)。

表 2 - 1 - 14 6 分钟步行试验评定标准

等 级	行走距离(m)
1 级	<300
2 级	300~374.9
3 级	375~449.5
4 级	>450

【适应证】

(1) 主要用于评估心肺疾病患者的功能状态及严重程度。

(2) 用于心血管疾病(如心力衰竭和肺动脉高压)患者治疗前后比较。

(3) 心力衰竭和心血管疾病患者功能状态评价。

(4) 心力衰竭和动脉高压患者心血管时间发生和死亡风险预测。

【禁忌证】

(1) 绝对禁忌证:近 1 个月出现不稳定型心绞痛或心肌梗死。

(2) 相对禁忌证:静息心率>120 次/分钟,收缩压>180 mmHg 和/或舒张压>100 mmHg。患者在测试过程中出现下列情况应该终止测试:胸痛、难以忍受的呼吸困难、下肢痉挛、步履蹒跚、出虚汗、面色苍白、无法耐受。

【操作前准备】

(1) 试验环境:没有交通障碍的连续跑道,最小直线长度以 25 m 为限,标准是 30 m,有距离标记及两端掉转方向的标志。

(2) 用物准备:倒数计时器或秒表、机械圈计数器、监测设备(检测指标包括心率、血压、血氧饱和度)、氧气、急救药物、除颤器、休息用椅子、自感劳累评分表。

(3) 患者准备:① 衣着舒适、穿适于行走的鞋子。② 携带日常步行辅助工具(如手杖)。③ 自身常规服用的药物。④ 试验时间以清晨或午后较合适,测试前可少量进食。⑤ 实验前 2 小时避免剧烈运动。

【操作流程】　6MWT 操作流程见表 2－1－15。

表 2－1－15　6 分钟步行试验操作流程

流　程	内　容
患者准备	着舒适服装、适于行走的鞋子。测量血压、脉搏、血氧饱和度并记录
环境准备	长 30 米无交通障碍的连续跑道
用物准备	倒数计时器或秒表、机械圈计数器、监测设备（检测指标包括心率、血压、血氧饱和度）、氧气、急救药物、除颤器、休息用椅子、自感劳累评分表
告知检查注意事项	6 分钟尽可能走远一些距离，在走道上来回走，不要奔跑或慢跑。如有气喘等不适，可减速慢行或停下来休息，体力恢复后尽快继续往前走
检查过程	当患者出发时开始计时，患者每次返回起点线时，在工作表中标记折返次数，每走 1 分钟，告知患者时间，同时鼓励患者做得不错，坚持下去，距测试结束前 15 秒时，告知患者当喊停时，就停在原地不动，医护人员会走到他那里去。计时 6 分钟时，对患者说："停下！"
检查结束后评估	向患者表示祝贺，并递给他一杯水。记录患者行走后的 Borg 呼吸困难及劳累程度评分
测量生命体征	测定血氧饱和度、脉搏、血压并记录
患者处置	协助患者至休息区休息
工作表上记录	记录患者最后一个折返所走的距离，计算患者行走的总路程，数值四舍五入，以 m 为单位，并将计算结果记录到工作表上

【护理配合】

（1）将抢救车安放于适当位置，操作者应熟练掌握心肺复苏技术，能够对紧急事件迅速做出反应。

（2）患者出现以下情况应考虑中止试验：胸痛、不能耐受的喘憋、步态不稳、大汗、面色苍白。

（3）测试前不应进行"热身运动"。

（4）不要停用患者日常服用药物。

（5）试验时操作者注意力集中，不要和其他人交谈，不能数错患者的折返次数。

（6）为减少试验日期的差异，应选在每天的同一时间点进行。

（7）如同一名患者同一天进行 2 次试验，则试验至少间隔 2 小时，同一天同一名患者不能进行 3 次试验。

参考文献

［1］　中国康复医学会心血管病专业委员会.中国心脏康复与二级预防指南［M］.2018 版.北京：北京大学医学出版社,2018.

［2］　Aitken L, Marshall A, Chaboyer W. ACCCN 重症护理［M］.李庆印,左选琴,孙红,译.北京：人民卫生出版社,2019.

［3］　美国心脏康复协会.美国心脏康复和二级预防项目指南［M］.周明成,洪怡,译.上海：上海科学技术出版社,2017.

［4］　伊东春树,日本心脏康复委员会.心脏康复口袋指南［M］.程姝娟,张兰,译.北京：科学技术文献出版社,2018.

［5］　中华医学会.重症医学 2015［M］.北京：人民卫生出版社,2015.

［6］　胡大一,王乐民,丁荣晶.心脏康复临床操作实用指南［M］.北京：北京大学医学出版社,2017.

［7］　肖剑,王志农.心脏外科住院医师规范化培训手册［M］.北京：科学出版社,2020.

［8］　李秀华,李庆印,陈永强.重症专科护理［M］.北京：人民卫生出版社,2018.

［9］　李乐之,路潜.外科护理学［M］.北京：人民卫生出版社,2018.

［10］　Lemmer J H Jr, Vlahakes G J.心脏外科监护手册［M］.吴明营译.北京：人民军医出版社,2012.

［11］　许秋雯,郭自强.慢性心力衰竭心功能评价方法现状分析［J］.中国医药导报,2020,17(10)：35-37,49.

［12］　刘西花,李晓旭,毕鸿雁,等.中医康复临床实践指南.心肺康复［J］.康复学报,2020,30(4)：259-265,269.

［13］　邓琳,郑劲平.肺功能检查临床应用研究进展(2018—2019年度)［J］.中国实用内科杂志,2020,40(9)：777-781.

［14］　朱杰,冉献贵,刘斌.稳定期慢性阻塞性肺疾病患者CT小气道参数与肺功能相关性研究［J］.临床肺科杂志,2020,25(9)：1337-1341.

［15］　陈伟,范秋季.心肺运动试验在心肺康复中的应用现状及展望［J］.实用心脑肺血管病杂志,2019,27(11)：1-5.

［16］　贾慧英,王辉.心肺运动试验与肺功能检查对慢性阻塞性肺疾病的价值［J］.临床肺科杂志,2018,23(6)：1122-1124,1127.

第二章 营养评估

第一节 常用评价指标

人们常说,健康的继续是营养,营养的继续是生命。由此可见,维持生命需要不停地与外界进行物质和能量交换,人们常常喜欢将营养与饮食联系在一起,当然没错,饮食是人类赖以生存、追求健康的基础,是人类每天需要考虑的问题。营养是指机体从外界摄取食物,经过人体的消化、吸收、代谢后参与构建组织器官,或满足生理功能和体力活动必需的生物学过程,人们早早就认识到人体的营养状况与疾病息息相关。营养状况的好坏与疾病的预防、治疗和康复都有密切的关系。

所谓的营养评估就是对患者营养状况进行全方位的评估,通过营养评估可以判定机体的营养状态,确定营养不良的类型和程度,评估营养不良所致的疾病并监测营养支持的疗效,评估患者的营养状况是营养治疗的第一步!

20世纪70年代初,人们就开始关注住院患者的营养不良的问题了,并逐步研发了多种营养筛查和营养评估的方法,例如测定身体组成、血浆蛋白浓度、免疫功能等。目前,进行人体测量实施营养筛查的方法已被广泛使用,例如,通过测量皮褶厚度估计皮下脂肪含量,测量上臂周围估计肌肉容量,测量转铁蛋白了解人体蛋白质的储备情况,测量皮肤迟发性超敏试验反映免疫状况等,所有上述参数均可以用来进行营养风险评估筛查。

20世纪80年代,为了能对患者进行更好地营养支持,避免营养资源的浪费,人们开始将各种不同的评估指标整合起来,逐渐开发出了多种不同的营养风险筛查工具。这些工具的使用大大地方便了医护人员对患者进行营养筛查及评估,也为发现营养不良而改善临床结局做出了巨大贡献。

美国肠外肠内营养学会指南推荐的营养疗法流程是:营养筛查、确定营养不良风险患者、营养状况评估、营养干预、营养疗效评价。由此可以看出,营养筛查和营养评估才是营养疗法中的第一步,在临床工作中,需要借助常用的评价指标来发现那些早期的、潜在的、隐性的营养不良,早期对营养不良的患者进行诊治及干预措施。

【定义】 营养评估是在大量临床资料中收集一些营养相关的资料,如一般状况、饮食情况、身体测量指标和生化指标,按营养状态对患者进行分类:营养良好或营养不良,并评估患者营养不良的程度,从而进行相应的营养治疗。

【适应证】 用于评估需要进行营养支持的患者,如营养状况差、营养不良、恶液质及肿瘤恶液质、肌肉减少症患者。

【人体测量评价指标】

(一)体重 标准体重是反映和衡量一个人健康状况的重要标志之一,而且体重变化可直接反映营养状态,连续监测和记录体重变化是营养评价中最重要的、最简便的方法,体重受饮食、排泄、衣着、疾病及测量时间等因素影响,测量时需排除各种影响因素(如身体水肿或者严重脱水等)。标准体重与身高、体型、性别有关,故测量时应选择符合国家规定的标准仪器,使用前校正仪器、准确读数,并可用公式推算:标准体重(kg)=身长(cm)-105,体重改变(%)=[(通常体重-实际体重)/通常体重]×100%。

　　根据实际体重与标准体重比值确定营养状态,轻度营养不良患者该比值为80%~90%,中度营养不良为70%~80%,重度营养不良<70%。通常将体重改变程度和时间结合起来分析,该指标可在一定程度上反映能量与蛋白质的代谢情况,观察是否存在蛋白质-能量营养不良,其评价标准见表2-2-1、表2-2-2。

表2-2-1　体重改变的评价标准

时间	中度体重减少	重度体重减少	时间	中度体重减少	重度体重减少
1周	≤1%~2%	>2%	3个月	≤7.5%	>7.5%
1个月	≤5%	>5%	6个月	≤10%	>10%

表2-2-2　体重评价的标准

体重变化<20%	体重变化<10%~20%	体重变化-10%~10%	体重变化>10%~20%	体重变化>20%
严重虚弱	瘦弱	正常	超重	肥胖

　　(二)肱三头肌皮肤褶皱厚度(TSF)　皮褶厚度是通过测定皮下脂肪的厚度推算人体内脂肪的储备和消耗的情况,是间接反映人体能量的变化、评价人体能量摄入是否合适的指标,其中肱三头肌皮肤褶皱厚度是临床上最常用的评价指标。

　　(1)测量方法(图2-2-1):应使用专业的皮褶厚度计测量,使用前必须将仪器校正,指针调至"0"。患者站立,右臂自然下垂,患者卧床时右前臂横置于胸部,应采用同一位置多次测量。取肩峰尺骨与鹰嘴间的中点上约2cm处,检测者用拇指和示指捏起被检测者的皮肤和皮下组织,切勿夹提起肌肉,使皮肤褶皱方向与上臂长轴平行,然后用皮褶厚度计在距离手指捏起部位1cm处测量其厚度。松开皮褶厚度计卡钳钳柄,使钳尖充分夹住皮褶,在皮褶厚度计指针快速回落后读数并记录,记录以mm为单位,精准到0.1mm,同一部位反复测量3次取平均值,如若没有皮褶厚度计也可用皮尺代替,皮尺如上固定接触皮肤3秒后再读数,取3次平均值,要注意测量工具应与上臂垂直,以确保测量值精准度。

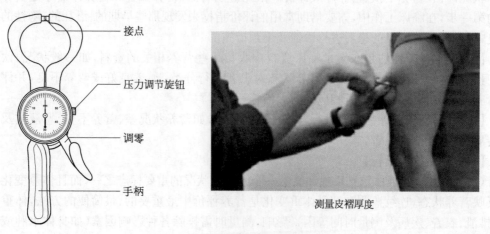

测量皮褶厚度

图2-2-1　皮皱厚度仪的使用方法

(2) 临床意义：正常参考值女性 14.9～18.1 mm，男性 11.3～13.7 mm。<60%为重度营养不良，60%～80%为中度营养不良，>80%～90%为重度营养不良。

（三）上臂围和上臂肌围 上臂围可直接反映人体的营养状况，与体重有着密不可分的关系，除此之外，还可以通过上臂围计算出上臂肌围和上臂肌围的面积，这些指标都是能够直接反映肌蛋白存储和消耗程度的营养评价指标。

（1）测量方法（图 2-2-2）：患者站立，右臂自然下垂，患者卧床时右前臂横置于胸部，应采用同一位置多次测量，按照该姿势测量上臂的中点周长（AMC）：AMC＝上臂中点周径（cm）－0.314×TSF（mm）

（2）临床意义：上臂肌围是反映人体肌肉存储情况的指标。

（四）握力测定

（1）测量方法：用握力器（图 2-2-3）测定握力大小。

（2）临床意义：反映人体肌肉功能的指标。

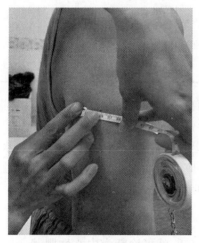

图 2-2-2　测量上臂围

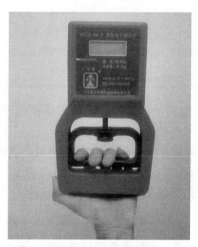

图 2-2-3　握力器

（五）肌酐/身高指数 肌酐/身高指数是指人体肾功能在正常的状态下衡量机体蛋白质的一项灵敏的指标，是营养评价中评估蛋白质营养状况、测定肌蛋白消耗的一项生化指标。

（1）计算方法：肌酐/身高指数＝24 h 实际尿液肌酐排出量（mmol）/标准 24 h 尿液肌酐排出量（mmol）×100%。对于肌酐/身高指数<100%的患者，应当首先计算出不足百分比：不足百分比＝100%－肌酐/身高指数的测定值。见表 2-2-3。

（2）临床意义：肌酐/身高指数是可以判断人体肌肉的含量。将所得结果按如下评定指南进行评价：不足百分比 5%～15%为轻微不足，15%～30%为中度不足，≥30%为重度不足。因人体肌肉质量改变程度不一，必须每 2～3 周复测 1 次肌酐/身高指数，以便动态观察结果。

表 2-2-3　成年人尿液肌酐排出量

男　性		女　性	
身高（cm）	尿液肌酐排出量（mmol/24 h）	身高（cm）	尿液肌酐排出量（mmol/24 h）
157.5	1 288	147.3	830
160.0	1 325	149.9	851

（续表）

男 性		女 性	
身高(cm)	尿液肌酐排出量(mmol/24 h)	身高(cm)	尿液肌酐排出量(mmol/24 h)
162.6	1 359	152.4	875
165.1	1 386	154.9	900
167.6	1 424	157.5	925
170.2	1 467	160.0	949
172.7	1 513	162.6	977
175.3	1 555	165.1	1 006
177.8	1 596	167.6	1 044
180.3	1 642	170.2	1 076
182.9	1 691	172.7	1 109
185.4	1 739	175.3	1 141
188.0	1 785	177.8	1 174
190.5	1 831	180.3	1 206
193.0	1 891	182.9	1 240

（六）腰围和腰臀比 腰臀比是腰围和臀围的比值，是判断中心性肥胖的重要指标，也是反映营养状况的指标。

（1）测量方法：测量腰围时，取被测者的髂前上棘和第 12 肋下缘连线的中点，水平方向绕腹部 1 周，皮尺应当紧贴软组织，但不压迫，测量值应当精确到 0.1 cm。测量臀围时使被测量者经臀部最隆起部位测得身体水平周径。臀围比的计算公式如下：

$$臀围比 = 腰围(cm) / 臀围(cm)$$

（2）意义：当男性腰臀比>0.9、女性腰臀比>0.8，就可诊断为中心性肥胖。但其分界值随着年龄、性别等不同而改变。

【实验室生化检查评价指标】

1. 内脏白蛋白测定

（1）测量方法：包括转铁蛋白、血清白蛋白浓度测定。

（2）意义：机体处于营养不良的状态时，测定值均会有不同程度降低。

2. 淋巴细胞计数

（1）测量方法：外周血淋巴细胞计数。

（2）意义：正常值为$(2.5\sim3.0)\times10^9$/L，$(1.9\sim2.4)\times10^9$为低于正常值轻度营养不良为$(1.5\sim1.8)\times10^9$/L，中度营养不良为$(0.9\sim<1.5)\times10^9$/L，重度营养不良为$<0.9\times10^9$/L。

3. 氮平衡测定

（1）计算方法：氮平衡=氮摄入量－氮排出量，其中氮摄入量=［静脉输入氮量或口服蛋白质(g)/6.25］，氮排出量(尿中尿素氮+4 g)。

（2）意义：正氮平衡和负氮平衡可用于指导营养支持治疗，起到辅助作用。氮平衡>0，人体就处于合成代谢的状态；氮平衡<0，人体就处于分解代谢的作用。

4. 血浆蛋白和血红蛋白 血浆蛋白是指血浆中的蛋白部分，血浆蛋白包括清蛋白、球蛋白、纤维蛋白等成分,是人体血浆中最重要的固体成分,正常人血浆中每升含 $60\sim80$ g 蛋白质,血浆蛋白中含量最丰富的是白蛋白,它对营养不良时合成蛋白质前体的氨基酸缺乏反应是比较敏感的。白蛋白的正常值是 $35\sim55$ g/L。$30\sim<35$ g/L 为轻度营养不良,$25\sim<30$ g/L 为中度营养不良,<25 g/L 为重度营养不良。

血红蛋白又称血色素,是人体红细胞的主要成分,它的功能是与氧结合形成氧合血红蛋白,并将氧送至全身各个部位,是体内氧运输和交换的主要载体,也是血液呈现红色的主要原因,可用于贫血的诊断。血红蛋白的正常值:成年男性 $120\sim160$ g/L,成年女性 $110\sim150$ g/L,新生儿 $170\sim200$ g/L。若男性 <120 g/L、女性 <110 g/L、新生儿 <170 g/L 一般可认为是贫血症状。

5. 血尿素氮　血尿素氮是人体蛋白质代谢的主要终末产物,通过肾小球滤过而排出体外,在肾功能不全失代偿时,血尿素氮升高,所以在临床上将其作为判断肾小球滤过功能的指标。对于肾功能正常的患者,空腹血尿素氮为 $3.2\sim7.1$ mmol/L($9\sim20$ mg/dL)。临床上常选用血尿素氮的检测代替非蛋白氮测定。

6. 免疫功能测定　免疫系统对于人体来说是非常重要的,免疫系统的变化可以看出人体是否有免疫缺陷疾病,免疫功能检测主要观察 2 个指标:① 免疫球蛋白(Ig),通过抽血化验检查 Ig 含量是否正常,如 IgM、IgA、IgG、IgE 等项目,如果含量过低说明体液免疫功能低下、抗病能力较低,由此可以判断人体抵抗力是否正常。② 免疫功能及比例,通过验血或皮肤试验观察免疫功能及比例关系,如 CD4、CD8、白细胞介素及皮肤试验等。

7. 维生素　维生素是人体必需的七大营养素之一,属于微量营养素的一种,这种物质在体内不能合成或合成量不足以供给生理需求,必须由食物供给。维生素的分类:① 脂溶性维生素,包括维生素 A、维生素 D、维生素 E 和维生素 K。② 水溶性维生素,包括维生素 B_1、维生素 B_2、维生素 B_6、维生素 B_{12}、烟酸、泛酸、叶酸、生物素、胆碱、维生素 C。其中脂溶性维生素不溶于水却溶于有机溶剂,在食物中常与脂类共存,其肠道吸收与脂类吸收密切相关,主要存储在肝脏、脂肪中,如果摄入量过多易引起中毒,如摄入过少又会引起缓慢的缺乏症状。脂溶性维生素缺乏症及防范措施见表 2-2-4。

表 2-2-4　脂溶性维生素缺乏症及防范措施

名　称	别名	症　状	辅助检查	防治措施	良好的食物来源
维生素 A	视黄醇	早期症状为暗、适应能力下降	血清视黄醇的含量、暗视力测定	消除病因积极治疗原发病,直接补充维生素 A 制剂	动物肝脏、菠菜、南瓜等
		干眼症、夜盲症	生理盲点	纠正偏食不良习惯	
		皮肤干燥、发育迟缓、角膜软化、免疫力低下	眼结膜印迹细胞学法	摄入含维生素 A 丰富的食物	
维生素 D		① 早期精神症状:盗汗、夜惊、啼哭等;② 骨骼改变:颅骨软化、方颅等;③ 胸部:肋骨串珠、胸廓畸形;④ 四肢及脊柱畸形	血液生化检查、血清维生素 D 水平测定、X 线检查	多晒太阳、添加富含维生素 D 食物;新生儿提倡母乳喂养;口服维生素 D 药物治疗	动物肝脏、蛋黄、绿叶蔬菜

（续表）

名　称	别名	症　状	辅助检查	防治措施	良好的食物来源
维生素 E		男性睾丸萎缩不产生精子；女性胚胎与胎盘萎缩引起流程；阻碍脑垂体调节卵巢分泌雌激素等诱发更年期综合征、卵巢早衰	血液生化检查、气相法测定	多食富含维生素 E 的食物	坚果、瘦肉、乳制品、蛋类等
维生素 K		出血不止、月经时间延长、经血不止、消化道出血、颅内出血	血液生化检查、PT检查、APTT 检查	多食富含维生素 K 的食物、输注血浆	橄榄油、菜籽油、豌豆、芦笋、西兰花等

【总结】　通过上述的营养评价方法对患者进行有效的营养评估及筛查，可更加有效地发现营养不良及营养风险，是实施营养治疗的重要前提和先决条件，是营养疗法的合理运用，是防治营养素滥用的重要保障，是预防临床营养应用不足及应用过度的重要措施。通过营养指标的评定可以判定机体的营养状况，确定营养不良的类型和程度，评估营养不良所致的危险性并监测营养支持的疗效。评价患者的营养状态是营养治疗的第一步，是考察营养治疗的效果的方法。

第二节　常见营养筛查及风险评估量表

通过营养筛查可以简单并且快速地得到有较高灵敏性的结果，并且是可以定量及审核的。在日常生活中，人们常常把营养筛查和营养评估混淆，其实营养筛查与营养评估是 2 个不同的概念，营养筛查是一个在全部患者中快速识别需要的营养支持治疗的患者的过程，该工作由办理入院手续的护士实施，由病房医生安排诊治。而营养评估是为少数有代谢或营养问题、可能需要特殊喂养技术的患者，制订个体化的营养治疗方案的过程，该工作是由营养专家完成。

【定义】　由医护人员实施简便的筛查方法，应用营养筛查的工具判断患者营养相关风险的过程。

【原则】

（1）已有营养不良或有营养风险的患者接受营养支持有可能改善临床结局，包括减少并发症发生、缩短住院时间等。

（2）如果不存在营养不良或营养风险的患者，营养支持有可能增加并发症及增加治疗费用。

（3）应对每例入院患者进行营养风险筛查，评估是否存在营养风险，根据患者的筛查结果制订治疗计划。

（4）推荐每例入院患者接受营养风险筛查，由科室医护人员承担该筛查工作。

【目的】　营养筛查与营养评估的目的是一致的，均是发现具有营养疾病风险和营养不良的高危患者，确定营养治疗的对象，从而计划实施营养治疗，以预防临床并发症，减少治疗失败率，降低医疗健康保健费用，从而达到改善临床结局的总效应。要进行合理的营养治疗，首先需要了解每例患者的营养状况,筛查出具有营养治疗适应证的患者。并且,在营养治疗过程中要不断进行再评价、了解营养治疗的效果,以便及时调整治疗的方案。

【常见的营养筛查及评估量表】

1. 营养风险筛查 2002(NRS 2002) 欧洲肠外肠内营养学会在大量循证医学的基础上于 2002 年推出住院患者的营养评定指南,即 NRS 2002。NRS 2002 由丹麦、瑞士及 ESPEN 特别工作小组开发,中华医学会肠外肠内营养学分会(Chinese Society for Parenteral and Enteral Nutrition, CSPEN)推荐使用。其适应对象为一般成年住院患者(包括肿瘤患者),该筛查方法建立在循证医学基础上,简便易行,满足了严重疾病合并营养需求的患者、严重营养不良的患者及较轻程度的严重疾病合并较轻的营养不良患者,还包括目前没有营养不良但具有由于疾病和治疗而出现的营养不良风险的患者的营养风险筛查,大大减轻及预防了营养不良的发生。

在 2013 年 4 月 18 日发布的《中华人民共和国卫生行业标准—临床营养风险筛查(WS/T427-2013)》规定,NRS 2002 的适应对象为年龄 18～90 岁、住院过夜、入院次日 8 点前未进行急诊手术、神志清楚、愿意接受筛查的成年住院患者。中华医学会肠外肠内营养学分会推荐在住院患者中使用 NRS 2002 作为患者营养筛查的首选工具。

营养风险筛查是由初步营养筛查和最终营养筛查 2 个部分组成的,为了方便大家解读,以图文的形式向大家展开,其中初步营养筛查主要涉及 4 个判断性问题:BMI、体重状况、饮食状况、疾病情况(表 2-2-5)。

表 2-2-5 NRS 2002 第一步:初步营养筛查

筛查项目	是	否	筛查项目	是	否
BMI<20.5 kg/m²?			患者在过去 1 周内有摄食减少吗?		
患者在过去 3 个月有体重下降吗?			患者有严重疾病吗(如 ICU 治疗)?		

如果有任何一项为"是",就进入第二步筛查;如果全部答"否",则需要每周重复筛查 1 次。其中第二步筛查即为最终营养筛查,包括了营养状态受损评分、疾病严重程度评分、年龄评分,总评分为 0～7 分,若 NRS 2002 的评分≥3 分,可确定患者存在营养不良的风险,具体见表 2-2-6。

表 2-2-6 NRS 2002 第二步:最终营养筛查

评分项目	0 分	1 分	2 分	3 分
营养状态受损评分	正常营养状态:BMI≥18.5 kg/m²,近 1～3 个月无体重变化,近 1 周无摄食量变化	3 个月内体重丢失>5%,或食物摄入比正常需要量低 25%～50%	一般情况差或 2 个月内体重丢失>5%,或食物摄入比正常需要量低 50%～75%	BMI<18.5 kg/m²,且一般情况差或 1 个月内丢失>5%(或 3 个月体重下降≥15%)或者前 1 周食物摄入比正常需要量低 75%～100%
疾病严重程度评分	正常营养需要量	需要量轻度提高:髋关节骨折、慢性疾病有急性并发症者、肝硬化、COPD、血液透析、糖尿病、一般肿瘤患者	需要量中度增加:腹部大手术、卒中、重度肺炎、血液恶性肿瘤	需要量明显增加:颅脑损伤、骨髓移植、APACHE>10 分的 ICU 患者
年龄评分	18～69 岁	≥70 岁		

2013 年 4 月发布的《中华人民共和国卫生行业标准—临床营养风险筛查 WS/T427 - 2013》规定的营养风险筛查记录见表 2-2-7。

表 2-2-7　临床营养风险筛查记录表

患者基本信息

患者知情同意参加：是[　]；否[　]（请在[　]打"√"）

患者编号：_____

经伦理委员会批准，批准号：_____

单位名称：_____　　科室名称：_____　　病历号：_____

适用对象：18～90 岁、住院 1 天以上、次日 8 点前未行手术者、神志清楚的患者

入院日期：_____

病房：_____　床号：_____　姓名：_____　性别：_____　年龄：_____　联系方式：_____

临床营养风险筛查

主要诊断：_____

疾病评分

若患有以下疾病请在[　]打"√"，并参照标准进行评分。

评分 1 分：髋骨折[　]　慢性疾病急性发作或有并发症者[　]　COPD[　]　血液透析[　]　肝硬化[　]　一般恶性肿瘤患者[　]　糖尿病[　]

评分 2 分：腹部大手术[　]　脑卒中[　]　重症肺炎[　]　血液恶性肿瘤[　]

评分 3 分：颅脑损伤[　]　骨髓移植[　]　大于 APACHE10 分的 ICU 患者[　]

营养状况受损评分

1. 人体测量

身高：_____cm

体重：_____kg

体质指数（BMI）_____kg/m^2（若 BMI<18.5 kg/m^2 且一般状况差计 3 分，若 BMI≥18.5 kg/m^2 计 0 分）

小计：_____分。

2. 体重状况

近期（1～3 个月）体重是否下降？是[　]否[　]；若是体重下降_____kg；

体重下降>5% 是在：3 个月内（1 分）[　]，2 个月内（2 分）[　]，1 个月内（3 分）[　]；

小计：_____分。

3. 进食状况

1 周内进食量是否减少？（是[　]，否[　]）；

如果减少，较此前减少：25%～50%（1 分）[　]，51%～75%（2 分）[　]，76%～100%（3 分）[　]，

小计：_____分；

营养状况受损评分：0 分[　]，1 分[　]，2 分[　]，3 分[　]。

注：取上述 3 个小结评分中的最高值

4. 年龄评分

若年龄≥70 岁计 1 分，否则计 0 分；

年龄评分：0 分[　]　1 分[　]

5. 营养风险总评分

临床营养筛查总分=_____分

注：临床营养筛查总分=疾病评分+营养状况受损评分+年龄评分

调查者及复核者签名

调查者签名：_____

复核者签名：_____

筛查日期：_____年___月___日

NRS 2002 能预测营养不良的风险、前瞻性地动态判断患者营养状态的变化，便于及时反

馈患者的营养状况,并为调整营养支持方案提供证据,简便易行,能在3分钟内迅速进行医患沟通,通过问诊简便测量完成,因无创、无医疗多余消费,患者易于接受。营养风险筛查在临床应用中的价值体现如下。

(1) 以评分是否≥3分作为有无营养风险的标准,评估出有营养风险的患者。当患者开始营养治疗后,治疗效果显著,预后良好,治愈率极高。

(2) NRS 2002 在临床患者的治疗过程中体现的方方面面有着其他方式不可逾越的优势。

(3) NRS 2002 是被欧洲推荐为住院患者营养风险评估的首要方法。

(4) NRS 2002 的核心指标是来源于 128 个临床经验进行系统的评价随机对照研究出的结论。

2. 主观全面营养评定方法(SGA)　SGA 是美国肠外肠内营养学会推荐的临床营养状况的评估工具,其目的是通过临床医生的经验发现患者的营养不良疾病,帮助对其疾病进行系统的分类,并解决问题。对临床营养不良的患者进行评估的内容包括患者的病史及相关的身体评估情况。主要的病史包括 5 个方面:体重变化、饮食情况、现存的消化道症状、活动能力的改变、患者疾病状态下的代谢需求。相关的身体评估的情况也主要包括 5 个方面:皮下脂肪的丢失、肌肉的消耗、踝部的水肿、骶部的水肿、腹水情况。

SGA 是目前临床对患者进行营养评估的"金标准",根据表 2-2-8 内容对患者进行评估诊断,确认评分等级,确认患者的营养状况。SGA 评分等级:A=营养不良(大部分是 A,或明显改善);B=轻度—中度营养不良;C=重度营养不良(大部分是 C,明显的躯体症状)。

表 2-2-8　SGA 患者营养评估表

项　　目	评　价　内　容	评　价　结　果
体重改变	您目前的体重?	kg
	与您 6 个月前的体重相比有变化吗?	A　　B　　C
	近 2 周体重有变化了吗? 不变—增加—减少	A　　B　　C
进食	您的食欲?　　　　　好—不好—正常—非常好 您的进食量有变化吗?　不变—增加—减少 这种情况持续多长时间? 您的食物类型有变化吗?　没有变化—半流食—全流食—无法进食	摄食变化: A　　B　　C 摄食变化的时间: A　　B　　C
胃肠道症状	近 2 周以来您经常出现下列问题吗? 1. 没有食欲:从不—很少—每天—每周 1~2 次—每周 2~3 次 2. 腹泻:从不—很少—每天—每周 1~2 次—每周 2~3 次 3. 恶心:从不—很少—每天—每周 1~2 次—每周 2~3 次 4. 呕吐:从不—很少—每天—每周 1~2 次—每周 2~3 次	A　　B　　C
功能异常	您现在还能像往常那样做以下事情吗? 1. 散步:没有—稍减少—明显减少—增多 2. 工作:没有—稍减少—明显减少—增多 3. 室内活动:没有—稍减少—明显减少—增多 4. 在过去的 2 周内有任何变化:有所改善—无变化—恶化	A　　B　　C
疾病和相关营养需求	疾病诊断: 代谢应激:	A　　B　　C

（续表）

项　目	评　价　内　容				评价结果		
体检	皮下脂肪	良好	轻—中度	重度营养不良	A	B	C
	下眼睑						
	肱二/三头肌						
	肌肉消耗	良好	轻—中度	重度营养不良	A	B	C
	颞部						
	锁骨						
	肩						
	肩胛骨						
	骨间肌						
	膝盖						
	股四头肌						
	腓肠肌						
	水肿	良好	轻—中度	重度营养不良	A	B	C
	腹水	良好	轻—中度	重度营养不良	A	B	C

　　临床医生使用 SGA 量表对患者的病史、体格检查指标进行评估(分 A、B、C 3 级)，在评估这些指标的基础上，根据医生对患者营养状况的主观判断，得出 SGA 总营养分级(表 2-2-9)。如果患者的营养指标中 B、C 级较多，提示患者可能为营养不良；如果 A 级较多，提示患者营养状况较好。

　　研究显示，通过 SGA 评估发现的营养不良的患者发生并发症的概率是营养状况良好患者的 3~4 倍；针对不同住院患者的前瞻性研究显示，SGA 能够很好地预测并发症，包括透析患者、肝移植患者和艾滋病患者。

表 2-2-9　主观全面评价 SGA 营养评估表

指　标	A 级：营养良好	B 级：轻中度营养不良	C 级：严重营养不良
近期体重改变	无/升高	减少 5% 及以下	减少 5% 以上
饮食改变	无	减少	不进食/低能量流食
胃肠道症状	无/食欲减退	轻微恶心、呕吐	严重恶心、呕吐
活动能力改变	无/减退	能下床活动	卧床
应激反应	无/低度	中度	高度
肌肉消耗	无	轻度	重度
肱三头肌皮褶厚度	正常(>8 mm)	轻度减少(6.5~8 mm)	重度减少(<6.5 mm)
踝部水肿	无	轻度	重度

　　3. 患者主观整体营养状况评估　患者主观整体营养状况评估(PG-SGA)是在 SGA 基础上发展而成的。最先是由美国 Ottery 于 1994 年提出，是专门为肿瘤患者设计的营养状况评估方法，是通过患者自行评估方面和医务人员评估 2 个部分组成，具体包括 7 个方面的内容：

体重、摄食情况、症状、活动和身体功能、疾病与营养需求的关系、代谢方面的需要、体格检查，前4个方面由患者自身评估，后3个方面是由医务人员评估，总体评估包括定量评估和定性评估2个方面。

PG-SGA设计中的BOX 1~4由患者来完成，其中BOX1内的评分需要与工作表中的评分结合得到总评分；BOX2和BOX4取最高分；BOX3得分累计相加(表2-2-10~表2-2-15)。

表2-2-10 PG-SGA病史问卷表

1. 体重 现在的体重是_____kg 现在的身高是_____m 1个月前的体重是_____kg 6个月前的体重是_____kg 最近2周内体重(表2-2-11): 下降(1)，无改变(0)，增加(0) BOX1评分：_____	2. 膳食摄入 与正常饮食相比，上个月的饭量： 无改变(0)，大于平常(0)，小于平常(1) 现在进食情况： 普食但少于正常饭量(1)，固体食物很少(2)，流食(3)，仅为营养添加剂(4)，各种食物都很少(5)，仅依赖管饲或静脉营养(6) BOX2评分：_____
3. 症状 最近2周内存在以下问题影响饭量： 没有饮食问题(0)， 无食欲、不想吃饭(3)， 恶心(1)， 呕吐(3)， 便秘(1)， 腹泻(3)， 口腔疼痛(2)， 口腔干燥(1)， 味觉异常或无、食物气味干扰(1)， 吞咽障碍(2)， 早饱(1)， 疼痛部位(3) BOX3评分：_____	4. 活动和功能 上个月总体活动情况： 正常、无限制(0)， 与平常相比稍差，但尚能正常活动(1)， 多数事情不能胜任但卧床或坐着的时间不超过12 h(2)， 活动量少且多数卧床或坐着(3)， 卧床不起很少下床(3) BOX4评分：_____

BOX 1~BOX 4的合计评分(A)：_____

5. 疾病与营养需求的关系(表2-2-12)
所有相关诊断：
原发疾病分期：
年龄：
6. 代谢需求量(表2-2-13)
7. 体格检查(表2-2-14)
评分(B)：_____　　　　评分(C)：_____　　　　　　评分(D)：_____

总体评量 A级：营养良好 B级：中度或可疑营养不良 C级：严重营养不良	PG-SGA总评分 评分 A+B+C+D

患者姓名：　　　　年龄：　　　　　住院号：　　　　　医生签名：　　　　　记录时间：

表2-2-11 体重丢失评分

1个月体重丢失情况	评　分	6个月体重丢失
10%	4	20%
5%~9.9%	3	10%~19.9%

（续表）

1个月体重丢失情况	评 分	6个月体重丢失
3%～4.9%	2	6%～9.9%
2%～2.9%	1	2%～5.9%
0～1.9%	0	0～1.9%

表 2-2-12 疾病状态评分

分 类	计分（每一病情情况计1分）
癌症	
艾滋病	
肺源性或心源性恶液质	
出现褥疮、开放伤口或瘘	
存在创伤	
年龄＞65岁	
合计	

表 2-2-13 代谢应激评分

应激因素	没有（0分）	轻度（1分）	中度（2分）	高度（3分）
发热	没有发热	37.2～38.3 ℃	38.3～38.8 ℃	≥38.8 ℃
发热持续时间	没有发热	＜72 小时	72 小时	＞72 小时
激素	没有使用糖皮质激素	低剂量＜10 mg 泼尼松/天	10～＜30 mg 泼尼松/天	≥30 mg 泼尼松/天

表 2-2-14 体格检查评分

体 格 检 查		评 分
脂肪存储	颊部脂肪垫	
	肱三头肌皮褶厚度	
	下肢脂肪厚度	
	总体脂肪缺乏程度	
肌肉情况	颞部（颞肌）	
	锁骨部位（胸部三角肌）	
	肩部（三角肌）	
	骨间肌肉	
	肩胛部（背阔肌、斜方肌、三角肌）	
	大腿（股四头肌）	
水分情况	踝水肿	
	胫骨水肿	
	腹水	

注：评分标准：没有异常（0分），轻度异常（1分），中度异常（2分），严重异常（3分）。

表 2-2-15 PG-SGA 总体评估分级

	A级	B级	C级
类别	营养良好	轻度营养不良或可疑营养不良	严重营养不良
体重	没有体重丢失或水潴留	1个月体重丢失 5% 或 6个月丢失 10% 体重不稳定、不增加(如持续丢失)	A:1个月体重丢失>5% 或 6个月丢失>10%; B:体重不稳定、不增加(如持续丢失)
营养摄入	没有障碍或近期明显改善	摄入减少	摄入严重减少
影响营养的症状	没有或近期明显改善,允许足够的摄入	有影响营养的症状存在	有营养不良的症状存在
功能	没有障碍或近期明显改善	轻度功能障碍或近期功能恶化	严重功能障碍或近期功能明显恶化
体格检查	没有损害或有慢性损害近期明显改善	有轻度到中度脂肪和/或肌肉组织丢失和/或肌肉张力下降	有明显的营养不良症状(机体组织严重丢失,可能有水肿)

临床研究显示,PG-SGA 是一种有效的肿瘤患者特异性营养状况评估的工具,因此得到了美国营养师协会等大力推荐,是美国营养协会推荐用于肿瘤患者营养评估的重要首选方法,是中国抗癌协会肿瘤营养与支持治疗专业委员会推荐使用的方法,操作简单、便捷,适用于大多数患者。

4. 微型营养评定 微型营养评定(MNA)是老年患者营养筛查和评估的工具,更容易发现>65 岁患者的营养症状,MNA 适用范围广,不仅适用于住院的营养不足患者,还可以适用于家庭照顾的患者,甚至还可用于社区的居民营养筛查和评估。MNA 的操作方法简便、快速、易操作,一般 10 分钟即可以完成,研究发现 MNA 可用于预测健康结局、社会功能、死亡率、就诊次数和住院费用(表 2-2-16)。

表 2-2-16 MNA 评估量表

姓名:	性别:	年龄: 岁	
体重: kg	身高: cm	日期: 年 月	

选择筛选:
过去 3 个月内有没有因食欲不振、消化问题、咀嚼或吞咽困难而减少食量?
0 分:食量严重减少;1 分:食量重度减少;2 分:食量没有改变

过去 3 个月内体重下降情况:
0 分:体重下降>3 kg;1 分:不知道;2 分:体重下降为 1~3 kg;4 分:体重没有下降

活动能力:
0 分:需长期卧床或坐轮椅
1 分:可以下床或离开轮椅,但不能外出
2 分:可以外出

过去 3 个月有没有受到心理创伤或患上急性疾病?
0 分:有;
1 分:没有

（续表）

精神心理问题：
0分：严重痴呆或抑郁
1分：轻度痴呆
2分：没有精神心理问题

体质指数（BMI）（kg/m²）：
0分：BMI<19
1分：BMI为19～<21
2分：BMI为21～<23
3分：BMI≥23

如不能取得体质指数（BMI），请以小腿围代替
如已完成问题F1，请不要回答问题F2

小腿围（Cc）：
0分：Cc<31 cm
3分：Cc≥31 cm

筛选分数（最高14分）：
12～14分：正常营养状况
8～11分：中度营养不良
0～7分：营养不良

5. 营养不良普遍筛查工具 营养不良普遍筛查工具（MUST）由英国肠外肠内营养协会多学科营养不良咨询小组研发，是适用于不同医疗机构的营养风险筛查及评估的工具，该工具在临床使用中反应强烈，有很好的效应，其预测的效度也得到了证实，可以预测老年住院患者的死亡率和住院时间。研究表明，MUST是比较容易使用的快速营养风险筛查和评估的首选工具，一般可以快速完成，时间为3～5分钟，适用于所有的住院患者。该款工具适合不同专业的人员来使用及操作，如护士、医生、营养师、社会工作者和学生使用，详见表2-2-17。

表2-2-17 MUST评估量表

BMI评分方法（单选）
0分：BMI>20 kg/m²
1分：18.5 kg/m²≤BMI≤20 kg/m²
2分：BMI<18.5 kg/m²

最近体重丢失情况（单选）
0分：3～6个月内体重丢失≤5%
1分：3～6个月内体重丢失介于>5%～<10%
2分：3～6个月内体重丢失在≥10%

因急性疾病影响导致禁食或摄入不足超过5天（单选）
0分：否
1分：是

以上3项相加：
0分：低营养风险状态，需定期进行重复筛查
1分：中等营养风险状态，需记录随后3天的膳食摄入状况并重复筛查
≥2分：高营养风险状态，需接受营养干预

研究表明,该款营养筛查评估工具主要包括 3 个方面对患者进行系统评估:体重情况、体质指数(BMI)、疾病所致的饮食情况。通过这 3 个部分的评分最终得到的总得分来将患者的营养状况分为低风险、中等风险、高风险,以此获得治疗依据,对患者后期的对症治疗起到了很大的帮助。

6. 营养风险指数　资料显示,营养风险指数(NRI)是一个计算公式,该公式是美国宾夕法尼亚大学 Buzby 等于 1988 年提出的,美国退伍军人协会肠外营养研究协作组于 1991 年进一步改良,用于临床胸腹部患者手术前全肠外营养支持效果的评估,这款工具是根据患者的血清白蛋白的浓度、体重的状况进行营养风险的筛查与评估,通过下列计算公式计算出 NRI:

$$NRI = 1.519 \times 血清白蛋白浓度 + 41.7 \times 目前体重 / 既往体重$$

研究表明,NRI 与患者的死亡率和住院时间延长息息相关,但与大多数感染指标及感染率无关。NRI 主要局限性的问题就是患者的体重状况,很多患者不记得既往体重,只记得现在的体重或只测得现在体重,对于既往体重数据的收集具有一定困难,会在一定程度上影响营养筛查和评估结果,还有当患者出现由于某种疾病引起的水肿或脱水,或应激状态下患者的血清白蛋白的浓度变化,都会引起筛查的结果出现误差,也是 NRI 筛查方法受到限制的重要原因。

【意义】　因时代的发展与变迁,人们生活质量的提高,营养问题越来越受到重视,发现营养不良及营养风险成为了普遍现象,也是进行治疗的先决条件,因此营养筛查与评估成为了临床治疗的基础措施。

目前,经过对营养筛查和评估方法的使用,临床工作中存在 2 种不合理现象:一是应用不足,二是应用过度。对于需要营养治疗的患者没有起到营养支持的作用,对于不需要营养治疗的患者提供过度的营养支持,认真分析后得到的结论就是没有对患者进行有效的营养筛查及评估。对于患者的评估,应该做到对原发病及营养状况的诊断,缺一不可,通过对患者的营养进行筛查与评估能更好地、更直观地发现患者的现存问题,确保营养支持有的放矢,通过营养筛查可以对营养不良的患者进行轻、中、重度分类以合理治疗。为更直观地了解营养支持,制订了临床路径(图 2 - 2 - 4)。

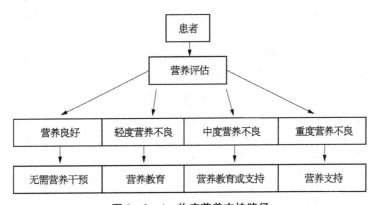

图 2 - 2 - 4　临床营养支持路径

1. 改善临床结局　通过定期的营养筛查及营养评估可以及时发现营养不良的患者,能够及时有效地对患者的营养不良及营养风险进行及时干预诊治,使营养不良的患者得到及时、有效、合理治疗,从而改善患者的临床结局。

2. 节省医疗费用　有文献表明，住院患者营养不良的发生率为 25%～40%，其中 50% 的营养不良的患者没有能够及时发现，未得到及时的治疗和干预，所以早期的营养筛查及营养评估是很有必要的。早期发现早期治疗能够明显降低医疗费用、缩短住院时间。调查发现早期进行营养筛查和营养评估，可以将营养不良的诊断率由 50% 提高到 80%，从而使更多的营养不良的患者得到治疗，避免了营养不良导致的医疗费用的增加。

【总结】　防止住院患者营养不良的发生从营养风险筛查开始，为了能对患者进行更好的营养支持，避免营养资源的浪费，将各种不同的指标整合起来，经过不懈的努力开发出了多种不同的营养风险筛查工具。这些工具的使用极大地方便了医护人员对患者进行营养评估和筛查，进而改善临床结局，为医学事业的发展做出了巨大贡献。每一种方法各有优缺点，也有自身的局限性，需要后期的临床实践得出更高层次的结果。

第三节　血糖评定

血糖是指人体血液中的葡萄糖浓度，正常人体血液中的糖主要是葡萄糖。人体是由各种组织细胞组成的，组织细胞需要不停地进行运动和代谢才能维持生命活动，细胞运动和代谢需要的能量大部分来自葡萄糖，葡萄糖是人体的重要组成成分，对人体有着非常重要的作用。血液当中的血糖必须保持一定的水平才能维持体内各器官和组织的需要，正常人空腹血糖浓度为 3.9～6.0 mmol/L。血糖降低，细胞不能产生足够的能量，血糖升高会对组织器官造成损害。

【目的】　血糖监测是糖尿病管理的重要组成部分，有助于评估糖尿病患者糖代谢紊乱的程度，制订合理的降糖方案，反映降糖治疗的效果并指导治疗方案的调整。

【影响血糖的因素】

（一）年龄因素　老年人活动量减少，饮食不规律，因此老年患者血糖波动比较大。

（二）运动因素　1 型糖尿病患者因体内没有足够的胰岛素，运动可以使血糖水平上升。如果胰岛素量不足，不能使血液中过多的葡萄糖减少，则会引起酮症酸中毒，将危及糖尿病患者的生命。因此，1 型糖尿病患者在运动前后均需要对血糖水平进行监测，以确保血糖水平处在安全的范围内。

（三）时间因素　在每天黎明时，人体会分泌出多种激素，这些激素可以作用在肝脏上，将肝脏中储存的葡萄糖释放出来，并且这些激素会降低身体对胰岛素的反应，这一情况将会导致血糖水平在早晨 4 点至 8 点显著上升，临床将这种情况称为"黎明现象"。黎明现象通常是导致清晨空腹血糖水平显著升高的主要原因之一。

（四）饮食因素　当人体摄取食物后，消化系统会通过一系列的消化活动，将食物中的碳水化合物分解成为葡萄糖。因此，当人体进食时，血液中的葡萄糖水平（血糖水平）就会升高。因为不同食物中所含有的碳水化合物含量不尽相同，因此在进食不同的饮食时，血糖水平升高的幅度也不尽相同。需要注意饮食中碳水化合物的含量，血糖水平有可能出现跳跃变化。

（五）药物或疾病因素

（1）疾病：当患者出现其他疾病如感冒、发烧等时，血糖水平会有较大幅度的升高。因为在患其他疾病时，肝脏会产生较多的葡萄糖，以补充这些疾病给人体带来的消耗。此外，在此情况下，人体会分泌许多拮抗胰岛素的激素，因而使血糖水平升高。再有，某些治疗咳嗽及感冒的药物中,有些成分可以升高血糖水平及血压水平。

(2)妊娠:使用胰岛素治疗的女性患者在怀孕后,为了维持严格的血糖控制,所使用的胰岛素剂量往往会有较大程度的提高,这时有些患者使用的胰岛素剂量很大。这种情况在妊娠的后3个月更为严重,因为此时妊娠妇女某些激素的分泌水平提高,将使身体组织对胰岛素的敏感性降低,即胰岛素抵抗程度加重。这些妊娠妇女在分娩完成后,血糖水平仍旧会有较大程度的波动,并且波动的幅度往往无法预料。

(3)月经:妇女的月经周期可以使血液中的雌激素及孕激素水平发生周期性变化,因而在月经时,血糖水平将会发生显著变化。对400例女性糖尿病患者的调查发现,70%的妇女在生理期时,其血糖控制状况将变差,但是在不同的个体中,有些时候血糖水平有可能升得过高,那么也许在另外一些时间,则又会降得过低。

(4)其他药物:某些药物如烟酸、糖皮质激素、甲状腺激素、β肾上腺素能激动剂、噻嗪类利尿剂等可能影响血糖水平,使血糖水平升高。

(5)肠内或肠外营养:肠内或肠外营养支持过程中可产生高血糖症或低血糖症,糖耐量正常及危重患者均可发生,主要原因有:① 肠内营养配方中碳水化合物比例较高;② 在有糖尿病、尿毒症和严重应激状态下,营养液输注太快或鼻饲注入过快,糖浓度相对过高;③ 口服降糖药或胰岛素用量不足,应激性高血糖等。非糖尿病患者高血糖的原因有:儿茶酚胺、胰高血糖素、糖皮质激素、促生长激素等促分解激素增多,胰岛素分泌减少,导致胰岛素与胰高血糖素比例失调,组织对其反应性和敏感性降低,出现胰岛素抵抗、细胞因子大量释放等。非酮性高渗性高血糖多见于在糖尿病急性发作期或过去有过隐性糖尿病的患者,主要是由于胰岛素相对缺乏所致。在严密监测下,非酮性高渗性高血糖大多可预防。一旦发生这种并发症,应立即停用原营养液,用外源性胰岛素控制血糖,待血糖稳定后重新启用胃肠内营养支持。

应用肠内营养时使用降糖药或胰岛素者,突然中断鼻饲或鼻饲后呕吐可出现低血糖症,不必要应用或过量使用口服降糖药或胰岛素,严重应激状态逆转后未及时调整降糖药剂量,以及糖皮质激素或拟交感神经类药物的停用或减量,都可能出现低血糖反应。应用肠外营养支持时人体内源性胰岛素分泌量相对增加,若突然中止肠外营养支持治疗,而体内胰岛素仍处于高水平状态,就可发生严重低血糖。

(6)长期卧床:患有某些慢性疾病长期卧床患者,体力活动减少,由于对糖的利用较差,骨骼肌对胰岛素的敏感性下降,也会出现糖耐量减低从而出现餐后高血糖。

(7)胰岛素:非糖尿病者摄取食物后,血糖水平会有一定程度升高,这将促使胰腺分泌胰岛素。胰岛素水平的升高将促进身体细胞利用葡萄糖。身体细胞利用葡萄糖后,将使血糖水平降低。糖尿病患者在注射胰岛素后,血糖水平同样会有降低,这主要也是由于加强了身体细胞对葡萄糖的代谢利用。

(8)口服降糖药物:目前用于治疗2型糖尿病的口服降糖药物包括:胰岛素促泌剂(磺脲类、格列奈类)、胰岛素增敏剂(双胍类、噻唑烷二酮类)、α糖苷酶抑制剂、二肽基肽酶Ⅳ(DPP-4)抑制剂、钠-葡萄糖共转运蛋白(SGLT2)抑制剂,不同口服降糖药物的作用机制各不相同,并且降糖程度也不尽一致,它们在治疗2型糖尿病时,可以单独使用,也可以联合用药。

(六)其他因素　人体处在应激状态下时会产生大量激素,包括有肾上腺皮质激素、胰高血糖素等,这些激素可以使血糖水平迅速升高。

【检查项目】　目前临床上血糖监测方法包括毛细血管葡萄糖检测、静脉血浆葡萄糖、连续动态葡萄糖监测(CGM)、糖化血红蛋白(HbA1c)和糖化白蛋白(GA)、口服葡萄糖耐量试验(OGTT)等。

一、毛细血管葡萄糖检测

（一）临床意义　毛细血管葡萄糖测定能快速、简便地反映实时血糖水平,评估餐前、餐后高血糖、生活事件(饮食、运动、情绪及应激等)及药物对血糖的影响,发现低血糖,有助于为患者制订个体化生活方式干预和优化药物干预方案,提高治疗的有效性和安全性,是糖尿病患者日常管理重要和基础的手段。

（二）检测方法　毛细血管葡萄糖检测通常采用便携式血糖仪进行检测,因体积小,便于操作,所以被称为便携式血糖仪,是由便携式血糖仪机器、试纸条、采血笔、采血针头构成。其主要功能是通过一定的化学反应将血液中的葡萄糖转化成可测量的物质,最终将测量结果显示在仪器屏幕上读取数值。

1. 测试前的准备

（1）检查试纸条和质控品储存是否恰当。

（2）检查试纸条的有效期及条码是否符合。

（3）清洁血糖仪。

（4）检查质控品有效期。

2. 毛细血管葡萄糖测定

（1）用 75% 乙醇擦拭采血部位,待干后进行皮肤穿刺。

（2）采血部位通常采用指尖、足跟两侧等末梢毛细血管全血,水肿或感染的部位不宜采血。

（3）皮肤穿刺后,弃去第 1 滴血液,将第 2 滴血液置于试纸上指定区域。

（4）严格按照仪器制造商提供的操作说明书要求和操作规程进行检测。

（5）测定结果的记录包括被测试者姓名、测定日期、时间、结果、单位、检测者签名等。

（6）出现血糖异常结果时应重复检测 1 次,通知医生采取不同的干预措施;必要时复检静脉血血糖。

3. 注意事项

（1）测血糖前,确认血糖仪上的号码与试纸号码一致,血糖试纸必须在有效期内。

（2）确认患者手指乙醇(酒精)干透后实施采血。

（3）采血时避免用力挤压手指,以免影响测试结果。

（4）采血量,应使试纸测试区完全变成红色。

（5）采血时,严格执行无菌技术操作,对不同患者进行监测血糖采血操作时,必须使用一次性采血装置。采血必须 1 人、1 针、1 片。

（6）采血量必须足以完全覆盖试纸测试区。取血时发现血液量少不能挤手指,否则会混入组织液,干扰血糖浓度。为保证采血量足够,之前手可以在温水中泡一下,再下垂 30 秒。另外,扎针的时候把针按一下再弹出,以免扎得太浅。

（7）手部潮湿或是脏污时勿接触试纸条。取出要使用的试纸后立刻盖紧罐盖,并在有效期内使用。试纸注意保存,放在干燥、避光的地方。

4. 监测频率　毛细血管葡萄糖检测是糖尿病综合管理和教育的组成部分,监测频率应根据患者的病情决定,兼顾有效性和便利性。具体原则如下:

（1）因血糖控制非常差或病情危重而住院治疗者应每天监测 4～7 次血糖,或根据治疗需要监测血糖。

（2）采用生活方式干预控制糖尿病的患者，可根据需要有目的地通过监测血糖了解饮食控制和运动对血糖的影响来调整饮食和运动。

（3）使用口服降糖药者可每周监测 2～4 次空腹或餐后 2 小时血糖。

（4）进行胰岛素治疗的患者可根据胰岛素治疗方案进行相应的血糖监测：使用基础胰岛素的患者应监测空腹血糖，根据空腹血糖调整睡前胰岛素的剂量；使用预混胰岛素者应监测空腹和晚餐前血糖，根据空腹血糖调整晚餐前胰岛素剂量，根据晚餐前血糖调整早餐前胰岛素剂量，空腹血糖达标后，注意监测餐后血糖以优化治疗方案。

（5）特殊人群（围手术期患者、低血糖高危人群、危重症患者、老年患者、1 型糖尿病患者等）的监测，应遵循以上血糖监测的基本原则，实行个体化的监测方案。

（三）影响因素

1. 血糖仪和试纸对血糖值的影响因素

（1）血糖仪检测的是毛细血管全血葡萄糖，而实验室检测的是静脉血清或血浆葡萄糖。采用血浆校准的血糖仪检测数值空腹时与实验室数值较接近，餐后或服糖后毛细血管葡萄糖会略高于静脉血糖。若用全血校准的血糖仪检测数值空腹时较实验室数值低 12% 左右，餐后或服糖后毛细血管葡萄糖与静脉血浆糖较接近。

（2）由于末梢毛细血管是动静脉交汇之处，既有静脉血成分，也有动脉血成分，因此其血样中葡萄糖含量和氧含量与静脉血样不同。

（3）由于血糖仪采用血样大多为全血，因此血细胞比容影响较大，相同血浆葡萄糖水平时，随着血细胞比容的增加，全血葡萄糖检测值会逐步降低。若有血细胞比容校正的血糖仪可使这一差异值减到最小。

（4）目前临床使用的血糖仪的检测技术均采用生物酶法，主要有葡萄糖氧化酶（GOD）和葡萄糖脱氢酶（GDH）2 种，而 GDH 还需联用不同辅酶，有吡咯喹啉醌-葡萄糖脱氢酶（PQQ - GDH）、黄素腺嘌呤二核苷酸-葡萄糖脱氢酶（FAD - GDH）及烟酰胺腺嘌呤二核苷酸-葡萄糖脱氢酶（NAD - GDH）3 种。不同的辅酶有不同的适应人群，应该根据不同患者的情况选用不同辅酶技术的血糖仪。GOD 血糖仪对葡萄糖特异性高，不受其他糖类物质干扰，但易受氧气干扰。GDH 血糖仪无须氧的参与，不受氧气干扰。FAD - GDH 和 NAD - GDH 原理的血糖仪不能区分木糖与葡萄糖，PQQ - GDH 原理的血糖仪不能区分麦芽糖、半乳糖等糖类物质与葡萄糖，经突变改良的 Mut.Q - GDH 原理的血糖仪无麦芽糖、木糖等糖类物质干扰。

（5）内源性和外源性药物的干扰，如对乙酰氨基酚、维生素 C、水杨酸、尿酸、胆红素、甘油三酯、氧气、麦芽糖、木糖等均为常见干扰物。当血液中存在大量干扰物时，血糖值会有一定偏差。

（6）pH、温度、湿度和海拔高度都可能影响血糖仪的检测结果。

（7）快速血糖仪和试纸的潮湿失效将影响血糖值的准确。血糖仪和试纸应置于干燥环境中保管，定期校正。

（8）快速血糖仪存在以下局限性：微量血糖仪测定血糖浓度范围最高只能达到 33 mmol/L，血糖值过高时用快速法测定血糖不可靠或不能获取读数。临床上遇到患者血糖值极高时，可采用稀释法测定血糖值：抽静脉血用等量的 0.9% 氯化钠溶液稀释 1 倍后用快速血糖仪测定血糖值，后将所得值乘以 2 还原。用快速血糖仪测定血糖时影响因素很多，需按说明书规范操作，虽然所测得的血糖值与实验室测得血糖值有一定差异，但在急重症患者的监测、患者长期监测和糖尿病筛选时有很大的实用价值。

2. 患者因素对血糖值的影响

(1) 输液因素：为输液患者测血糖时应选择未输液肢体指端，以保证测得血糖值的准确性。

(2) 药物因素：维生素 C 是强还原剂，使血糖试纸在反应中产生的过氧化氢还原而血糖测定结果偏低，测血糖前食用含有大量维生素 C 的食物也会使血糖偏低。临床上遇到这种情况时建议用邻苯甲胺法复查血糖。

(3) 疾病因素：当患者的血液黏稠度发生改变或血液内细胞及其成分含量异常，如糖尿病高渗性昏迷、血细胞比容异常、新生儿及高血脂可影响血液在血糖试纸上的渗透过程，导致结果出现偏差，休克、低血压、脱水时由于末梢循环差，毛细血管葡萄糖值将明显低于静脉血糖值。而脱水、高血脂是糖尿病的常见并发症，所以，临床上遇到这类情况应抽静脉血行实验室检查，以免诊断失误。

(4) 心理因素：抽血、采血是创伤性操作，患者产生紧张心理而使交感神经兴奋，肾上腺素及去甲肾上腺素分泌增加，血糖值会增高。故测血糖前应注意心理护理，消除患者的恐惧、紧张情绪。

(四) 结果判断　空腹毛细血管葡萄糖正常参考值为 4.4～6.1 mmol/L。

空腹时末梢血糖与静脉血糖差不多。餐后 2 小时末梢血糖应略高于静脉血糖。当血从毛细血管流到静脉前，机体利用了一部分葡萄糖，就使静脉血糖比末梢血糖低，特别是餐后 2 小时内更是如此。但检测静脉血糖用的是血浆或是血清，不包括血细胞，而末梢血糖用的是全血，包括血细胞和血浆。而血细胞中的糖分比血浆或血清中的低，这又使末梢血糖低于静脉血糖。末梢血糖是立即检测，静脉血很难做到立即检测，标本放置时间越长血糖水平就会因为糖酵解而越低。

二、静脉血浆葡萄糖

血糖是人体血液中的葡萄糖浓度，糖的分解和合成代谢处于动态平衡，保持相对恒定。血糖是人类活动的重要能量来源，也是维持生命活动的重要物质。

(一) 临床意义

(1) 空腹血糖：是指在隔夜空腹（至少 8～10 小时未进任何食物，饮水除外）后，早餐前采的血是诊断糖尿病最可靠的方法。

(2) 餐后血糖：餐后血糖是指早、中、晚餐后 2 小时测定的血糖，代表葡萄糖负荷后的血糖水平，有助于早期干预以降低糖尿病发病率，是早期诊断糖尿病的重要指标，也对预防糖尿病大血管和微血管并发症的发生有重要作用。

(3) 随机血糖：是指任意时刻抽取人体静脉血或末梢血测量得到的葡萄糖含量值，为糖尿病最常用的检测指标，反映胰岛 β 细胞功能，一般代表基础胰岛素的分泌功能。

(二) 检测方法　采集前臂静脉血进行血浆葡萄糖含量检测。空腹血糖测定多采用葡萄糖氧化酶法，也有采用邻甲苯胺法。样本采集注意事项包括。

(1) 空腹 8～12 小时采血，采血时严格无菌操作，仔细消毒采血部位，若患者正在进行输液治疗，应从非输液侧肢体采集。

(2) 采血时尽可能缩短止血带的结扎时间，防止血液瘀滞浓缩，影响检测结果。

(3) 静脉采血后嘱患者对穿刺点进行压迫止血，不要揉搓。

(4) 采血后及时送检，若不能在短时间内检测，应放置在阴暗处或 4 ℃冰箱内保存，送检过程中防止振动、撞击，防止红细胞破裂造成溶血，以免影响结果判断。

（三）影响因素

（1）饮食因素：采血前的饮食与平时尽量保持一致，进食过多（尤其是碳水化合物）、晚餐时间过晚（会导致空腹时间不足 8 小时）都有可能导致第 2 天清晨的空腹血糖偏高。

（2）运动因素：采血前避免剧烈运动。

（3）应激因素：焦虑忧郁、失眠多梦、急性感染或外伤等因素导致血糖升高。生理期的血液中雌激素及孕激素水平发生周期性变化，血糖水平也将发生显著变化。

（4）标本类型：标本类型对葡萄糖测定结果有明显的影响。草酸钾—氟化钠、肝素锂抗凝血浆葡萄糖的测定结果高于血清测定结果（$P<0.001$），用抗凝血浆检测葡萄糖能真实、准确地反映被检者血液的葡萄糖水平。

（5）标本放置时间：标本放置时间对测定结果也有明显影响，血液标本在放置过程中细胞无氧酵解仍在进行，使血液中葡萄糖的浓度逐渐降低。

（四）结果判断　空腹静脉血浆葡萄糖正常参考值为 3.9～6.0 mmol/L，餐后 2 小时静脉血浆葡萄糖正常参考值为 4.4～7.8 mmol/L。

三、连续动态血糖监测

连续动态血糖监测（continuous glucose monitoring，CGM）系统是通过葡萄糖传感器监测皮下组织间液的葡萄糖浓度来反映机体血糖水平的设备系统。从血液流向的角度，静脉血来自毛细血管。毛细血管与器官组织细胞的联系在于组织间液。组织间液是细胞和组织利用葡萄糖的"第一现场"，组织间液内葡萄糖的积聚是糖尿病患者血糖增高的基本发病机制。从这一角度来说，组织间液葡萄糖浓度的临床意义可能比血糖更为重要，认识组织间液葡萄糖水平的日内波动和日间波动态势具有更高的价值。因此，实现人体组织间液葡萄糖水平的持续监测是糖尿病患者监测技术发展历程中的一项里程碑式突破。

CGM 能展示血糖的整体动态情况而不仅仅是瞬间血糖水平，它能显示血糖变化整体趋势、血糖波动特点，能更好地了解患者血糖变化情况从而改善血糖控制，发现毛细血管葡萄糖和静脉血浆葡萄糖无法捕捉到的高血糖和低血糖。

近年来，CGM 发展迅速，成为传统血糖监测方法的有效补充，并逐渐在临床上得到应用和推广，也是糖尿病代谢监测的未来趋势之一。当然，现有的 CGM 系统在准确性及使用便利性、普及性等方面还有较大的发展空间。

（一）临床意义　动态血糖监测是指通过葡萄糖感应器动态监测皮下组织间液的葡萄糖浓度而反映血糖水平的监测技术，可以提供连续、全面、可靠的全天血糖信息，了解血糖波动的趋势，发现不易被传统监测方法所探测的高血糖和低血糖。

自我血糖监测（SMBG）是血糖监测的基本形式，糖化血红蛋白（HbA1c）是反映长期血糖水平的金标准，但这 2 种方式自身都存在一定的局限性。HbA1c 来自静脉血样，反映的是过去 2～3 个月的平均血糖水平，难以反映患者血糖波动的特征和低血糖的风险。SMBG 来自毛细血管血，反映即时血糖，难以反映患者全天血糖波动变化，存在监测盲区，特别是夜间血糖情况。如果把血糖比作一张照片，那么 HbA1c 只能反映一个基础色调，SMBG 只能反映对应的一小块马赛克，而 CGM 则能反映这张图片的全貌。

CGM 主要由葡萄糖传感器、发射器、记录仪或显示器、传感器辅助植入装置和分析软件等组成，根据数据呈现的时效性，可以分为回顾性 CGM、实时 CGM 和按需读取试（iCGM）。回顾性 CGM 是根据全部原始数据进行回顾式算法，准确性一般更高，能够更客观地呈现原始的血糖规律。而实时 CGM 能够更快速地呈现血糖曲线,便于即时干预与调整,避免出现极端情况。扫描式葡萄糖监测(FGM)是 iCGM 的典型代表,采用工厂校准原理,临床使用免于校准,大大提高了应用的方便性和依从性。

CGM 技术可以提供血糖波动相关的定量参数,如平均血糖波动幅度(MAGE)、血糖标准差(SDBG)等,有助于医生更客观地评估目前治疗方案,并指导患者进行治疗方案的调整,便于提高血糖控制水平,改善血糖波动。对于患者而言,也可以通过 CGM 数据更好地了解饮食、运动、饮酒、应激、睡眠、降糖药物等各种可能因素导致的血糖变化,从而对病情有更好的了解,指导选择更健康的生活方式,提高依从性,也促进医患双方更有效的沟通。此外,CGM 在科研中的应用也日益广泛。

(二) 适应证

1. 回顾性 CGM 适应证

(1) 1 型糖尿病患者。

(2) 需要胰岛素强化治疗(如每天 3 次及以上皮下胰岛素注射治疗或胰岛素泵强化治疗)的 2 型糖尿病患者。

(3) 在 SMBG 的指导下使用降糖治疗的 2 型糖尿病患者,仍出现无法解释的严重低血糖或反复低血糖、无症状性低血糖、夜间低血糖、高血糖、血糖波动大,以及出于对低血糖的恐惧,刻意保持高血糖状态的患者。

(4) 妊娠期糖尿病或糖尿病合并妊娠。

(5) 患者教育(CGM 可以帮助患者选择健康的生活方式,提高患者依从性,促进医患双方更有效的沟通)。

(6) 其他特殊情况(如其他伴有血糖变化的内分泌代谢疾病)。

(7) 在合适的情况下,CGM 还可用于临床研究,是评估及指导治疗的有价值的方法。

2. 实时 CGM 适应证

(1) HbA1c<7% 的儿童和青少年 1 型糖尿病患者,使用实时 CGM 可辅助患者 HbA1c 水平持续达标,且不增加低血糖发生风险。

(2) HbA1c≥7% 的儿童和青少年 1 型糖尿病患者,有能力每天使用和操作仪器者。

(3) 有能力日常使用的成人 1 型糖尿病患者。

(4) 非重症监护室使用胰岛素治疗的住院 2 型糖尿病患者。

(5) 围手术期的 2 型糖尿病患者。

3. FGM 临床适应证

(1) 1 型糖尿病:目前国内 FGM 产品适应证是 18 岁及以上成人,在欧盟可用于 4 岁及以上儿童及成人。

(2) 需要胰岛素强化治疗(如每天 3 次及以上皮下胰岛素注射治疗或胰岛素泵强化治疗)的 2 型糖尿病患者。

(3) 在自我血糖监测指导下使用降糖治疗,仍出现下列情况之一的 2 型糖尿病患者:① 无法解释的严重低血糖或反复低血糖、无症状性低血糖、夜间低血糖;无法解释的高血糖,特别是空腹高血糖;血糖波动大。② 出于对低血糖的恐惧,刻意保持高血糖状态的患者。

(4) 妊娠期糖尿病或糖尿病合并妊娠。

(5) 围手术期胰岛素治疗患者。

(6) 患者教育:需要了解饮食、运动、饮酒、应激、睡眠、降糖药物等导致的血糖变化,以及改变生活方式的患者。

（7）其他特殊情况,如合并胃轻瘫的糖尿病患者、特殊类型糖尿病、伴有血糖变化的内分泌疾病等。

（8）其他专科医生认为需要使用的情况。

（9）临床研究。

（三）检测方法 CGM 的发展很大程度上依赖于葡萄糖传感器的发展。不同 CGM 技术的监测原理存在差异,基于灵敏性、可重复性及可靠性,目前绝大多数葡萄糖传感器是基于电化学原理设计,GOD 是其上发生化学反应的主要成分：GOD 催化 β-D-葡萄糖的氧化,生成葡萄糖酸;在此过程中,氧被还原生成过氧化氢;反应过程中伴随着电子在物质间的转移,且电子转移量与葡萄糖浓度相关。由葡萄糖传感器通过氧化还原介质实现 GOD 与电极间的电子转移,通过 CGM 的记录器或发射器捕捉并记录电流信号,将数据传回显示器或上传至计算机,经过算法处理计算出葡萄糖浓度,并呈现 CGM 血糖曲线。

根据传感器的放置方式及其与血糖数据记录器的连接方式,CGM 系统一般分为微创式和无创式。目前微创式 CGM 系统使用最为普遍,该类系统将葡萄糖传感器埋置于皮下(多为腹部),通过检测组织间液葡萄糖浓度反映血糖。传感器寿命为 3～14 天,每 1～5 分钟记录 1 次血糖值,每天累计数百个具体的数值,构成每天的血糖波动曲线。

以美敦力动态血糖仪 712 为例,操作前准备物品包括治疗盘(内放 75% 乙醇、2% 碘酒、棉签)、记录器、电缆、探头、注针器、敷贴 2 张、治疗单。操作人员按要求着装,洗手,戴口罩,准备好治疗盘、治疗单,核对患者信息,对将做的操作进行解释交流,评估患者皮肤情况及合作程度。检查探头的包装是否完好,在有效期内,温度限制指示物是否变色,从冰箱内取出后室温下放置 30 分钟备用。检查电缆线无破损;记录器安装新电池,调整设置时间及报警。病室环境要求安静整洁,保暖。患者平卧或侧卧,充分暴露注射部位,一般选择腹部脐两侧 5 cm 以外,并避开会与衣服发生摩擦或限制的部位、可能存在组织结痂或萎缩的部位,以及锻炼或活动过程中会发生剧烈移动的部位。常规消毒皮肤,利用注针器将探头靠近皮肤,成 45°植入,用手固定好探头,轻轻推出注针器,进入 ISIG 屏幕查看 ISIG 1～2 分钟(ISIG 范围为 10～200 nA 表示正常),握住探头的基座,从胶垫上撕下白色衬纸将胶布按在皮肤上,用两手指按住探头基座,以 45°拔除引导针,连接电缆线。检查是否出现发红、出血、疼痛、触痛等。如果出现针孔出血,不必取出探头,可以用 1 块纱布敷料局部指压帮助止血,直到出血停止。使用 3M 透明抗菌膜把连接线和探头固定好。初始化探头直至屏幕出现 METER BG。整理用物洗手,输入毛细血管葡萄糖(指血)血糖,基于计算的准确性,每天还需结合 1～4 次的指血进行校准,这些数值输入机器或在读取报告时输入计算机。最后,向患者交代注意事项,用物处理应符合院感控制要求。

CGM 监测结果的准确性至关重要,是影响患者能否获益的重要因素。目前常用 Clarke 误差分析表格对临床准确度进行评价。误差分析表格已参考血糖值(一般 SMBG 值)为横坐标,以 CGM 值为纵坐标,根据彼此的差异划分为 A、B、C、D、E 区,当检测数据位于 A+B 区的比例越高,则认为该检测方法的临床准确度越高。

（四）影响因素 CGM 技术的使用规范在实际应用过程中,CGM 监测结果的质量受诸多因素的影响,如传感器是否有效、操作是否无菌、仪器有无故障等。CGMS 手动植入、植入部位的选择不正确及探头的保存和使用不当是导致电流信号不稳定而出现校正错误报警的主要原因。因此,在 CGM 临床操作、护理过程中,应安排专职人员负责 CGM 管理,规范临床应用

的流程和操作,及时进行报警障碍的排除等,以确保 CGM 的结果准确、有效。其他影响 CGM 监测结果的常见因素还包括:

1. CGM 期间的毛细血管血糖监测 目前大多数 CGM 系统要求每天进行 1～4 次的毛细血管血糖监测以进行校准,需注意如下要点:

(1) 应使用同一台血糖仪及同一批试纸。

(2) 毛细血管血糖监测应分散在全天不同时段,最好选择血糖相对较稳定的时间段进行(如三餐前及睡前等)。

(3) 如果使用需要按时输入毛细血管血糖的 CGM 系统,应该在进行毛细血管血糖检测后,立即将血糖值输入 CGM 记录器。

(4) 如果在血糖输入时发生错误,应立即输入正确的血糖值进行更正。

2. 饮食记录及事件输入 患者在 CGM 监测期间,应详实地记录饮食、运动、治疗等事件。

3. CGM 仪器保养 佩戴 CGM 期间须远离强磁场,不能进行磁共振成像(MRI)以及 X 线、CT 等影像学检查以防干扰。部分 CGM 系统忌盆浴或把仪器浸泡于水中。手机使用不影响 CGM 仪器的工作。

4. 实时 CGM 数据有效性的判断标准

(1) 实时 CGM 应至少已经佩戴 12 小时以上,因为在最初的 12 小时,有时其准确性欠佳。

(2) 已按要求进行校正,且最近 1 次的毛细血管血糖值与实时 CGM 系统的监测值匹配良好(差异<15%)。

(3) 无错误报警。

(五) 结果判断 目前 CGM 系统有许多动态血糖的相关指标可供选用,但无论是何种指标,其原理均为经过对血糖值进行统计学转换及计算而得出,主要区别在于反映血糖水平、血糖波动及低血糖风险等方面的侧重点有所差异。临床应用中应根据不同的评估目的进行针对性地选择。

评价整体血糖水平的指标包括平均葡萄糖、中位葡萄糖和血糖管理指标(GMI)。平均葡萄糖、中位葡萄糖的主要意义在于,特定时间段(如空腹、餐后 2～4 小时及夜间的平均血糖)可用于评估食物、运动和降糖药物对血糖的影响情况。GMI 既往被称为估算的糖化血红蛋白(HbA1c),由平均葡萄糖通过公式计算获得,GMI(%)=3.31+0.023 92×平均血糖(mg/dL),或 GMI(mmol/mol)=12.71+4.705 87×平均血糖(mmol/L)。

评价血糖波动的指标包括标准差、变异系数及血糖波动于某一范围的时间百分比、曲线下面积,主要用于临床研究。还包括平均血糖波动幅度(MAGE)和平均血糖绝对值(MODD),分别用于评价日内血糖波动和日间血糖波动。

总血糖谱是以 1 个标准日(24 小时)的形式将多天的血糖监测数据叠加在相应时间点呈现,由 5 个平滑曲线表示血糖监测系统的数据,1 个葡萄糖目标范围协助判断血糖是否达标。中位数葡萄糖曲线是同一时间所有葡萄糖读数的中位数描绘成的最佳拟合曲线,曲线波动反映了日内葡萄糖波动情况,曲线越平坦表示血糖稳定性越好。IQR 由第 25 和第 75 百分位数 2 条曲线表示,这 2 条曲线间的区域代表任意时间点的 50% 葡萄糖读数。IQR 显示日间血糖波动情况,IQR 越大提示相应时间段血糖波动越大,反之提示血糖波动越小。十分位数间距(IDR)由第 10 和第 90 百分位数 2 条曲线表示,这 2 条曲线间的区域代表任意时间点的 80% 葡萄糖读数。IDR 显示日间血糖波动情况,IDR 越大提示血糖波动越大,反之提示血糖波动越小。葡萄糖在目标范围内时间(TIR)是指 24 小时内葡萄糖在目标范围内的时间或其所占的百分比,通常与其他血糖指标结合起来以综合反映个体血糖全貌。

　　为帮助临床医生更好地管控糖尿病,实现血糖精细化管理,基于国际指南的更新和国内研究发展,中华医学会糖尿病学分会发布了《中国持续葡萄糖监测临床应用指南(2017 版)》,同时基于现有的循证医学证据及临床经验,中华医学会内分泌学会同年也制订了《糖尿病患者血糖波动管理专家共识》。CGM 主要反映的血糖相关参数的计算方法和临床意义、《糖尿病患者血糖波动管理专家共识》推荐常用动态血糖及正常参考值详见表 2-2-18～表 2-2-20。

表 2-2-18　CGM 主要反映的血糖相关参数的计算方法和临床意义

参　　数	计 算 方 法	特点和(或)临床意义
平均葡萄糖(MG)	CGM 测定值的平均水平	反映总体的血糖水平
餐前 1 小时平均葡萄糖	三餐前 1～60 分钟的平均葡萄糖	反映餐前和餐后血糖的特征,即进餐对血糖的影响
餐前 3 小时平均葡萄糖	三餐后 1～180 分钟的平均葡萄糖	
葡萄糖的时间百分率	葡萄糖值高于、低于和处于目标范围的比例	反映血糖变化的时间特点,该参数比较直观易懂,适合临床应用
葡萄糖的曲线下面积	CGM 监测的曲线和目标血糖曲线之间的面积	分析血糖变化的时间和幅度的一种较为全面的统计学方法

表 2-2-19　《糖尿病患者血糖波动管理专家共识》推荐常用动态血糖参数及正常参考值

评估指标	计 算 方 法	特点和(或)临床意义	正常参考值
血糖水平的标准差	CGM 监测期间测定值的标准差	评价总体偏离平均血糖值的程度,但无法区分主要的和细小的波动	<1.4 mmol/L[a]
平均血糖波动幅度	去除所有幅度未超过一定阈值(一般为 1 SDBG)的血糖波动后,根据第一个有效波动的方向计算血糖波动幅度而得到的平均值	采用"滤波"的方法,从而能真正反映血糖波动而不仅仅是统计学意义上的离散特征	<3.9 mmol/L[a]
最大血糖波动幅度	CGM 监测期间最大和最小血糖值之差	评价最大血糖波动的幅度	<4.4 mmol/L[b]
日间血糖平均绝对差	连续 2 天内相对应测定值间相减所得差的绝对值的平均水平	评估日间血糖的波动程度,体现每天之间血糖的重复性	<0.83 mmol/L[b]

注:[a]来源于正常人群检测值的 95% 分位;[b]来源于正常人群的平均值。

　　除此之外,CGM 反映血糖波动的参数还有很多,如葡萄糖变异系数、日平均风险范围、高葡萄糖指数、不稳定指数等,都可以为临床提供更多的参考信息。

表 2-2-20　中国成年人连续动态葡萄糖监测的正常参考值(以 24 小时计算)

参考类型	参 数 名 称	正 常 参 考 值
葡萄糖水平	平均葡萄糖水平	<6.6 mmol/L
葡萄糖水平	$\geqslant 7.8$ mmol/L 的比例及时间	$<17\%$(4 小时)

（续表）

参考类型	参 数 名 称	正常参考值
葡萄糖水平	≤3.9 mmol/L 的比例及时间	<12%（3 小时）
葡萄糖波动	葡萄糖水平标准差 平均血糖波动幅度	<1.4 mmol/L <3.9 mmol/L

四、HbA1c

HbA1c 是人体血液中红细胞内的血红蛋白与血糖结合的产物,血糖和血红蛋白的结合生成 HbA1c 是不可逆反应,并与血糖浓度成正比,当糖尿病患者出现血糖升高情况时,其 HbA1c 的含量也会相对升高。HbA1c 作为糖尿病筛选、诊断、血糖控制、疗效考核的有效监测指标,在临床中得到了广泛使用。2002 年美国糖尿病协会已将其作为监测糖尿病血糖控制的金标准。

（一）临床意义

（1）在评价血糖控制水平中的临床意义：红细胞的寿命平均为 120 天,血红蛋白与血清中糖类的糖化反应过程缓慢、持续,且不可逆,因此,HbA1c 含量的多少取决于血糖的浓度及血糖与血红蛋白接触的时间,而与抽血的时间、患者是否空腹、是否使用胰岛素等因素无关,能够反映患者 1～3 个月内的血糖控制情况。

（2）在预测糖尿病慢性并发症中的临床意义：糖尿病的慢性并发症主要包括微血管、大血管或神经系统病变等。病变的生理基础是糖化血红蛋白的不断增加,出现血红蛋白和氧的结合能力逐渐增强,减少了氧气的排放量,使局部细胞组织因为长期缺少氧气而产生相应的并发症。

（3）在预测心脑血管疾病中的临床意义：动脉粥样硬化最主要的危险因素是糖代谢出现紊乱。HbA1c 的指标是对高血糖监控水平指标的良好体现,它拥有稳定、灵敏的特点。与随机血糖以及空腹血糖相比较而言,HbA1c 可以很好地对心血管疾病风险进行预测,除此之外,与 FPG 相比 HbA1c 对微血管产生的病变有更深远的影响。HbA1c 的准确测定,不仅对糖尿病筛查、诊断、治疗等十分关键,而且对评估全身炎症反应综合征患者预后及冠心病事件、心血管事件等均有重要意义。降低患者的 HbA1c 水平后能在一定程度上减少心血管疾病的发生。

（二）检测方法　分析前把 K2EDTA 真空抗凝采血管作为采血标准管,采血前核对患者信息,并询问患者有无用药及用的是何种药物,采集血样时尽量做到一针见血避免溶血,采集后轻轻颠倒混匀 5～8 次,并及时检测或放 4 ℃冰箱冷藏保存 3 天之内检测。

（1）阳离子高压液相色谱法：目前我们国内通过了认证。被认为是分析 HbA1c 的金标准,检测方法快速、简便、精巧、准确。可以通过高精度高效液相色谱（HPLC）将 HbA1c 从血红蛋白中分离出来,得到准确的数值。

（2）电泳法：是比较粗糙的检测方法,也是最早的检测方法。

（3）亲和层析法：应用比较多,可以把许多归类的 HbA1c 可以检测,因为包含了非 HbA1c 的成分,呈现不稳定的状态。

（4）免疫法：通过抗体和 HbA1c 反应的含量来检测,与亲和层析法相似,其不能好地区分 HbA1c 和其他的血红蛋白成分,地中海贫血对免疫法的影响比较小。

（三）影响因素

1. 糖化血红蛋白呈现假性的升高

（1）能够使红细胞的生存期限延长的因素都可以导致患者出现糖化血红蛋白水平的升

高,缺铁性贫血是最常见的引起 HbA1c 增高的因素。缺铁性贫血患者红细胞生存期延长,则导致测定数值偏高。血液病患者尤其是溶血性贫血的患者,其红细胞寿命缩短,导致 γ-羟基丁酸形成的时间也相对应缩短,由此测定的结果就会受到影响。

(2) 叶酸和维生素 B_{12} 缺乏导致的贫血会导致 HbA1c 升高。

(3) 如果患者三酰甘油升高非常明显(浓度>19.76 mmol/L)、胆红素浓度升高明显(浓度>0.34 mmol/L)都可以导致 HbA1c 出现假性升高的问题。

(4) 肾脏疾病患者由于尿素浓度升高,尿素会生成氢酸盐和氨的成分形成氨基甲酰血红蛋白。因为氨基甲酰血红蛋白检测血红蛋白的检测方法会形成一定的干扰因素。从而导致出现血红蛋白假性升高的问题。

2. HbA1c 呈现假性的降低 在临床上能够减少红细胞生存周期、减少红细胞暴露时间的因素都可以造成血红蛋白浓度的降低,而这些因素可以导致失血、脾肿大的情况,导致了 HbA1c 出现假性降低的情况。

在怀孕前 12 周,红细胞的生存周期比之前较之减少,大约是在 90 天,这个时候检测到的 HbA1c 并不能反映血糖的真实水平。到了怀孕中期,HbA1c 一直处在下降水平,怀孕晚期,HbA1c 水平继续进一步升高,在整个怀孕期间因为糖化血红蛋白也是呈现一个假性降低的状态,所以糖化血红蛋白的水平是不能够作为妊娠糖尿病的诊断标准依据的,一般会在妊娠24~26 周时作葡萄糖耐量试验来复查孕妇是否会患有妊娠糖尿病。

3. 药物影响 维生素 C、维生素 E 可抑制血红蛋白的糖基化作用,长期服用会降低 HbA1c 检测水平;长期饮酒、服用非甾体类药物如阿司匹林等,会导致血红蛋白乙酰化,使 HbA1c 假性升高。而慢性乙醇中毒患者因生成乙酰醛的结合物,也会引起结果偏高,然而免疫测定法却不受干扰。

4. 年龄 人体胰岛细胞数量随着年龄的增长而增加,相反,胰岛 β 细胞的数量逐渐减少,纤维组织也逐渐增多,导致机体调节血糖的能力下降。随着年龄的增长,脂肪代谢发生改变、脂肪堆积、肌肉减少,导致细胞表面的胰岛素受体数量减少,最终降低机体对胰岛素的敏感性。

5. 样本储存时间与温度 测定结果可随样本储存时间的延长而逐渐升高。全血样本可在 4 ℃保存 1 周,在室温条件下,仅能保存数天。在 37 ℃条件下,未经处理的全血样本稳定性差,有效保存时间均小于 1 天。

6. 疾病相关因素 高甘油三酯血症和高胆红素血症可升高 HbA1c 水平,而慢性肝病可降低 HbA1c 水平。

(四) 结果判断 HbA1c 在临床上已作为评估长期血糖控制状况的金标准,也是临床决定是否需要调整治疗的重要依据。标准的 HbA1c 检测方法的正常参考值为 4%~6%(表2-2-21),在治疗之初建议每 3 个月检测 1 次,一旦达到治疗目标可每 6 个月检查 1 次。2011 年 WHO 建议在条件具备的国家和地区采用 HbA1c 诊断糖尿病,诊断临界值为 HbA1c>6.5%。《中国 2 型糖尿病防治指南(2017 年版)》提出,对大多数非妊娠成年 2 型糖尿病患者,合理的 HbA1c 控制目标为<7%。更严格的 HbA1c 控制目标(如<6.5%,甚或尽可能接近正常)适合于病程较短、预期寿命较长、无并发症、未合并心血管疾病的 2 型糖尿病患者,其前提是无低血糖或其他不良反应。相对宽松的 HbA1c 目标(如<8.0%)更适合于有严重低血糖史、预期寿命较短、有微血管或大血管并发症,或有严重合并症、糖尿病病程很长,尽管进行了糖尿病自我管理教育、适当的血糖监测、接受有效剂量的多种降糖药物包括胰岛素治疗,仍很难达到常规治疗目标的患者。值得注意的是,对于患有贫血和血红蛋白异常疾病的患者,

HbA1c 的检测结果是不可靠的(表 2 - 2 - 22)。

表 2 - 2 - 21　糖化血红蛋白结果判断

参 考 类 型	正 常 参 考 值
血糖控制正常	4%～6%
血糖控制比较理想	>6%～7%
血糖控制一般	>7%～8%
控制不理想	>8%～9%
血糖控制很差	>9%

表 2 - 2 - 22　糖化血红蛋白与平均血糖关系对照表

糖化血红蛋白(%)	平均血浆葡萄糖水平[mmol/L(mg/dL)]
6	7.0(126)
7	8.6(154)
8	10.2(183)
9	11.8(212)
10	13.4(240)
11	14.9(269)
12	16.5(298)

五、糖化白蛋白

糖化白蛋白(GA)由于半衰期较 HbA1c 短,其中最长者 19 天,其含量可反映测定前 1～3 周内平均血糖的水平。

(一)临床意义　GA 是血中葡萄糖与血浆蛋白(约 70%为白蛋白)发生非酶促反应的产物,能够反映患者的平均血糖水平。一般来讲,GA 能够反映患者在过去 2～3 周内的血糖控制水平,对其进行 GA 检测,能够观察患者血糖短期的变化情况,并能对糖尿病患者血糖变化控制程度变差,出现并发症等情况进行预测。GA 作为新的血糖监测方法,目前在临床应用上已得到广泛认可。

(二)检测方法　最早的 GA 测定为日本学者研发的高压液相离子交换法(HPLC 法),但该方法处理样本量小,代价高昂,不适宜临床常规开展而未得到广泛应用。2002 年,美国研制出固体酶法,特异性较高,但对于输注高能量氨基酸的患者,测定结果会异常升高。近年日本开发研制的应用液态试剂的酶法检测 GA(GA - L)具有良好的稀释直线性、日内重复性和日间稳定性,并与 HPLC 法有良好的一致性,因此目前临床上应用最多。2003 年起,国内也开展液态酶法测定 GA 的研究并应用于临床。2005 年应用干性酶法测定 GA 的检测系统,该检测仪需血标本量小,可在 5 min 之内测定 GA 数值,与 GA - L 有较好相关性。从 HPLC 法、固体酶法,至近年的液态酶法,乃至新近的干性酶法,GA 检测方法逐步趋于简便、迅捷、精确和实用。并且 GA - L 采用酶法可在任何自动生化分析仪上进行检测,使其在临床的推广应用成为可能。

(三)影响因素

(1) 血白蛋白的更新速度对 GA 结果的影响:血白蛋白的更新速度影响 GA 值的水平。同样的血糖水平,血白蛋白更新速度加快的个体 GA 水平较低。因此,在评估伴有白蛋白转化异常的临床疾病如肾病综合征、甲状腺功能异常、肝硬化的糖尿病患者的 GA 水平时需考虑到这一因素。

（2）体脂含量：体质指数（BMI）是影响 GA 水平的重要因素，与之呈负相关，其原因尚不明确，可能与肥胖者白蛋白更新速度、分解代谢速度加快及炎症等因素有关。此外，体脂增多对 GA 水平的负性影响可能主要通过脂肪块和腹内脂肪起作用。因此，在体脂含量增多或中心型肥胖的人群中，GA 可能低估其实际血糖水平。

（3）甲状腺激素：甲状腺激素能够促进白蛋白的分解，从而也会影响血清 GA 的水平。甲状腺功能亢进症可使测定结果降低，甲状腺功能减退症可使测定结果升高。

（4）高浓度维生素 C 会降低糖化血清蛋白检测结果，乳糜、肝素类药等低分子物质升高 GA 检测结果；采集、运输及保存过程中，温度、溶血、肝素抗凝会影响检测结果，需注意标本采集规范。

（四）结果判断　GA 作为新的监测方法，由于在临床上应用的时间相对较短，目前尚缺乏公认的正常值。近年国内各地亦开展了 GA 正常参考值的研究，2009 年上海市糖尿病研究所采用全国 10 个中心的临床协作研究，最终入选了 380 名 20～69 岁正常人群并初步建立中国人 GA 正常参考值为 10.8%～17.1%。同期北京地区的研究显示 GA 正常参考值为 11.9%～16.9%。

《中国 2 型糖尿病防治指南（2017 年版）》建议 GA 正常参考值为 11%～17%。可以用于评价患者短期糖代谢控制情况，尤其是对于糖尿病患者治疗方案调整后的疗效评价。此外，GA 可用于糖尿病筛查，并辅助鉴别急性应激如外伤、感染等所导致的应激性高血糖。需要注意的是，对于患有肾病综合征、肝硬化等影响白蛋白更新速度的疾病的患者，GA 的检测结果是不可靠的。

六、口服葡萄糖耐量试验

口服葡萄糖耐量试验（oral glucose tolerance test，OGTT）是一种葡萄糖负荷试验，了解胰岛 β 细胞功能和机体对血糖的调节能力，用于确诊糖尿病，糖尿病的实验室诊断是以血糖水平为依据，但是有一些糖尿病患者，餐后血糖水平高，而空腹血糖可在正常参考值范围，所以空腹血糖不高时，不能排除糖尿病的诊断。为此，WHO 糖尿病专家组制订了口服 75 g 葡萄糖后 2 小时的血糖来判断有无糖尿病的试验，这就是我们现在所说的 OGTT。

（一）临床意义　本试验主要用于糖尿病明确诊断及辅助诊断某些内分泌疾患。患者食糖后，血糖浓度急剧上升超过 2 小时后血糖浓度仍未降到正常，如临床能除外调节糖代谢的其他激素的失常（如垂体前叶、肾上腺、甲状腺功能亢进症）或肝功严重受损，则说明胰岛功能不足。甲状腺功能亢进、垂体功能亢进、肾上腺功能亢进者都可引起不同程度的糖耐量减低。胰腺炎、胰腺癌时糖耐量可有轻度或中度减低。空腹血糖正常，但糖耐量峰值血糖升高，显示糖耐量减低。糖原贮积病，糖耐量呈减低。某些感染性疾病呈糖耐量减低状况，病程好转时糖耐量可恢复正常。空腹血糖值正常或偏低，口服糖后血糖浓度上升不明显，耐量曲线呈平坦，多见于内分泌功能低下，如甲状腺功能低下、肾上腺皮质功能低下和垂体功能低下。口服葡萄糖后血糖明显升高，提早出现峰值，且峰值超过 11.1 mmol/L，但在正常时间内可回复到或低于空腹水平，可出现暂时性糖尿，这种血糖峰值的异常增高可能由于胰岛素的延迟作用，更大的可能是葡萄糖在肠的吸收加速并伴有胃迅速排空的情况。

（二）检测方法

（1）试验前 3 天患者每天饮食中须含碳水化合物 200～300 g。患有感冒肺炎等急性病者,应待痊愈后 2 周进行。影响糖耐量的药物如口服避孕药、双氢克尿噻、口服降糖药等,试验前 3 天要停止使用。

（2）试验前 10～12 小时起禁食水。

（3）试验过程中受试者不喝茶及咖啡,禁止吸烟及剧烈活动。

（4）试验一般安排在早晨进行,先取空腹血标本,然后饮葡萄糖溶液 75 g 葡萄糖溶于 250～300 mL 温水中;儿童 OGTT 葡萄糖剂量为 1.75 g/kg,但总量不超过 75 g,5 分钟饮完,分别在服糖前和服糖后 30、60、90、120 分钟抽取血标本。

（5）血标本应尽早送检。

（三）影响因素

（1）饮食:试前过分限制碳水化合物饮食可使糖耐量减低,而呈假阴性,故试前每天碳水化合物摄入不应少于 150 g,至少 3 天,另外,试前应禁用咖啡、茶、酒、烟。

（2）体力活动:长期卧床患者可使糖耐量受损,试验前剧烈活动可加速葡萄糖的利用,但由于交感神经兴奋及儿茶酚胺等释放可使血糖升高,故试前患者应静坐或静卧休息至少 0.5 小时。

（3）精神因素:情绪激动可使交感神经兴奋、血糖升高,故试验期间应避免精神刺激。

（4）疾病和创伤:如急性心肌梗死、脑血管病、外科手术及烧伤等均属应激状态,可使血糖暂时升高,糖耐量减低,应待病愈后恢复正常活动时再做此试验。

（5）内分泌疾病:如肢端肥大症、甲状腺功能亢进症、嗜铬细胞瘤、库欣综合征等可致葡萄糖耐量减低,产生糖尿病症候群。

（6）肝病、过度肥胖等可使葡萄糖耐量减低。

（7）药物影响:能使糖耐量减低药物如噻嗪类利尿剂、水杨酸、烟酸等。

（四）诊断标准　糖尿病诊断标准如表 2-2-23 所示,依据静脉血浆葡萄糖而不是毛细血管血糖测定结果诊断糖尿病,OGTT 试验为口服葡萄糖耐量试验,HbA1c 为糖化血红蛋白。典型糖尿病症状包括烦渴多饮、多尿、多食、不明原因体重下降;随机血糖指不考虑上次用餐时间,一天中任意时间的血糖,不能用来诊断空腹血糖受损或糖耐量减低;空腹状态指至少 8 小时没有进食热量。如果没有明显的三多一少症状,需要两次血糖达标才可以诊断为糖尿病。

表 2-2-23　糖尿病的诊断标准

诊 断 标 准	静脉血浆葡萄糖或 HbA1c 水平
典型糖尿病症状	
加上随机血糖	≥11.1 mmol/L
或加上空腹血糖	≥7.0 mmol/L
或加上 OGTT 2 h 血糖	≥11.1 mmol/L
或加上 HbA1c	≥6.5%
无糖尿病典型症状者,需改日复查确认	

空腹血糖正常参考值为 3.9～6.0 mmol/L;空腹血糖≥6.1 mmol/L 且<7.0 mmol/L 称为空腹血糖受损;75 g 葡萄糖负荷后 2 小时血糖正常不超过 7.8 mmol/L,如果≥7.8 mmol/L 且< 11.1 mmol/L 称为糖耐量减低;空腹血糖受损和糖耐量减低统称为糖调节受损,也称糖尿病前

期(表 2 - 2 - 24)。

表 2 - 2 - 24　糖代谢状态分类和标准(WHO 1999)

分　　类	空腹血糖(mmol/L)	糖负荷后 2 小时血糖(mmol/L)
正常血糖	<6.1	<7.8
空腹血糖受损	6.1~7.0	<7.8
糖耐量异常	<7.0	7.8~11.1
糖尿病	≥7.0	≥11.1

参考文献

[1]　中国住院患者血糖管理专家共识[J].中华内分泌代谢杂志,2017,33(1)：1-10.

[2]　张小倩,姜天,高玲玲,等.《中国 2 型糖尿病自我管理处方专家共识(2017 年版)》解读[J].中国全科医学,2018,21(18)：2152-2155.

[3]　糖尿病患者血糖波动管理专家共识[J].中华内分泌代谢杂志,2017,33(8)：633-636.

[4]　中国血糖监测临床应用指南(2015 年版)[J].中华糖尿病杂志,2015(10)：603-613.

[5]　莫永珍,赵芳,袁丽,等.住院成人高血糖患者血糖监测医护协议处方共识[J].中华护理杂志,2019,54(8)：1142-1147.

[6]　母义明,纪立农,杨文英,等.中国 2 型糖尿病患者餐后高血糖管理专家共识[J].中国糖尿病杂志,2016,24(5)：385-392.

[7]　童南伟.中国成人住院患者高血糖管理目标专家共识[J].中华内分泌代谢杂志,2013,29(3)：189-195.

第三章　日常生活活动能力评定

日常生活活动能力反映了人们在家庭或医疗机构最基本的能力,在童年期就逐步形成获得,并随着实践而发展,最终趋于完善,这些对健康人来说简单易行,但是对一些病、伤、残等慢病患者来说尤为困难、复杂。在日常生活活动中若要改善患者的自理能力和生活质量,对其进行日常生活活动能力的评定是重要环节。护理人员应运用科学的、尽可能准确的方法评估病、伤、残者等慢病患者日常生活活动的现状及存在问题,为制订下一步的康复目标、康复计划及评估康复效果提供有力参考依据。

第一节　日常生活活动能力评定的定义

日常生活活动能力是指人们在日常生活中,为了满足自己的衣、食、住、行、保持卫生整洁和独立活动所必需的一系列的基本能力。日常生活活动能力评定(activity of daily living, ADL)是指护士利用观察、询问、测量、借助量表等方式对病、伤、残等慢病患者在日常生活中的活动能力及潜在问题进行评定,包括基本日常生活活动(basic ADL, BADL)和工具性日常生活活动(instrumental ADL, IADL)2 种。BADL 反映较粗大的运动功能,IADL 则反映较为精细的功能,目前部分 ADL 量表将两者相结合进行评定。

【适应证】　主要适用于老年人及各种原因导致的日常功能受损患者。

【禁忌证】　意识障碍、严重痴呆、危重症及处于疾病急性发作期的患者。

【目的】

(1)评定患者能否独立及独立的程度。

(2)评估疾病预后,为制订和修订护理措施提供依据。

(3)评定治疗效果等。

【检查项目】　ADL 评定量表由 20 项组成,包括 14 个条目,与生活自理能力有关的条目有进食、穿衣、梳洗、如厕、行走和洗澡,使用方式有打电话、购物、做家务、洗衣、散步、使用交通工具、服药和自理财务(表 2-3-1)。

表 2-3-1　日常生活活动能力评定量表

项　　目	评　　分			
自己搭乘公共汽车	1	2	3	4
在居住地附近活动	1	2	3	4
自己做饭(包括生火)	1	2	3	4
做家务	1	2	3	4
吃药	1	2	3	4

（续表）

项　目	评　分			
吃饭	1	2	3	4
穿衣服、脱衣服	1	2	3	4
梳头、刷牙等	1	2	3	4
洗自己的衣服	1	2	3	4
在平坦的室内走	1	2	3	4
上下楼梯	1	2	3	4
上下床、坐下或站起	1	2	3	4
做饭	1	2	3	4
洗澡	1	2	3	4
剪脚趾甲	1	2	3	4
逛街、购物	1	2	3	4
如厕	1	2	3	4
打电话	1	2	3	4
处理自己的钱财	1	2	3	4
独自在家	1	2	3	4

【临床应用】 ADL量表评分分为4级：① 自己可以做；② 有些困难；③ 需要帮助；④ 无法完成。分数越高表示日常生活活动能力越差。评定用时：5～10分钟。单项得分1分为正常，2～4分为功能下降；2项或2项以上得分≥3分或总分≥22分提示有明显功能障碍。

【操作前准备】

（1）用物准备：评定量表、笔、洗手液、毛巾、牙刷、梳子、衣物、轮椅等，所有物品呈备用状态。

（2）环境准备：周围环境安全、安静整洁、光线充足。

（3）护士准备：着装整洁规范，素质符合要求。

（4）患者准备：着轻便衣服，知情同意，能配合评定。

【操作流程】 详见表2-3-2。

表2-3-2 日常生活活动能力评定流程

流　程	说　明
操作前准备	1. 护士准备：着装整洁规范，洗手，戴口罩 2. 患者准备：处于安静状态，意识清楚，能配合评定
核对	按照身份识别制度进行患者身份确认
解释	告知患者及家属此次评定的目的及注意事项
评估	1. 评估患者病情、意识、生命体征及配合程度 2. 评估患者文化程度、情绪、心理情况
再次核对	再次核对患者信息，确保患者身份正确
评定	1. 进食：通过观察患者是否能使用合适的餐具将食物送入口中，咀嚼并咽下。包括在适当的时间内独立完成切割、夹菜、盛饭、搅拌食物等 2. 修饰：观察或询问患者是否需要他人帮助完成刷牙、洗脸、梳头、剃须（男性）、修剪指甲，包括开关水龙头、调节水温、挤牙膏等

（续表）

流　　程	说　　明
评定	3. 洗澡：观察或询问患者是否需要在他人帮助下完成安全进出浴室，并完成洗澡（冲、洗、擦干） 4. 穿衣：观察患者是否需要在他人帮助下完成穿脱各类衣服，包括内衣、穿鞋、系鞋带、扣解纽扣、拉链等 5. 大小便控制：观察或询问患者能否随意控制大小便，是否需要帮助或干预措施等 6. 如厕：观察或询问患者能否独立如厕，包括在便盆上坐下、起来和脱下及穿上裤子、防止弄脏衣物、使用厕纸及处理排泄物等 7. 床椅转移：观察患者能否独立从床上移动到椅子上，或从椅子上移动到床上 8. 运动：观察患者基本运动情况，如走平坦的路、上下楼梯等 9. 出行：观察询问患者能否独立出行，如在居住地附近活动、逛街购物、自己搭乘公共汽车或出租车等 10. 其他：如接打电话、财务管理、做饭、吃药等日常生活能力的自理情况 11. 根据患者实际情况，按照量表进行逐项评价，打钩、计分
宣教	1. 告知患者评价结果，交代注意事项 2. 安置患者舒适体位
用物处理	按要求正确处理用物

【护理配合】

（1）评定前应与患者交谈，让其明确评定目的，取得其理解与配合。

（2）护士应对患者的基本情况，如了解肌力、关节活动度、平衡性等，还应考虑患者生活环境、依赖性等对评定结果有无影响。

（3）护士通过观察或询问患者完成实际生活中的动作情况，以评定其 ADL。也可以通过询问家属的方式取得结果。

（4）护士不能仅依赖其口述，还应注重观察患者的实际操作能力。

（5）评定过程中注意观察患者的反应，如有不适应嘱其及时告知，以免发生意外。

第二节　常用 ADL 评定方法和量表

常用的 ADL 评定方法包括标准化的 PADL 评定（Barthel 指数、Katz 指数、PULSES 评定量表）和常用的 IADL 评定（功能活动问卷、快速残疾评定量表等）。

一、标准化的 PADL 评定

（一）Barthel 指数量表　Barthel 指数量表早在 20 世纪 50 年代已被设计并用于临床，其具有简单、可信度高、灵敏度高等特点，是目前临床上广泛使用的 ADL 评定方法，可用于预测治疗效果、住院时间和预后，详见表 2-3-3。

表 2-3-3　Barthel 指数量表评定内容及记分法

项　目	自　理	稍 依 赖	较大依赖	完全依赖
进食	10	5	0	0
洗澡	5	0	0	0
修饰(洗脸、梳头、刷牙、刮脸)	5	0	0	0
穿衣	10	5	0	0
控制大便	10	5	0	0
控制小便	10	5	0	0
上厕所	10	5	0	0
床椅转移	15	10	5	0
行走(平底 45 m)	15	10	5	0
上下楼梯	10	5	0	0

【临床应用】 Barthel 指数评分最高分是 100 分;60 分以上为良,生活基本自理;40～60 分为中度残疾,有功能障碍,生活需要帮助;20～40 分为重度残疾,生活依赖明显;20 分以下为完全残疾,生活完全依赖。Barthel 指数为 40 分以上者经护理康复效果最为明显。

(二) Katz 指数　Katz 指数又称 ADL 指数,由 Katz 提出,后经过修订(表 2-3-4)。Katz 评定方法将 ADL 由难到易分为 6 项:洗澡、穿衣、如厕、床椅转移、大小便控制和进食,并将功能状态分为 A、B、C、D、E、F、G 7 个等级。"临床应用"顺序不可随意变动,在其对应的框内打"√",A 级完全自理,G 级完全依赖,B 级至 F 级自理能力逐级下降,依赖程度不断增加。此方法是根据人体功能发育学的规律制订的,最复杂的功能最先丧失,分级简单、有效。临床观察发现患者 ADL 能力下降或丧失及能力的恢复也是按照一定顺序发生的。A、B 级表示完成 5 项为功能良好;C、D 级表示完成 3～4 项为功能一般;E、F、G 级表示完成 1～2 项为功能较差。

表 2-3-4　Katz 指数评定表

项　目	等　级						
	A	B	C	D	E	F	G
洗澡							
穿衣							
如厕							
床椅转移							
大小便控制							
进食							

(三) PULSES 评定　该方法由 Moskowitz 和 Mclann 于 1957 年发表,是一种总体功能评定方法。评定内容共分 6 项:身体状况(P)、上肢功能(U)、下肢功能(L)、感觉功能(S,包括视、听、言语)、排泄功能(E)、社会心理状况(S),简称 PULSES。见表 2-3-5。

表 2 - 3 - 5 PULSES 评定内容及计分法

项 目	评 定 内 容	计分
P：身体状况包括内脏疾病(如心血管、呼吸、消化、泌尿和内分泌系统疾病)及脑部疾病		
正常	与同年龄组健康者相比无明显异常	1
轻度异常	偶尔需要治疗和护理	2
中度异常	需要经常得到治疗和护理，可让患者活动	3
重度异常	需要长期得到医疗和护理，活动明显受损，只能卧床或坐轮椅	4
U：上肢功能包括颈部、肩胛带和上背部脊柱		
正常	与同年龄组健康者相比无明显异常	1
轻度异常	活动稍受限，功能良好	2
中度异常	在一定范围内可以活动	3
重度异常	功能严重受限，需要长期护理	4
L：下肢功能包括骨盆、下背部和腰骶部脊柱		
正常	与同年龄组健康者相比无明显异常	1
轻度异常	活动稍受限，功能良好	2
中度异常	在一定范围内可以活动	3
重度异常	功能严重受限，只能卧床或坐轮椅	4
S：感觉功能包括语言、听觉和视觉		
正常	与同年龄组健康者相比无明显异常	1
轻度异常	无明显功能障碍	2
中度异常	有明显功能障碍	3
重度异常	语言、听觉和视觉完全丧失	4
E：排泄功能即大小便控制		
正常	能完全控制	1
轻度异常	偶尔发生大小便失禁或夜尿	2
中度异常	周期性的大小便失禁或潴留交替出现	3
重度异常	大小便完全失禁	4
S：社会心理状况包括精神和情感状况		
正常	与同年龄组健康者相比无明显异常	1
轻度异常	表现在情绪、脾气和个性方面，但整个精神调节未受损害	2
中度异常	需要一定的监护	3
重度异常	需要完全监护	4
总分		

【临床应用】 总分 6 分表示功能最佳，7～12 分表示部分功能不同程度受损，其分值越高表示程度越重。

二、常用的 IADL 评定

（一）功能活动问卷（FAQ） FAQ 原用于研究老年人独立性和轻症老年性痴呆，经修订后可用于慢病患者的 IADL 评定,详见表 2-3-6。

表 2-3-6　功能活动问卷

项　目	正常或从未做过, 但能做(0分)	困难,但可单独完成 或从未做过(1分)	需帮助 (2分)	完全依赖他人 (3分)
每月平衡收出的能力,算账的能力				
患者工作能力				
能否到商店买衣服、杂货或家庭用品				
有无爱好,会不会下棋和打扑克				
能否做简单的事,如点炉子、泡茶等				
能否准备饭菜				
能否了解近期发生的事件(时事)				
能否参加讨论和了解电视、书和杂志的内容				
能否记住约会时间、家庭节日和吃药				
能否拜访邻居,自己乘公共汽车				

【临床应用】　FAQ 评定分值越高表明障碍越严重,正常为<5分,≥5分为异常。FAQ 项目较全面,可用于住院期间的患者 IADL 评定,对老年慢病患者尤为适合。

（二）快速残疾评定量表（RDRS）　RDRS 由 Linn 于 1967 年提出,后经过修订,包括日常生活需要帮助程度、残疾程度、特殊问题严重程度 3 个项目。该量表可用于住院患者及老年慢病患者的 IADL 评定,详见表 2-3-7。

表 2-3-7　快速残疾评定量表

内　容	0分	1分	2分	3分
日常生活需要帮助程度				
1. 进食	完全独立	需要一点帮助	需要较多帮助	喂食或经静脉营养
2. 行走(拐杖或助行器)	完全独立	需要一点帮助	需要较多帮助	不能走
3. 活动(外出可用轮椅)	完全独立	需要一点帮助	需要较多帮助	不能离家外出
4. 洗澡(需要提供用品及监护)	完全独立	需要一点帮助	需要较多帮助	由他人帮助洗
5. 穿着(包括帮助选择衣物)	完全独立	需要一点帮助	需要较多帮助	由他人帮助穿
6. 如厕(穿脱衣裤、清洁、造瘘管护理)	完全独立	需要一点帮助	需要较多帮助	只能用便盆,不能护理造瘘管
7. 整洁修饰[剃须、梳头发、修剪指(趾)甲、刷牙]	完全独立	需要一点帮助	需要较多帮助	由他人帮助梳洗修饰
8. 适应性项目(钱币或财产管理,使用电话、买报纸、卫生纸、点心)	完全独立	需要一点帮助	需要较多帮助	自己无法处理
残疾程度				
1. 言语交流(自我表达)	正常	需要一点帮助	需要较多帮助	不能交流
2. 听力(可用助听器)	正常	需要一点帮助	需要较多帮助	听力丧失
3. 视力(可佩戴眼镜)	正常	需要一点帮助	需要较多帮助	视力丧失
4. 饮食不正常	没有	轻	较严重	需经静脉输入营养

（续表）

内　容	0分	1分	2分	3分
5.大小便失禁	没有	有时有	常有	无法控制
6.白天卧床（按医嘱或自行卧床）	没有	有,但在3小时内	较长时间	大部分或全部时间
7.用药	没有	有时用	每日服药	每日注射或口服
特殊问题严重程度				
1.精神错乱	没有	轻	严重	极严重
2.不合作（对医疗持敌对态度）	没有	轻	严重	极严重
3.抑郁	没有	轻	严重	极严重

【临床应用】 RDRS 共有 18 个细项,每项最高分为 3 分。RDRS 最高分值为 54 分,分值越高表示残疾程度越严重,0 分为完全正常。

三、评定方法

【直接观察】 ADL 的评定可让患者在实际生活环境中进行,评定人员观察患者完成实际生活中的动作情况,以评定其能力;也可以在 ADL 评定中进行,评定活动地点在 ADL 功能评定训练室,在此环境中指令患者完成动作,较其他环境更易取得准确结果;并且评定后也可根据患者的功能障碍在此环境中进行训练。

【间接评定】 有些不便完成或不易完成的动作,可以通过询问患者本人或家属取得结果,如患者的大小便控制、个人卫生管理等。

【注意事项】

（1）评定前应与患者充分沟通,让其明确评定目的,以取得其理解与合作。

（2）实施评定的护士必须对患者的基本情况有所了解,如肌力、关节活动范围、平衡能力等,还应考虑其生活环境、反应性、依赖性等。

（3）重复评定时应尽量在同一条件或环境下进行。

（4）在分析评定结果时应考虑有无影响因素,如生活习惯、文化素养、职业、社会环境、评定时的心理状态和合作程度等。

第三节　运动功能障碍的评定

运动障碍是指各种原因导致的随意运动和不随意运动障碍。运动功能障碍评定包括所有与运动功能有关的内容:肌张力评定、肌力评定、关节活动范围测定、步态分析和平衡与协调功能评定。临床常用的运动障碍评定法包括 Brunnstrom 评定法和 Fugl - Meyer 评定法。

【适应证】 中枢神经系统损伤后运动功能障碍,如脑外伤、脑卒中、儿童脑瘫等及运动控制障碍。

【禁忌证】 外周神经损伤、肌肉骨骼疾病患者及意识障碍、危重症、生命体征不稳定的患者。

【目的】

(1) 评定患者是否存在运动功能障碍。

(2) 确定患者运动障碍的特点、水平以及潜在能力。

(3) 对运动功能障碍进行分级,预测疾病预后。

(4) 为制定护理目标和护理计划提供依据。

【检查项目】

(一) Brunnstrom 评定法　Brunnstrom 评估量表是瑞典物理治疗师 Signe Brunnstrom 在 20 世纪 70 年代创立的一套脑损伤后运动障碍的评定和治疗方法(表 2-3-8)。

表 2-3-8　Brunnstrom 评估量表

分期	上 肢	手	下 肢
I	无任何运动	无任何运动	无任何运动
II	仅出现联合反应的模式	仅有极细微的屈曲	仅有极少的随意运动
III	可随意发起协同运动	可做钩状抓握,但不能伸指	在坐位和站位,有髋、膝、踝的协同性屈曲
IV	出现脱离协同运动的活动:① 肩0°,肘屈 90°,前臂可旋前、旋后;② 在肘伸直的情况下,肩可前屈 90°;③ 手背可触及腰骶部	能侧捏及伸开拇指,手指有半随意的小范围的伸展	在坐位,可屈膝 90°以上,可使足后滑到椅子下方。在足跟不离地的情况下能背屈踝
V	出现相对独立于协同运动的活动:① 肘伸直的肩可外展 90°;② 在肘伸直、肩前屈 30°~90°的情况下,前臂可旋前旋后;③ 肘伸直、前臂中立位,臂可上举过头	可做球状和圆柱状抓握,手指可集团伸展,但不能单独伸展	健腿站,患腿可先屈膝后伸髋;在伸直膝的情况下可背屈踝,可将踵放在向前迈一小步的位置上
VI	运动协调近于正常,手指指鼻无明显辨距不良,但速度比健侧慢(5 秒)	所有抓握均能完成,但速度和准确性比健侧差	在站立位,可使髋外展到超出抬起该侧骨盆所能达到的范围;在坐位,伸直膝的情况下可内外旋下肢,合并足的内外翻

【评定范围】　临床上常用评估部位:上肢、手、下肢。

【临床应用】　I 期:迟缓性瘫痪。

II 期:联合反应明显,出现协同运动,肌张力开始增高,出现肌腱反射。

III 期:以协同运动为主,联合反应减弱,肌张力增高达高峰,肌腱反射增高。

IV 期:随意协同运动减弱,出现部分分离运动,肌张力开始降低。

V 期:随意分离运动明显,可做一般技巧运动,随意协同运动成分部分消失,肌张力继续降低,近正常。

VI 期:正常随意运动,可做精细技巧运动,肌张力正常或接近正常。

(二) Fugl-Meyer 评定法　Fugl-Meyer 评定法主要包括肢体运动、平衡、感觉、关节活动度和疼痛 5 项,共 113 个条目,每个条目分为 3 级,分别计 0、1、2 分,总分 226 分,其中运动功能积分为 100 分(上肢 66 分、下肢 34 分),平衡 14 分,感觉 24 分,关节活动度 44 分,疼痛 44 分。常用的简化 Fugl-Meyer 评定法(总分 100 分,上肢 66 分,下肢 34 分)只评定肢体运动功能(表 2 - 3 - 9)。

【评定范围】 临床上常用评估部位：上下肢。

表 2 - 3 - 9 简化 Fugl - Meyer 运动功能评定法

项 目	0分	1分	2分
上肢(坐位)			
1. 有无反射活动			
(1) 肱二头肌	不引起反射活动		能引起反射活动
(2) 肱三头肌	不引起反射活动		能引起反射活动
2. 屈肌协同运动			
(3) 肩上提	完全不能进行	部分完成	无停顿地充分完成
(4) 肩后缩	完全不能进行	部分完成	无停顿地充分完成
(5) 肩外展≥90°	完全不能进行	部分完成	无停顿地充分完成
(6) 肩外旋	完全不能进行	部分完成	无停顿地充分完成
(7) 肘屈曲	完全不能进行	部分完成	无停顿地充分完成
(8) 前臂旋后	完全不能进行	部分完成	无停顿地充分完成
3. 伸肌协同运动			
(9) 肩内收、内旋	完全不能进行	部分完成	无停顿地充分完成
(10) 肘伸展	完全不能进行	部分完成	无停顿地充分完成
(11) 前臂旋前	完全不能进行	部分完成	无停顿地充分完成
4. 伴有协同运动的活动			
(12) 手触腰椎	没有明显活动	手仅可向后越过髂前上棘	能顺利进行
(13) 肩关节屈曲 90°,肘关节伸直	开始时手臂立即外展或肘关节屈曲	在接近规定位置时肩关节外展或肘关节屈曲	能顺利地充分完成
(14) 肩 0°,肘屈 90°,前臂旋前、旋后	不能屈肘或前臂不能旋前	肩、肘位正确,基本上能旋前、旋后	顺利完成
5. 脱离协同运动的活动			
(15) 关节外展 90°,肘伸直,前臂旋前	开始时肘屈曲,前臂偏离方向,不能旋前	可部分完成此动作或在活动时肘关节屈曲或前臂不能旋前	顺利完成
(16) 肩关节前屈举臂过头,肘伸直,前臂中立位	开始时肘关节屈曲或肩关节发生外展	肩屈曲中途、肘关节屈曲、肩关节外展	顺利完成
(17) 肩屈曲 30°～90°,肘伸直,前臂旋前、旋后	前臂旋前旋后完全不能进行或肘位不正确	肩、肘位置正确,基本上能完成旋前旋后	顺利完成
6. 反射亢进			
(18) 检查肱二头肌、肱三头肌和指屈肌 3 种反射	至少 2～3 个反射明显亢进	1 个反射明显亢进或至少 2 个反射活跃	活跃反射≤1 个,且无反射亢进
7. 腕稳定性			
(19) 肩 0°、肘屈 90°时腕背屈	不能背屈腕关节达 15°	可完成腕背屈,但不能抗拒阻力	施加轻微阻力仍可保持腕背屈
(20) 肩 0°、肘屈 90°时腕屈伸	不能随意屈伸	不能在全关节范围内主动活动腕关节	能平滑地不停顿地进行

（续表）

项　目	0分	1分	2分
8. 肘伸直,前屈 30°时			
(21) 腕背屈	不能背屈腕关节达 15°	可完成腕背屈,但不能抗拒阻力	施加轻微阻力仍可保持腕背屈
(22) 腕屈伸	不能随意屈伸	不能在全关节范围内主动活动腕关节	能平滑地、不停顿地进行
(23) 腕环形运动	不能进行	活动费力或不完全	正常完成
9. 手指			
(24) 集团屈曲	不能屈曲	能屈曲但不充分	能完全主动屈曲
(25) 集团伸展	不能伸展	能放松主动屈曲的手指	能完全主动伸展
(26) 钩状抓握	不能保持要求位置	握力微弱	能够抵抗相当大的阻力
(27) 侧捏	不能进行	能用拇指捏住一张纸,但不能抵抗拉力	可牢牢捏住纸
(28) 对捏(拇、示指可挟住一根铅笔)	完全不能	捏力微弱	能抵抗相当的阻力
(29) 圆柱状抓握	不能保持要求位置	握力微弱	能够抵抗相当大的阻力
(30) 球形抓握	不能保持要求位置	握力微弱	能够抵抗相当大的阻力
10. 协调能力与反应速度(手指指鼻试验连续 5 次)			
(31) 震颤	明显震颤	轻度震颤	无震颤
(32) 辨距障碍	明显的或不规则的辨距障碍	轻度的或规则的辨距障碍	无辨距障碍
(33) 反应速度	较健侧反应长 6 秒	较健侧反应长 2～5 秒	两侧反应差别<2 秒

下肢
仰卧位

项目	0分	1分	2分
1. 有无反射活动			
(1) 跟腱反射	无反射活动		有反射活动
(2) 膝腱反射	无反射活动		有反射活动
2. 屈肌协同运动			
(3) 髋关节屈曲	不能进行	部分进行	充分进行
(4) 膝关节屈曲	不能进行	部分进行	充分进行
(5) 踝关节屈曲	不能进行	部分进行	充分进行
3. 伸肌协同运动			
(6) 髋关节伸展	没有运动	微弱运动	几乎与对侧相同
(7) 髋关节内收	没有运动	微弱运动	几乎与对侧相同
(8) 膝关节伸展	没有运动	微弱运动	几乎与对侧相同
(9) 踝关节跖屈	没有运动	微弱运动	几乎与对侧相同

坐位

项目	0分	1分	2分
4. 伴有协同运动的活动			
(10) 膝关节屈曲	无主动运动	膝关节能从微伸位屈曲,但屈曲<90°	屈曲>90°
(11)踝关节背屈	不能主动背屈	主动背屈不完全	正常背屈

（续表）

项　目	0分	1分	2分
站位			
5. 脱离协同运助的活动			
（12）膝关节屈曲	在髋关节伸展位时不能屈膝	髋关节0°时,膝关节能屈曲;但<90°或进行时,髋关节屈曲	能自如运动
（13）踝关节背屈	不能主动活动	能部分背屈	能充分背屈
仰卧			
6. 反射亢进			
（14）查跟腱、膝和膝屈肌3种反射	2～3个反射明显亢进	1个反射亢进或至少2个反射活跃	活跃的反射≤1个且无反射亢进
7. 协调能力和速度(跟-膝-胫试验,快速连续作5次)			
（15）震颤	明显震颤	轻度震颤	无震颤
（16）距障碍	明显不规则的辨距障碍	轻度规则的辨距障碍	无辨距障碍
（17）反应速度	比健侧反应长>6秒	比健侧反应长2～5秒	比健侧反应长<2秒

【临床应用】 Ⅰ级：<50分,严重运动障碍。Ⅱ级：50～84分,明显运动障碍。Ⅲ级：85～95分,中度运动障碍。Ⅳ级：96～99分,轻度运动障碍。

【操作前准备】

（1）用物准备：评定量表、铅笔、洗手液、叩诊锤等,所有用物呈备用状态。

（2）环境准备：周围环境安全、安静、整洁、光线充足。

（3）护士准备：着装整洁规范,素质符合要求。

（4）患者准备：着轻便衣服,知情同意,能配合。

【操作流程】 详见表2-3-10。

表2-3-10 运动功能障碍评定操作流程

流　程	说　明
操作前准备	1. 护士准备：着装符合要求,洗手,戴口罩 2. 患者准备：患者处于安静状态,意识清楚,能配合
核对	按照身份识别制度进行患者身份确认
解释	告知患者此次评估的目的及注意事项
评估	1. 评估患者的意识、生命体征及配合程度 2. 评估患者的肢体功能状态、认知、情绪、心理状态等
再次核对	再次核对患者信息,确保患者身份正确
评定	1. 上肢：护士通过观察患者的上肢功能情况,嘱其随意用力或进行指令性动作,完成对上肢功能的评估

（续表）

流　程	说　　明
评定	2. 手：护士通过观察患者手功能情况,嘱患者随意用力或进行指令性动作,完成对手功能的评估 3. 下肢：护士通过观察患者下肢功能情况,嘱患者随意用力或进行指令性动作,完成对下肢功能的评估 4. 评估时有 2 项以上要求,只要满足其中 1 项条件,即说明进入了此阶段 5. 检查者应耐心指导,观察全面、思路清晰 6. 观察患者的反应,按照量表进行逐项评价,打钩、计分
宣教	1. 告知患者评价结果,交代注意事项 2. 安置患者舒适体位
用物处理	按要求正确处理用物

【护理配合】

（1）操作前与患者沟通,告知其评定目的及方法,取得其理解与配合。

（2）嘱患者休息 15 分钟,身体放松,调整呼吸必要时测心率、血压。

（3）采取正确的评定姿势,嘱患者放松、随意用力。

（4）评定每个动作前,应先嘱咐患者放松偏瘫的肢体,尽量避免代偿。

（5）注意评估过程的安全性,如有关节不稳、习惯性脱臼、疼痛应提前告知。

第四节　运动评估量表

　　Rivermead 运动指数包含了从床上移动到跑步的一系列运动功能,共有 15 个项目。Rivermead 运动指数是临床唯一的移动量表,需要较高的身体能力而对认知和社交能力要求较低,不需要患者记住或理解复杂的指令。Rivermead 运动指数的信度和效度均经过检测,已经广泛运用到脑卒中等慢病患者运动指数的评定中,是一个较成熟的运动功能评估量表,详见表 2 - 3 - 11。

表 2 - 3 - 11　Rivermead 运动指数评定法

项　　目	评　分　标　准	项目得分	
		能完成 （1分）	不能完成 （0分）
床上翻身	自己从仰卧位转成侧卧位		
卧位→坐位	自己从卧位坐起来,并坐在床沿		
坐位平衡	自己坐在床沿 10 秒		
坐位→站立	在 15 秒内从椅子上站起来,并保持站立 15 秒(必要时可用手扶物体或用助具)		
独自站立	观察独自站立 10 秒的情况		
体位转移	不用帮助,自己从床转移到椅子上,再回到床上		

（续表）

项　　目	评　分　标　准	项目得分	
		能完成（1分）	不能完成（0分）
室内借助助行器等行走	在室内行走 10 m（可以借助助行器、室内家具，但不用他人帮助）		
上楼梯	自己上 1 层楼的楼梯		
室外平地行走	不用他人帮助，在人行道上行走		
室内独自行走	在室内独自行走 10 m（不用任何帮助，包括夹板、助行器、家具或其他人的帮助）		
地上拾物	自己走 5 m，拾起掉在地上的物体，再走回来		
室外不平地面行走	自己在不平整的地面上行走（如草地、沙石地、斜坡等）		
洗澡	自己进出浴室并自己洗澡		
上下四级楼梯	不用他人帮助，不抓扶手上下四级楼梯（必要时可用助行器）		
跑步	跑或快速走 10 m 而没有跛行或出现跛行不到 4 秒		

总分：

评定者：

评定时间：

【适应证】　神经系统损伤门诊和住院患者的快速筛查。

【禁忌证】　严重痴呆、意识不清、严重心肺功能障碍、危重症或疾病处于急性发作期的患者。

【目的】

（1）评估患者的运动功能。

（2）为制订临床护理目标和护理计划提供依据。

【临床应用】　Rivermead 运动指数共有 15 个项目，每一个项目计 0 分或 1 分，总分为 0～15 分。分数越高表示运动功能越好，分数越低表示运动功能越差。

【操作前准备】

（1）用物准备：评定量表、笔、洗手液、轮椅等，所有用物呈备用状态。

（2）环境准备：周围环境安全、安静、整洁、光线充足。

（3）护士准备：着装整洁规范，素质符合要求。

（4）患者准备：着轻便衣服，知情同意，能配合评定。

【操作流程】　详见表 2 - 3 - 12。

表 2 - 3 - 12　Rivermead 运动指数评定操作流程

流　　程	说　　明
操作前准备	1. 护士准备：着装符合要求，洗手，戴口罩 2. 患者准备：患者处于安静状态，意识清楚，能配合检查
核对	按照身份识别制度进行患者身份确认

(续表)

流　程	说　　明
解释	告知患者此次评估的目的及注意事项
评估	1. 评估患者的意识、生命体征及配合程度 2. 评估患者的肢体功能状态、认知、情绪、心理状态等
再次核对	再次核对患者信息,确保患者身份正确
评定(嘱患者完成以下指令,观察并记录患者完成情况)	1. 床上翻身:从仰卧转成侧卧位 2. 卧位→坐位:自己从卧位坐起来,并坐在床沿 3. 坐位平衡:自己坐在床沿 10 秒 4. 坐位→站立:在 15 秒内站起来,并保持站立 15 秒(必要时可用手扶物体或用助具) 5. 独自站立:观察患者独自站立 10 秒的情况 6. 身体转移:不用帮助,自己从床转移到椅子上,再回到床上 7. 室内行走:在室内行走 10 m(可以借助助行器、室内家具,但不用他人帮助) 8. 上楼梯:自己上 1 层楼的楼梯 9. 室外平地行走:不用他人帮助,在人行道上行走 10. 室内独自行走:在室内独自行走 10 m(不用任何帮助,包括夹板、助行器、家具或其他人的帮助) 11. 地上拾物:自己走 5 m,拾起掉在地上的物体,再走回来 12. 室外不平地面行走:自己在不平整的地面上行走(如草地、沙石地、斜坡等) 13. 洗澡:自己进出浴室并自己洗澡 14. 上下四级楼梯:不用他人帮助,不抓扶手上下 4 级楼梯(必要时可用助行器) 15. 跑步:跑或快速走 10 m 而没有跛行或出现跛行不到 4 秒 16. 观察患者完成指令情况,按照量表进行逐项评价,打钩、计分
宣教	1. 告知患者评价结果,交代注意事项 2. 安置患者舒适体位
用物处理	按要求正确处理用物

【护理配合】

(1) 操作前与患者沟通,告知其评定目的及方法,取得其理解与配合。

(2) 评定过程中如患者出现不适,应停止活动,必要时测心率、血压。

(3) 注意评定过程的安全性,如有严重心肺功能障碍、平衡功能障碍等应嘱其提前告知,以免发生意外。

参考文献

[1] 高中领.现代康复医学理论与实践[M].吉林:吉林科学技术出版社,2019:31.
[2] 马凌.康复护理技术操作规范[M].广州:广东科技出版社,2018:59.
[3] 张玉梅,宋鲁平.康复评定常用量表[M].2 版.北京:科学技术文献出版社,2019:303-307.
[4] 张振香.社区脑卒中患者健康护理技术[M].北京:人民卫生出版社,2014:63-65.
[5] 陈立典.卒中社区康复[M].北京:中国中医药出版社,2010:100.
[6] 顾力华,陈奇刚,刘朵,等.作业治疗对脑卒中后偏瘫患者日常生活活动能力的影响[J].中国实用神经疾病杂志,2020,23(17):1539-1543.

[7]　刘乐,臧召燕,吴霜,等.我国老年人日常生活活动能力、健康自评及抑郁状况分析[J].医学与社会,2020,33(6)：90-94.

[8]　张平,刘彩梅,彭用华,等.日常生活活动能力评估对慢性肾脏病患者活动指导的探讨[J].全科护理,2020,18(24)：3176-3178.

[9]　钱秀红,李艳杰,张亚娟,等.康复护理干预对脑梗死后患者日常生活活动能力和认知功能的影响分析[J].中西医结合心血管病电子杂志,2020,8(23)：8-18.

第四章 感觉、认知、吞咽、疼痛评定

随着医学模式的转变,人们不仅关注躯体疾病,更注重提高整体的生活质量。虽然慢病致死率低,但并发症和后遗症较严重,还会增加心理疾病的风险。本章主要针对慢病患者不同时期的感觉、认知、吞咽及疼痛等进行评定。通过评定,护理人员可以了解患者功能障碍的性质、部位、严重程度、发展趋势、预后和转归等,并对其实施针对性的护理康复技术,主要目的是使患者能够最大程度地恢复感觉、认知及吞咽等功能,减缓其并发症和后遗症等的发生率,提升患者的生活质量,从而重新融入社会,成为一个正常的社会人。

第一节 感觉功能评定

感觉功能评定分为感觉功能评价记录表和感觉功能系统评分表,前者是对感觉功能的一般状态进行初步评价,后者是在上述功能评价的基础上依据感觉功能障碍的程度来评定感觉功能的系统分值。

【适应证】 评定由脑损伤造成感觉功能障碍的患者。

【禁忌证】 神志不清、严重痴呆或疾病处于急性发作期的患者。

【目的】

(1) 评定患者感觉功能障碍的类型、性质、部位、范围、严重程度。

(2) 根据评定结果及时采取相应的护理措施,防止患者发生意外损伤。

(3) 评估患者预后。

【检查项目】

一、感觉功能评价记录表

感觉功能评价记录表由浅感觉(触/痛觉)、深感觉(震动觉、位置觉)、感感异常 3 个项目组成,将以上感觉项目继续按照上肢、下肢、躯干部位划分为 11 个条目,每项病变程度需要患者配合专业医师的体格检查进行综合测评得分,具体评分标准见表 2-4-1。

表 2-4-1 感觉功能评价记录表

感 觉 检 查	评 价 标 准	右	左
浅感觉-触/痛(上肢)	0=正常 1=仅有迹象:患者对缺陷不自知,但在正式的测试中有轻微的感觉减退(温度、图形书写) 2=轻度:患者对轻触/痛觉缺陷能自知,但能分辨锐/钝 3=中度:不能分辨锐/钝 4=重度:不能分辨锐/钝和(或)轻触觉消失 5=完全丧失知觉		

（续表）

感 觉 检 查	评 价 标 准	右	左
浅感觉-触/痛（躯干）	0＝正常 1＝仅有迹象：患者对缺陷不自知，但在正式的测试中有轻微的感觉减退（温度、图形书写） 2＝轻度：患者对轻触/痛觉缺陷能自知，但能分辨锐/钝 3＝中度：不能分辨锐/钝 4＝重度：不能分辨锐/钝和（或）轻触觉消失 5＝完全丧失知觉		
浅感觉-触/痛（下肢）	0＝正常 1＝仅有迹象：患者对缺陷不自知，但在正式的测试中有轻微的感觉减退（温度、图形书写） 2＝轻度：患者对轻触/痛觉缺陷能自知，但能分辨锐/钝 3＝中度：不能分辨悦/钝 4＝重度：不能分辨锐/纯和（或）轻触觉消失 5＝完全丧失知觉		
震动觉（上肢）	0＝正常 1＝轻度：音叉 8 个等级中的 5～7 级，或检测超过 10 秒但小于测试人 2＝中度：音叉 8 个等级中的 1～4 级，或检测第 2 项和第 10 项 3＝重度：震动觉消失		
震动觉（下肢）	0＝正常 1＝轻度：音叉 8 个等级中的 5～7 级，或检测超过 10 秒但小于测试人 2＝中度：音叉 8 个等级中的 1～4 级，或检测第 2 项和第 10 项 3＝重度：震动觉消失		
位置觉（上肢）	0＝正常 1＝轻度：仅有远端关节受累，检查时 1～2 错误反应 2＝中度：错过许多手指或脚趾的运动，近端关节亦受累 3＝重度：无运动知觉，不能站立		
位置觉（下肢）	0＝正常 1＝轻度：仅有远端关节受累，检查时 1～2 错误反应 2＝中度：错过许多手指或脚趾的运动，近端关节亦受累 3＝重度：无运动知觉，不能站立		
Lhermitte 征（可选项）	（不影响功能系统评分） 0＝阴性 1＝阳性		
感觉异常（上肢）（可选项）	（不影响功能系统评分） 0＝无 1＝有		
感觉异常躯干（可选项）	（不影响功能系统评分） 0＝无 1＝有		
感觉异常（下肢）（可选项）	（不影响功能系统评分） 0＝无 1＝有		

【临床应用】　感觉功能评价记录表总分为 0~31 分,每项 0 分表示没有该项损伤,每项分数越高表示感觉功能受损越严重。

二、感觉功能系统评分表

感觉功能系统评分表的评分标准相对简单,是由专业医师在上述感觉功能评价基础上,根据功能障碍的严重程度评定系统分值,简单易行,分级从正常(0 分)到最严重缺损(5~6 分)变化,级别低的得分侧重于评价感觉功能系统的功能障碍。具体评分标准见表 2-4-2。

表 2-4-2　感觉功能系统评分标准

得　分	感觉功能系统评分描述
0	正常
1	仅 1 或 2 个肢体轻度震动觉或轻触觉减退(温度、图形书写)
2	a=轻度触痛或位置觉减退,和(或)1 或 2 个肢体中度震动觉减退 b=3 或 4 个肢体中度震动觉减退,轻度震动觉或轻触觉减退
3	a=中度触痛或位置觉减退,和(或)1 或 2 个肢体震动觉消失 b=3 或 4 个肢体轻度触痛觉减退,和(或)各种本体感觉中度减退
4	a=重度触痛或位置觉减退或本体感觉消失,单独或联合的 1 或 2 个肢体 b=中度触痛减退,和(或)2 个肢体以上的重度本体感觉减退
5	a=1 或 2 个肢体感觉丧失 b=中度触痛减退,和(或)头部以下身体大部分本体感觉丧失
6	头部以下身体感觉丧失

【临床意义】　评价中 1 分代表患者没有自己能察觉的神经功能缺陷或阳性体征,不影响患者的日常活动。分数越高表示功能障碍越严重。

【操作前准备】

1. 用物准备:评定量表、笔、洗手液、叩诊锤、大头针或牙签、棉签、冷水、温水、试管等,所用物呈备用状态。

2. 环境准备:周围环境安全、安静、整洁、光线充足。

3. 护士准备:着装整洁规范,素质符合要求。

4. 患者准备:着轻便衣服,知情同意,能配合评定。

【操作流程】　详见表 2-4-3。

表 2-4-3　感觉功能系统评定操作流程

流　程	说　　　明
操作前准备	1. 护士准备:着装符合要求,洗手,戴口罩 2. 患者准备:患者处于安静状态,意识清楚,能配合评定
核对	按照身份识别制度进行患者身份确认
解释	告知患者此次评估的目的及注意事项
评估	1. 评估患者的意识、生命体征及配合程度 2. 评估患者的肢体功能状态、认知、情绪、语言能力等

(续表)

流　程		说　明
再次核对		再次核对患者信息,确保患者身份正确
评定	浅感觉检查	1. 触觉:让患者指出感觉障碍的皮肤区域,然后嘱其闭眼,检查者用棉签或软毛笔对其体表的不同部位依次接触,询问患者有无感觉,并且在两侧对称的部位进行比较。注意刺激的动作要轻,刺激不应过于频繁。检查四肢时刺激的方向应与长轴平行,检查胸腹部的方向应与肋骨平行。检查顺序为面部、颈部、上肢、躯干、下肢 2. 痛觉:让患者闭眼,检查者用大头针或牙签轻轻刺激皮肤,询问患者有无疼痛感觉。先检查面部、上肢、下肢,然后进行上、下和左、右的比较,确定刺激的强弱。对痛觉减退的患者要从障碍的部位向正常的部位检查,而对痛觉过敏的患者要从正常的部位向有障碍的部位依次检查,这样容易确定异常感觉范围的大小 3. 压觉:让患者闭眼,检查者用拇指使劲地去按压肌肉或肌腱,请患者指出按压部位及感觉,压觉检查常从有障碍的部位到正常的部位 4. 温度觉:包括冷觉和温觉。冷觉用装有 5~10 ℃的冷水试管,温觉用 40~50 ℃的温水试管。在患者闭眼的情况下交替接触患者的皮肤,嘱患者说出冷或热的感觉
	深感觉检查	1. 位置觉:嘱患者闭眼,检查者将患者手指、脚趾或一侧肢体被动摆在位置上,让患者说出肢体所处的位置,或用另一侧肢体模仿出相同的角度 2. 运动觉:嘱患者闭眼,检查者以手指夹住患者手指或足趾两侧,上下两侧,左右移动约 5°,让患者辨别是否有运动及移动方向,如不明确可加大幅度或测试较大关节,让患者说出肢体运动的方向。患肢做 4~5 次位置的变化,记录准确回答的次数,将检查的次数作为分母,准确的模仿出关节位置的次数作为分子记录(如上肢运动觉 4/5) 3. 振动觉:嘱患者闭眼,用每秒振动 128 次或 256 次的音叉置于患者骨骼突出部位上,请患者指出音叉有无振动和持续的时间并做两侧、上下对比。部位选择:检查时常选择的骨突部位有胸骨、锁骨、肩峰、鹰嘴、桡骨小头、尺骨小头、棘突、髂前上棘、股骨转子、腓骨小头、内外踝等
宣教		1. 告知患者评价结果,交代注意事项 2. 安置患者舒适体位
用物处理		按要求正确处理用物

注:观察患者完成指令情况,按照量表进行逐项评价,打钩、计分。

【护理配合】

(1) 护士告知需耐心细致,使患者了解检查方法并充分配合,注意调整患者的注意力。

(2) 安置患者合适的体位,检查部位应松弛,以提高检查准确性。

(3) 先检查正常的一侧,使患者知道什么是"正常",然后让患者闭上眼,或使用眼罩遮住。

(4) 在 2 个测试之间,请患者睁眼,再告诉其新的指令。

(5) 先检查浅感觉,再查深感觉和皮质感觉。

(6) 根据感觉神经及它们支配和分布的皮区去检查。

(7) 采取左右、前后、远近端对比的原则,必要时多次重复检查。

(8) 避免任何暗示性问话,以获取准确的临床资料。

(9) 所给的刺激以不规则的方法由远及近。

(10) 先检查整个部位,如果一旦找到感觉障碍的部位,就要仔细找出那个部位的范围。

第二节 认知功能评定

认知是认识和知晓事物过程的总称,是人类大脑所特有的高级功能,包括注意、知觉、思维和记忆等过程,通过脑这一特殊物质实现,是人类高级神经活动中最为重要的过程。认知障碍包括注意障碍、记忆障碍、推理能力降低、判断力差及交流障碍等。常用的认知评定量表有主观认知下降自测表及简易智力状态量表等。

【适应证】 老年人、认知障碍患者。

【禁忌证】 昏迷、神志不清、疾病处于发病急性期及危重患者。

【目的】

(1)了解患者有无痴呆风险。

(2)判断认知损伤的严重程度。

【检查项目】

一、主观认知下降自测表

德国精神病学家 Frank Jessen 首先提出了主观认知下降自测表的概念,美国学者 Rami 设计了 SCD-9,是从一系列心理测量模型中关于主观认知下降的问题库中筛选出包括 9 个题目的 SCD 筛查量表,简单、方便,具有一定的临床有效性。中文版由北京宣武医院韩璎团队汉化(表 2-4-4)。

表 2-4-4 主观认知下降自测表

序号	内 容	评 价		
1	您认为自己有记忆问题吗?	是□	否□	
2	您回忆 3~5 天前的对话有困难吗?	是□	否□	
3	您觉得自己近 2 年有记忆问题吗?	是□	否□	
4	下列问题经常发生吗:忘记对个人来说重要的日期(如等)。	经常□	偶尔□	从未□
5	下列问题经常发生吗:忘记常用号码。	经常□	偶尔□	从未□
6	总的来说,您是否认为自己对要做的事或要说的话容易忘记?	是□	否□	
7	下列问题经常发生吗:到了商店忘记要买什么。	经常□	偶尔□	从未□
8	您认为自己的记忆力比 5 年前要差吗?	是□	否□	
9	您认为自己越来越记不住东西放哪儿了吗?	是□	否□	

注:回答"是"记 1 分;回答"否"记 0 分;回答"经常"记 1 分;回答"偶尔"记 0.5 分;回答"从未"记 0 分;最后得分=总分/9。

【临床应用】 60~80 岁的人,如果得分≥5/9,即可能存在认知下降,需要进一步认知评定。

二、简易智力状态量表

该量表是临床最常用的认知功能评定简易工具,是由 Folstein 等编制,目前已有 100 多种语言版本,应用广泛;国内多参考张明园修订的版本(表 2-4-5)。

表 2 - 4 - 5　　　简易智力状态量表

项　　目	内　　　容	得分
定向力(10分)	1. 现在是哪一年？　　　　　　　　_____年 2. 现在是什么季节？　　　　　　　_____季节 3. 现在是几月？　　　　　　　　　_____月 4. 今天是几号？　　　　　　　　　_____日 5. 今天是星期几？　　　　　　　　_____星期 6. 现在我们在哪个省、市？　　　　_____省(市) 7. 您住在什么区(县)？　　　　　　_____区(县) 8. 您住在什么街道？　　　　　　　_____街道(乡) 9. 我们现在是第几层楼？　　　　　_____楼层 10. 这是什么地方？　　　　　　　_____地址(名称)	
记忆力(3分)	11. 请仔细听,现在我要说 3 样东西的名称,在我讲完之后,请您 　　重复说一遍,请您记住这 3 样东西,因为等一下要再问您(请 　　仔细说清楚,每样东西 1 秒)： 　　皮球、国旗、树木(以第一次答案计分) 　　皮球____国旗____树木____	
注意力和计算力(5分)	12. 现在请您从 100 减去 7,然后从所得的数目再减去 7,如此一 　　直计算下去,把每个答案都告诉我,直到我说"停"为止(若错 　　了,但下一个答案都是对的,那么只记一次错误) 　　93____ 86____ 79____ 72____ 65____	
回忆能力(3分)	13. 现在请您告诉我,刚才我要您记住的 3 样东西是什么？ 　　皮球____国旗____树木____	
语言能力 (9分)　　命名能力	14. (访问员拿出手表)请问这是什么？手表 　　(拿出铅笔)请问这是什么？笔	
复述能力	15. 现在我要说一句话,请清楚地重复一遍,这句话是"四十四只 　　石狮子"(只说一遍,只有正确、咬字清楚才计 1 分)	
三步命令	16. (访问员把写有"请闭上您的眼睛"大字的卡片交给受访者)请 　　照着这卡片所写的去做(如果他闭上眼睛,计 1 分)	
阅读能力	17. (访问员给他一张空白纸,并说下面一段话,不要重复说明,也 　　不要示范) 　　用右手拿这张纸再用双手把纸对折将纸放在大腿上	
书写能力	18. 请您说一句完整的、有意义的句子(句子必须有主语、动词) 　　记下所叙述句子的全文	
结构能力	19. 给一张图,请您在同一张纸上照样把它画出来(对：两个五边 　　形的图案交叉处形成个小四边形) 	
总分	_____/30	

【临床应用】　MMSE 每个项目有各自的评定说明,护士应尽可能按照其评定说明,同时以患者容易理解的方式传达指导语。MMSE 总分 30 分,部分项目受教育水平影响较明显,分数解释要结合患者的受教育程度。

【操作前准备】

(1) 用物准备:评定量表、铅笔、纸、卡片等用物呈备用状态。

(2) 环境准备:周围环境安全、安静、整洁、光线充足。

(3) 护士准备:着装整洁规范,素质符合要求。

(4) 患者准备:着轻便衣服,知情同意,能配合评定。

【操作流程】　详见表 2-4-6。

表 2-4-6　简易智力状态评定操作流程

流　程	说　明
操作前准备	1. 护士准备:着装符合要求,洗手,戴口罩 2. 患者准备:患者处于安静状态,意识清楚,能配合评定
核对	按照身份识别制度进行患者身份确认
解释	告知患者此次评估的目的及注意事项
评估	1. 评估患者的意识、生命体征及配合程度 2. 评估患者的意识状态、情绪、语言能力等
再次核对	再次核对患者信息,确保患者身份正确
评定(通过与患者交谈,逐一完成以下项目的询问)	1. 现在是哪一年? 2. 现在是什么季节? 3. 现在是几月? 4. 今天是几号? 5. 今天是星期几? 6. 现在我们在哪个省、市? 7. 您住在什么区(县)? 8. 您住在什么街道? 9. 我们现在是第几层楼? 10. 这是什么地方? 11. 告诉患者 3 样东西的名称,讲完之后,请患者重复说一遍并告诉患者记住这 3 样东西,因为等一下要再问(请仔细说清楚,每样东西 1 秒):皮球、国旗、树木(以第 1 次答案计分),请患者重复 12. 要求患者从 100 减去 7,然后从所得的数目再减去 7,如此一直计算下去,直到我说"停"为止(一般喊 5 次,若错了,但下一个答案都是对的,那么只记一次错误) 13. 让患者回忆,刚才要记住的 3 样东西是什么? 　　即皮球、国旗、树木 14. 拿出手表问这是什么? 请患者回答 　　拿出铅笔问这是什么? 请患者回答 15. 要求患者记住你说的话并重复一次,这句话是"四十四只石狮子"(只说 1 遍,患者能正确并咬字清楚地说出,计 1 分) 16. 拿出 1 张写有"请闭上您的眼睛"大字的卡片给患者,请患者读出并按照所写的去做(如果他闭上眼睛,计 1 分)

（续表）

流　程	说　　明
评定（通过与患者交谈，逐一完成以下项目的询问）	17. 给患者一张空白纸，要求患者按指令去做，不要示范 "用右手拿这张纸、再用双手把纸对折、将纸放在大腿上" 18. 给患者一张白纸，让患者写一句完整的、有意义的句子（句子必须有主语、动词） 19. 给一张图，请患者在同一张纸上照样把它画出来，如图 20. 观察患者完成指令情况，按量表进行逐项评价，打钩、计分
宣教	1. 告知患者评价结果，交代注意事项 2. 安置患者舒适体位
用物处理	按要求正确处理用物

【护理配合】

（1）操作前应充分与患者沟通，让其理解评定的目的及方法，取得其配合。

（2）评定前护士应对患者的受教育程度、年龄、语言表达能力、有无听力或视力缺损等有所了解。

（3）评定环境应保持安静，护士与患者面对面交谈，避免不必要的干扰，以免影响其注意力。

（4）评定过程中不宜重复或过多提示。

（5）一次评定时间宜控制在 5～10 分钟。

第三节　吞咽功能评定

目前最常用的床旁吞咽功能评定量表是洼田饮水试验，因为液体是最容易发生喉部渗透导致误吸的物质，但其未能全面反映各种形状食物的吞咽情况。GUSS（Gugging swallowing screen）吞咽功能评估表在此基础上增加了半固态和固体食物的吞咽情况评定，更为方便临床护理根据其评定结果进行饮食指导。

【适应证】　各种中枢神经系统、周围神经系统损伤或病变等引起的吞咽功能障碍的筛查。

【禁忌证】　昏迷或低反应状态、意识不清、严重痴呆及危重症患者。

【目的】

（1）了解是否存在吞咽障碍。

（2）查找发生吞咽障碍的可能原因。

（3）找出吞咽过程中存在的解剖和生理异常。

（4）为制订治疗方案提供客观依据。

【检查项目】

一、洼田饮水试验

该量表是日本学者洼田俊夫提出的,分级明确,操作简单,主要用于患者床旁吞咽功能的评估。评定流程及评价标准见表 2 - 4 - 7。

表 2 - 4 - 7　洼田饮水试验流程及评价标准

指导语:患者端坐,喝下 30 mL 温开水,观察所需时间和呛咳情况

分　　级	流　　程
1级(优)	能顺利地 1 次将水咽下
2级(良)	分 2 次以上,能不呛咳地咽下
3级(中)	能 1 次咽下,但有呛咳
4级(可)	分 2 次以上咽下,且有呛咳
5级(差)	频繁呛咳,不能全部咽下

【临床应用】　正常:1 级,5 秒之内。可疑:1 级,5 秒以上或 2 级。异常:3～5 级。

二、GUSS 吞咽功能评估

GUSS 吞咽功能评估表是由 Michaela Trapl 研制的,可用于全面评价各种性状的食物,包括了液体、半固体和固态食物的吞咽情况,为制订治疗方案和饮食指导提供客观依据。

(一)初步检查/间接吞咽试验　见表 2 - 4 - 8。

表 2 - 4 - 8　间接吞咽测试计分表

项　　目	是	否
警惕(患者是否有能力保持 15 分钟注意力)	1	0
主动咳嗽/清嗓子(患者应该咳嗽或清嗓子 2 次)	1	0
吞咽口水:成功吞咽	1	0
流口水	0	1
声音改变(嘶哑、过水声、含糊、微弱)	0	1
总分	5 分	

注:总分为 1～4 分,进一步使用 X 线透视做吞咽检查或使用内镜做吞咽检查;总分为 5 分进入第二步。

(二)直接吞咽试验　见表 2 - 4 - 9。

表 2 - 4 - 9　直接吞咽试验计分表

顺　　序	糊状食物★	液体食物★★	固体食物★★★
吞咽			
不能	0	0	0
延迟(>2 秒,固体>10 秒)	1	1	1
成功吞咽	2	2	2

（续表）

顺　　序	糊状食物★	液体食物★★	固体食物★★★
咳嗽(不由自主)(在吞咽前、吞咽时、吞咽后 3 分钟内)			
是	0	0	0
否	1	1	1
流口水			
是	0	0	0
否	1	1	1
声音改变(听患者吞咽之前和之后的声音,他应该说"O")			
是	0	0	0
否	1	1	1
总分			
评分	1~4分:进一步检查*; 5分:继续用液体	1~4分:进一步检查*; 5分:继续用固体	1~4:分进一步检查*; 5分:正常

注: * 表示使用透视做吞咽检查或使用内镜做吞咽检查。★表示吞咽食物容易;★★表示吞咽食物较难;★★★表示吞咽食物困难。

【临床应用】　GUSS 吞咽功能评价总结计分及临床应用见表 2 - 4 - 10。

表 2 - 4 - 10　GUSS 吞咽功能评价总结计分表

评分	成　　绩	严重后果	建　　议
20 分	成功吞咽糊状、液体和固体食物	轻微的或没有吞咽困难,吸入性肺炎的可能最小	• 正常饮食 • 定时给予液态食物(第一次在有经验的神经科护士的监督下进食)
15~19 分	成功吞咽糊状和液态食物,但不能成功吞咽固态食物	轻微吞咽困难,有很小的吸入性肺炎的风险	• 吞咽障碍饮食(浓而软的食物) • 比较慢的摄入液态食物,一次一口 • 使用透视或内镜做吞咽检查 • 护士吞咽功能训练指导
10~14 分	吞咽糊状食物成功,但不能吞咽液态和固态食物	有些吞咽困难,有吸入性肺炎的可能	吞咽困难的饮食顺序: • 固态的如同婴儿的食物,额外的静脉营养 • 所有的液态食物必须浓 • 药丸必须研碎混入浆液 • 禁用液态药物 • 进一步吞咽功能评估(透视,内镜) • 护士吞咽功能训练指导
0~9 分	初步调查不成功或不能吞咽糊状食物的	严重吞咽困难,有较高吸入性肺炎的风险	• NP0(禁止经口进食) • 进一步吞咽功能评估(透视,内镜) • 护士吞咽功能训练指导

【操作前准备】

（1）用物准备：评定量表、洗手液、压舌板、水、茶匙、布丁、面包、食物添加剂、纸巾等,所有用物呈备用状态。

（2）环境准备：周围环境安全、安静整洁、光线充足。

（3）护士准备：着装整洁规范，素质符合要求。

（4）患者准备：着轻便衣服，知情同意，能配合评定。

【操作流程】　详见表 2 - 4 - 11。

表 2 - 4 - 11　GUSS 吞咽功能评价操作流程

流　　程	内　　　　容
操作前准备	1. 操作者准备：着装、素质符合要求，洗手、戴口罩 2. 患者准备：患者着装轻便，处于安静状态，安置患者坐位，至少 60°
核对	核对患者身份，按照患者识别制度核对确认患者身份
评估	评估患者的意识状态、配合程度，检查患者口腔有无异物、溃疡等
解释	告知患者检查的目的、配合方法及注意事项
再次核对	再次核对患者信息，确认患者信息正确
评定	1. 首先给予患者 1/3～1/2 勺半固体（布丁）。观察记录；如给予 3～5 勺（1/2 勺）没有任何症状，计 5 分并进入下一步骤 2. 依次给予患者 3、5、10、20 mL 水，观察患者的反应 3. 上述操作如没有症状，计 5 分并继续给 50 mL 水，以患者最快速度吞咽评定并计分 4. 上述操作如没有症状，计 5 分并继续给予固态食物（一小片干面包），重复 5 次。限制时间为 10 秒，包括口腔准备期。观察并计分 5. 如上述任何一环节评分为 1～4 分，应进一步使用透视或使用内镜做吞咽检查 6. 根据患者完成情况，按照量表计分
操作后宣教	1. 告知患者评定结果 2. 安置患者舒适体位
处理用物	按要求正确处理用物

【护理配合】

（1）要求患者能在护士指导下完成指令。

（2）操作前需检查患者的口腔情况，去除活动性异物。

（3）评定结果受患者主观感觉影响，检查时应嘱其放松，调整均匀呼吸。

第四节　疼痛功能评定

疼痛是人体组织受到损伤或潜在威胁时所表现出的重要体征，能够直观地反映人体疾病的发生。疼痛已经成为继体温、脉搏、呼吸、血压四大生命体征之后的第五大生命体征，做好疼痛功能评定成为了临床护理工作中至关重要的一环。2001 年国际疼痛协会将疼痛的定义为一种令人不愉快的感觉和情绪上的感受，伴随现存的和潜在的组织损伤。疼痛评估是患者鉴别诊断、评价疗效的重要指标，也是至关重要的第一步。

【适应证】　用于评估需要连续记录疼痛的程度、时间、性质，以及用药的种类、量、频率。尤其适用于癌症晚期疼痛患者的镇痛治疗。

【目的】

（1）能够准确地判定疼痛的特征，寻找疼痛的原因。

（2）确定疼痛对运动功能和日常生活的影响。

（3）能够准确地判断疼痛的特点，帮助选择更合适的治疗及用药。

（4）为肿瘤晚期患者实时监测疼痛的变化，并及时调整用药，以避免爆发痛的发生。

（5）评价患者用药后的疗效，了解患者用药后缓解的程度和变化特点。

【疼痛的原因】

（1）感染和组织损伤：由于细菌、病毒或其他病原微生物引起，创伤或手术后也可发生。

（2）神经性疼痛：由于神经病变或神经传导异常、微循环障碍、结缔组织增生引起。

（3）缺血：血管狭窄，组织缺少血供。

（4）癌性疼痛：通常是多种原因导致，包括肿瘤压迫、骨转移、细胞死亡、肿瘤压迫组织造成肿胀、肿瘤浸润，患者未按时服药，也可因各种心理因素引起。

（5）心理因素：原因不明，疼痛不能用组织病变解释，一般伴抑郁、恐惧、焦躁等情绪状态。

（6）其他因素：病因不明，病理生理心理变化多样。

【疼痛的分类】

（一）根据疼痛时间分类

（1）急性疼痛：持续时间短，通常少于 3 个月，与损伤、手术、感染等有关。

（2）慢性疼痛：通常超过 3 个月，伴有焦虑、抑郁等精神心理改变。

（3）急、慢性疼痛互相转化：急性疼痛初期未被引起重视，未进行干预逐渐转化为慢性，或者慢性疼痛因各种心理或未按时服药，不遵从医嘱，导致爆发痛或急性疼痛。

（二）根据疼痛程度分类

（1）微痛：似痛非痛，常伴随其他感觉，如瘙痒、酸、麻木、胀。

（2）轻度疼痛：疼痛较轻微。

（3）中度疼痛：疼痛明显、疼痛反应出现。

（4）剧烈疼痛：疼痛难以忍受，患者辗转反侧、难以入睡、无法耐受。

（三）根据疼痛性质分类

（1）钝痛：酸痛、胀痛。

（2）锐痛：刺痛、刀割样痛、烧灼痛、绞窄痛、撕裂样疼痛、钻顶样疼痛。

（3）其他：牵拉痛、反跳痛、压缩痛。

【疼痛的评估】

（一）疼痛评估的原则

（1）相信患者的主诉：疼痛评估的金标准是患者的主诉。

（2）疼痛评估应该作为患者入院的常规评估，并贯穿于患者的整个诊疗过程，应根据患者的病情变化，诊疗计划，查房等动态改变重新评估的契机：① 患者疼痛加剧，医生根据病情调整用药剂量或方法；② 患者发生初始疼痛部位以外的新疼痛部位；③ 对于癌症晚期患者规范化使用止痛药物的全程均应定期不断评估。

（二）疼痛评估的工具、方法

1. 数字疼痛量表（NRS 量表，图 2-4-1）

（1）工具介绍：该表从 0～10 共 11 个点，即从无痛到重度疼痛，是临床上最常用的评估工具,便于掌握和使用,患者容易理解。但使用时每个人对疼痛的理解程度不同,在缺少专业疼痛知识的背景下患者阐述的结果和医护人员的理解存在一定偏差。0 分代表无痛,1～3 分代表轻度疼痛,4～6 分代表中度疼痛,7～10 分代表重度疼痛,患者选择数字越大代表疼痛越严重。

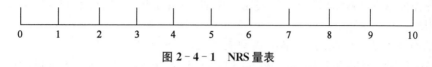

图 2-4-1　NRS 量表

(2) 适用人群:① 意识清醒能够理解并配合的人群。② 文化和认知程度能够理解的患者;③ 成年人。

(3) 分析评价:① NRS 量表使用时能反映疼痛变化,使用者需准确掌握分值。② 量表评估简单、快捷,容易理解,适合临床医护人员使用。③ 数字评分比较直观,特别是作为用药和治疗后的前后对比评价意义较大。

2. 长海痛尺(图 2-4-2)

(1) 工具介绍:长海痛尺是结合了 NRS 和 VRS 量表进行改良后产生的,因为在临床上使用 NRS 量表时不只是患者无法准确掌握评分,医务人员在临床应用过程中也很难准确在痛尺上找到相应的数值,也不能很好地对患者做好解释和宣教工作,导致临床疼痛评估遇到瓶颈,因此在海军军医大学赵继军主任护师等的研究下,结合了量表易于使用和评分,能准确做出评估,使用时错误的概率较小,患者也能精准地指出疼痛程度,疼痛评估的结果适合用于分析研究等多方面特点得到了长海痛尺量表。

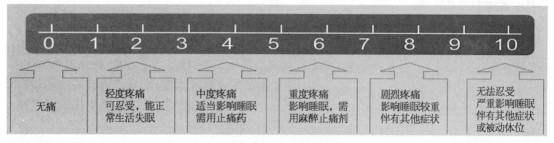

图 2-4-2　长海痛尺

(2) 适用人群:适用于临床上的各种急慢性疼痛患者的评估,尤其适合各种术后的急性疼痛评估,对于儿童和昏迷、认知沟通障碍的患者比较局限,还需要借助其他的辅助工具才能更加精准。

(3) 工具评价分析:① 在评估前需对患者做好充分的宣教及解释工作,保证患者能够很好地理解和配合完成评估工作,以免影响评估的准确性。② 手术后的急性疼痛评估,是一个全面、全程的动态评估,根据患者手术后情况和患者个人需求,制订属于患者的评估计划,包括评估次数、护理,也要根据患者的病情变化、疼痛变化、治疗方案的改变及时调整,配合医生正确执行各种诊疗方案。

3. 0～5 语言描述评分法(VRS)

(1) 工具介绍:0 级,无疼痛;1 级,轻度疼痛,可以忍受、能正常生活睡眠;2 级,中度疼痛;适当干扰睡眠、需用镇痛药;3 级,重度疼痛,干扰睡眠、需用麻醉镇痛药;4 级,剧烈疼痛,干扰睡眠严重伴有其他症状;5级,无法忍受,严重干扰睡眠,伴有其他症状或被动体位。

（2）适用人群：适用于视觉或认知障碍或对痛尺无法理解、教育程度低的患者。

（3）工具评价解析：① VRS量表使用更简捷、更容易理解,但适用人群更窄、更不精准,无法让患者更确切的表达出疼痛感受。② VRS量表受限于患者的文化教育程度、理解能力、表达能力等各种因素,因此使用时一定要充分评估,且为了更好、更精准的表达可以和其他工具联合使用。

4. 疼痛面部表情法(Wong - Baker 面部表情表,FPS;图 2 - 4 - 3)

（1）工具介绍：该量表是 Donne Wong 和 Connie M Baker 于 1981 年研制,为患者提供 6 张不同疼痛程度的面部表情。0 表示笑容无痛,2 代表有一点疼痛,4 代表轻微疼痛,6 代表疼痛明显,8 代表疼痛严重,10 代表剧烈疼痛。

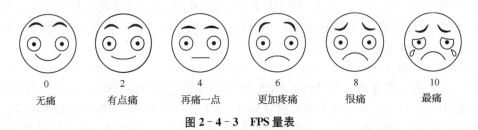

图 2 - 4 - 3　FPS 量表

（2）适用人群：适用于具有一定想象力和表达力,适用于 4～16 岁的学龄期儿童,也适用于语言能力丧失的成年人。

（3）工具评价分析：① 使用前应首先评价患者的理解能力及病情意识。② FPS 不适用于视觉障碍的患儿。

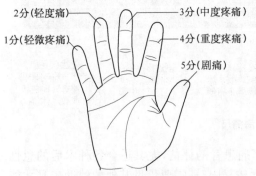

图 2 - 4 - 4　手指疼痛评估法

5. 五指法(图 2 - 4 - 4)

（1）工具介绍：由张菊英等于 2005 年提出,戴文英等于 2006 年进行了改良,评估时告知患者 5 个手指代表疼痛程度,小指代表轻微疼痛,环指代表轻度痛,中指代表中度痛,示指代表重度痛,拇指代表剧烈疼痛。

（2）适用人群：适用于 5 岁以上的儿童,不同文化程度,视力、听力低下,以及语言交流障碍的患者。

（3）工具评价分析：五指疼痛评估法能够随时随地对患者进行,不受物品地点限制,非常简单,但患者在剧烈疼痛、狂躁的情况下会影响评估效果和进度、影响疼痛评估的结果。但五指评分法比较简单,无法按其他量表进行精细的项目分类评估。

6. 行为疼痛评估表(表 2 - 4 - 12)

（1）工具介绍：行为疼痛评估量表是法国学者 Payen 等于 2001 年专为机械通气患者疼痛评估而研制的,量表分为面部表情、上肢活动和呼吸机的顺应性 3 大部分。每个部分包含 4 种表现,每个部分得分相加为总分,总分为 3～12 分。3 分代表无痛,3～5 分代表轻度疼痛,6～8 分代表中度疼痛,≥9 分代表剧烈疼痛。

表 2-4-12 行为疼痛评估量表

观 察 指 标	描　　述	评　分
面部表情	表情放松	1
	部分紧绷(如皱眉)	2
	完全紧绷(如眼睛紧闭)	3
	面部扭曲	4
上肢活动	没有因疼痛导致的活动	1
	部分弯曲	2
	完全弯曲且手指弯曲	3
	持续回缩	4
呼吸机的顺应性	耐受呼吸机	1
	咳嗽但耐受	2
	人机对抗	3
	无法控制通气	4

(2)适用人群：机械通气的重症监护患者,即使患者丧失沟通能力也能判断患者的疼痛程度。

(3)工具评价分析：① 使用 BPS 量表时应注意患者是否使用镇静药物,是否有肢体瘫痪,这些状态会影响该量表对患者的评估,因此在使用前要仔细评估,避免评估误差。② BPS 量表的最低分是 3 分,要与其他量表区分开;另外 BPS 量表是医护人员客观评价的工具之一,无法真正表达患者的主观感受。

7. 儿童疼痛行为评估量表(FLACC 量表,表 2-4-13)

(1)工具介绍：儿童疼痛行为评估量表,是 1997 年美国密西根大学 Merkel 等专门为儿童术后疼痛评估而设计的,受到广泛好评。之后该量表被刘明等首次翻译并公开,包括面部表情、腿部动作、体位、哭闹、可安抚度 5 个部分,每个部分评分为 0～2 分。0 分代表无痛,1～3 分代表轻度疼痛,4～6 分代表中度疼痛,7～10 分代表重度疼痛。

表 2-4-13 FLACC 量表

项　　目	0分	1分	2分
面部表情	表情自然或微笑	偶尔出现痛苦表情,皱眉淡漠	轻度或持续下颚颤抖或紧咬下颚
腿部动作	自然体位或放松	紧张不安的抖动	踢腿或上腿挺直
体位	安静躺着,正常体位或轻松活动	局促不安、翻来覆去	身体痉挛僵直,呈弓形
哭闹	不哭(清醒或睡眠中)	呻吟、啜泣、偶尔诉痛	持续哭泣、尖叫、大声诉痛
可安抚程度	舒适、放松	抚摸拥抱和言语可以被安抚	难于被安抚

(2)适用人群：最初适用于 2～7 岁患儿的术后疼痛评估,现在也有用于创伤、癌痛、危重症及智力障碍的儿童。

(3)工具评价分析：① 进行评估时,为了更好地评估患儿,可适当接触患儿,了解患儿身体活动度和肌紧张程度。② 评估后若评分≥4 分须立即告知医生,遵医嘱做好处理。

8. 新生儿疼痛评估量表(NIPS 量表,表 2-4-14)

(1)工具介绍：该量表用于对足月儿、早产儿进行操作和术后的疼痛评估。NIPS 量表包括面部表情、哭、呼吸形态、上肢姿势、下肢姿势、觉醒状态 6 个部分,每项 0~2 分。

表 2-4-14 NIPS 量表

维　度	内　　　容	评　分
面部表情	肌肉放松:面部表情平静,中性表情	0
	皱眉:面部肌肉紧张,眉头、脸颊、下巴都有皱纹	1
哭	不哭:安静、不哭	0
	呜咽:间断、轻微的哭泣	1
	大哭:大声尖叫;响亮、刺耳、持续的哭泣*	2
呼吸形态	放松:孩子平常的状态	0
	呼吸形态改变:呼吸深或不规则,比平常快;噎住、屏气	1
上肢姿势	放松或受限:没有肌肉的僵直,偶尔手臂随机的运动	0
	屈曲或伸直:紧张、手臂伸直、很快地伸直或屈曲	1
下肢姿势	放松或受限:没有肌肉的僵直,偶尔手臂随机的运动	0
	屈曲或伸直:紧张、手臂伸直、很快地伸直或屈曲	1
觉醒状态	入睡或觉醒:安静、平和、入睡或平静觉醒	0
	激惹:紧张、局促不安	1

注:* 气管插管的孩子如有显著的嘴部和面部动作,此项可能得分。

(2) 适用人群:用于 1 岁以内婴幼儿及新生儿,包括足月儿和早产儿。

(3) 工具评价分析:① 新生儿语言表达障碍且病情变化较快,评估时需注意加强观察,执行医嘱用药或治疗后更要密切观察,并做好记录,要保证患儿的安全。② 新生儿无法表达,需要鉴别患儿与饥饿、排泄、焦虑、恐惧的区别,未经确定不能随意用药以免加重患儿病情或贻误病情。

9. 重症监护疼痛观察量表(CPOT 量表,表 2-4-15)

(1) 工具介绍:该量表是由法国学者 Gelinas 等于 2006 年设计,是一种针对重症监护患者研发的疼痛评估量表,包括人体的面部表情、身体活动度、人机协调和发生、肌紧张 4 个部分。每个评估项目评分 0~2 分,0 分代表无痛,8 分代表剧烈疼痛。

表 2-4-15 CPOT 量表

项　目	分　　值		描　　述
面部表情	放松、平静	0	未见面部肌紧张
	紧张	1	存在皱眉,耸肩或任何面部变化(如睁眼或疼痛时流泪)
	表情痛苦	2	所有之前的面部变化加上双目紧闭(患者可能口腔张开或者紧咬气管导管)
身体活动度	活动度减少或者保持正常体位	0	完全不动或正常体位
	防护状态	1	缓慢小心地移动,轻抚痛处,通过移动身体引起别注意
	焦躁不安	2	拉扯气管导管,试图坐起,在床上翻来覆去,不配合指示,袭击工作人员,试图翻越床栏

（续表）

项　目	分　值		描　述
人机协调（气管插管者）	人机协调	0	通气顺畅，无呼吸机报警
	呛咳但尚可耐受	1	呛咳，呼吸机报警触发、疼痛时自主呼吸暂停
	人机对抗	2	人机不同步、呼吸机频繁报警
发声（非气管插管者）	语调平稳或不出声	0	说话时语调平稳或不出声
	叹息、呻吟	1	叹息、呻吟
	哭喊、抽泣	2	哭喊、抽泣
肌紧张*	放松	0	对被动运动无抵抗
	紧张、僵直	1	抵抗被动运动
	非常紧张、僵直	2	对被动运动强烈抵抗，无法完成被动运动
	总分		目标分值：0～1分

注：*当患者处于休息状态时，对其上肢进行被动弯曲和伸展动作，并做出评估；或者被动翻身时，做出评估。

（2）适用人群：适用于需要严密监测，具有一定的躯体运动能力但无法自己表达的重症患者。

（3）工具评价分析：① 适用该量表进行评估时应给患者一段时间进行休息，使患者处于相对安静的环境中，更利于准确评估患者的各项指标，减少误差。② 可以对患者进行肢体接触，给予患者翻身或者被动体位，查看患者是否有面部表情的改变或肢体的抵抗、肌肉紧张的程度。③ 选择人机协调或发声的原则是是否存在气管插管，两者必取其一，无创呼吸机不属于气管插管，也使用发声项目进行评估。

10. 重度痴呆患者疼痛评估量表（PAINAD，表 2 - 4 - 16）

（1）工具介绍：该量表融合了老年痴呆不适量表和儿童行为疼痛评估量表，包括呼吸、负性发声、面部表情、形体语言和可安慰程度 5 个项目，每项分值为 0～2 分，总分 0 分代表无痛，总分 10 分代表剧烈疼痛。评估时观察 5 分钟并记录患者的情况。

表 2 - 4 - 16　重度痴呆患者疼痛评估量表

临床表现	0 分	1 分	2 分	计分
呼吸	正常	偶尔呼吸费力/短时间过度换气	呼吸困难兼发出吵闹声响/长时间的过度换气/睡眠呼吸暂停综合征	
负性发声	没有	偶尔呻吟/低沉的声音，带有负面语气	反复性的叫嚷/哭泣	
面部表情	微笑或无表情	难过/恐惧/皱眉头	愁眉苦脸	
形体语言	放松	绷紧/紧张步伐/坐立不安	僵硬/捏紧拳头/膝盖提起/拉扯或推开/推撞	
可安慰程度	无需安慰	通过分散注意力或触摸、安慰可安抚	通过分散注意力或触摸、安慰不能安抚	
观察时间约 5 分钟			总分	

(2) 适用人群：该量表适用于彻底丧失表达能力的晚期阿尔茨海默病（老年痴呆症）患者。

(3) 工具评价分析：该量表使用时应由 1 名医护人员与患者共同完成，对患者观察 5 分钟，并记录患者的状态，评估完成后及时对患者采取治疗措施，并进行复评。除了采取物理和药物等治疗措施外，也要在沟通过程中多开导患者，缓解患者的心理症状。

11. ID Pain 量表（表 2 - 4 - 17）

(1) 工具介绍：国际疼痛学会在 1994 年将神经病理性疼痛定义为由神经系统的原发性损害或功能障碍所引发或导致的疼痛。2008 年国际疼痛学会神经病理性特别兴趣小组将定义更新为由躯体感觉系统的损害或疾病导致的疼痛。由于神经病理性疼痛的症状和体征缺乏特异性，容易被当成普通的慢性疼痛处理，治疗后效果欠佳。为了诊治神经病理性疼痛 Portenoy 等于 2006 年研制出了 ID Pain 量表，用来区分神经病理性疼痛和伤害感受性疼痛的区别。ID Pain 量表包含 6 个评估项目，总分值为 -1～5 分。

表 2 - 4 - 17 ID Pain 量表

问 题	是	否
您是否出现针刺般疼痛？	1	0
您是否出现烧灼样疼痛？	1	0
您是否出现麻木感？	1	0
您是否出现触电般疼痛？	1	0
您的疼痛是否会因为衣服或床单的触碰而加剧？	1	0
您的疼痛是否只出现在关节部位？	-1	0
总分		

注：总分为 -1～0 分表示基本排除神经病理性疼痛，1 分表示不完全排除神经病理性疼痛，2～3 分表示考虑患神经病理性疼痛，4～5 分表示高度考虑患神经病理性疼痛。

(2) 适用人群：① ≥18 岁，疼痛时间 >30 天；② 持续性疼痛，并且伴针刺样、触电样、火烧样疼痛或麻木症状，使用普通镇痛药物效果不佳者；③ 癌性疼痛患者。

(3) 工具评价分析：① ID Pain 量表采取当场发放，当场回收的方式进行评估。② 对于视力障碍或文化程度低的患者可以由医护人员以提问的方式帮助患者进行选择。

【疼痛评估问卷】 疼痛这个词到如今已经不是一个陌生的词汇，随着越来越多人的关注和研究，疼痛已经成为医疗和护理学的热门词。随着人类历史的发展，人们发现疼痛就在每个人自己身边，几乎所有的不适或疾病都伴随着疼痛这个症状，特别是近几十年，随着科学的进步、研究的深入，众多学者发现疼痛不单单是一种简单的症状，它是包含了一系列病因、机制、特征、诊断、治疗、护理等领域的一门单独的护理学分支。为了更好、更全面地掌握患者的疼痛相关信息、促进患者的健康，疼痛的评估工具也在日新月异的变化增强，除了临床上使用的评估工具，还衍生出很多疼痛问卷，以加强对疼痛和镇痛效果的评估。

1. 简化的 McGill 疼痛问卷（表 2 - 4 - 18）

(1) 问卷介绍：McGill 疼痛问卷是 1975 年加拿大著名心理学家 Melzack 教授设计的全面的疼痛评估工具，评估疼痛的部位、强度、时间及疼痛对情感和感觉的影响。简化的 McGill 疼痛问卷则是 Melzack 教授在原问卷的基础上进行简化设计而成，更简便、客观。

表 2-4-18　简化的 McGill 疼痛问卷

患者姓名：_____　　日期：_____　　时间_____上午_____/下午_____

1. 疼痛评级指数（PRI）

疼痛性质	疼痛程度			
A. 感觉项	无	轻	中	重
（1）跳痛	0	1	2	3
（2）刺痛	0	1	2	3
（3）刀割痛	0	1	2	3
（4）锐痛	0	1	2	3
（5）痉挛牵扯痛	0	1	2	3
（6）绞痛	0	1	2	3
（7）热灼痛	0	1	2	3
（8）持续固定痛	0	1	2	3
（9）胀痛	0	1	2	3
（10）触痛	0	1	2	3
（11）撕裂痛	0	1	2	3
B. 情感项	无	轻	中	重
（12）软弱无力	0	1	2	3
（13）厌烦（不适感）	0	1	2	3
（14）害怕（恐惧感）	0	1	2	3
（15）受罪、折磨人的（惩罚感）	0	1	2	3

感觉项总分_____　情感项总分_____　PRI：_____

2. 视觉模拟评分（VAS）

0 分（无痛）　　　　　　　　　　　　　　　　　　　10 分（剧烈疼痛）

现时疼痛强度（PPI）　　　PPI 总分_____

0—无痛　　　　　　　　　　　　　　　　1—轻度痛（偶尔因疼痛引起烦恼）

2—中度痛（常引起烦恼，但克制可以忍受）　　3—重度痛（克制只能忍受部分疼痛）

4—剧烈疼痛（疼痛较重，常引起呻吟）　　　　5—难以忍受的痛（呻吟不止，以致想自杀）

注：评第 1 项时，向患者逐步提问，根据患者回答的疼痛程度在根据相应级别做记号。评第 2 项时让患者用笔选出自己的疼痛分值。评第 3 项时根据患者的主观感受在相应分值上做记号，最后 3 项评分相加分值越高表示疼痛越严重。

（2）适用人群：适用于时间有限又要获得疼痛的其他信息时。

（3）疼痛评估问卷评价分析：简化后的量表具有科学、立体、客观、简便、易掌握等特点，患者可以在 5 分钟内完成，医务人员也能更全面、精确地掌握患者的疼痛信息。

2. 休斯敦疼痛情况调查表（表 2-4-19）

（1）工具介绍：休斯敦疼痛情况调查表是 McNeill 以美国疼痛协会的患者结果问卷为原型经过严格心理学测量完成的调查表。2004 年我国学者沈曲等引进该调查表，经过翻译和调整最终成型。该调查表包括手术背景、疼痛期望、疼痛经历、疼痛对情绪的影响、疼痛对身体或日常生活的影响、疼痛控制满意程度、对控制疼痛的教育的满意程度和总体满意度 7 个方面。

表 2-4-19 休斯敦疼痛情况调查表

Ⅰ 手术背景

1. 首先,我们想了解手术后您是否感觉到了疼痛?

a. 是　　　　b. 否

【如果第一条回答否,谢谢您的参与,请停止回答。】

2. 手术通常需要进行提前计划,但在情况紧急时会立即进行手术。您的手术情况是:(选择一个答案)

提前计划(择期手术)

紧急情况下(急诊手术)

Ⅱ 您对疼痛的期望值

3. 您希望手术后的疼痛程度(强度)为:

□0 □1 □2 □3 □4 □5 □6 □7 □8 □9 □10

0＝没有疼痛　　　　　　　　　　　　　　　　　　10＝剧烈疼痛

4. 当经历疼痛时,您希望疼痛减轻到何种程度?

□0 □1 □2 □3 □4 □5 □6 □7 □8 □9 □10

0＝没有缓解　　　　　　　　　　　　　　　　　　10＝完全缓解

5. 在您住院期间,医生或护士有没有告诉您"提供良好控制疼痛的方法是医院应优先考虑的问题"?

□是　　　　　　　□否　　　　　□想不起来

6. 在您住院期间,医生或护士有没有告诉您"当您疼痛时,您或您的家人应该告知义务人员"?

□是　　　　　　　□否　　　　　□想不起来

Ⅲ 您的疼痛经历

我们想了解您在过去的 24 小时内感受到的疼痛强烈程度。如果在过去的 24 小时内您没有感觉到疼痛,请您跳至第 11 题继续回答。

0＝没有疼痛　　　　　　　　　　　　　　　　　　10＝剧烈疼痛

7. 您目前所感受到的疼痛程度是什么?

□0 □1 □2 □3 □4 □5 □6 □7 □8 □9 □10

8. 过去的 24 小时内您感受到最强烈的疼痛是什么?

□0 □1 □2 □3 □4 □5 □6 □7 □8 □9 □10

9. 过去的 24 小时内您感受到的疼痛的一般程度是什么?

□0 □1 □2 □3 □4 □5 □6 □7 □8 □9 □10

Ⅳ 疼痛对情绪的影响

由于人们对疼痛的感受各不相同,我们非常想了解疼痛对您情绪的影响程度。请选择下列最符合您对疼痛感受程度的描述。

0＝完全不同意　　　　　　　　　　　　　　　　　　10＝完全同意

10. 当我疼痛时我感到

a. 无助

□0 □1 □2 □3 □4 □5 □6 □7 □8 □9 □10

b. 不受控制

□0 □1 □2 □3 □4 □5 □6 □7 □8 □9 □10

c. 苦恼

□0 □1 □2 □3 □4 □5 □6 □7 □8 □9 □10

d. 受挫

□0 □1 □2 □3 □4 □5 □6 □7 □8 □9 □10

e. 害怕

□0 □1 □2 □3 □4 □5 □6 □7 □8 □9 □10

f. 不得不依靠旁人

□0 □1 □2 □3 □4 □5 □6 □7 □8 □9 □10

g. 不想做任何事情

□0 □1 □2 □3 □4 □5 □6 □7 □8 □9 □10

h. 担心疼痛意味着什么

□0 □1 □2 □3 □4 □5 □6 □7 □8 □9 □10

(续表)

Ⅴ　疼痛对身体或日常生活的影响

下列是关于疼痛对您身体或日常生活影响程度的问题。请选择下列最符合您的疼痛情况的描述。

0＝完全不同意　　　　　　　　　　　　　　　　　　10＝完全同意

11. 当我疼痛时我感到

a. 不能移动

☐0　☐1　☐2　☐3　☐4　☐5　☐6　☐7　☐8　☐9　☐10

b. 不能进食

☐0　☐1　☐2　☐3　☐4　☐5　☐6　☐7　☐8　☐9　☐10

c. 不能照顾自己

☐0　☐1　☐2　☐3　☐4　☐5　☐6　☐7　☐8　☐9　☐10

d. 不能睡觉

☐0　☐1　☐2　☐3　☐4　☐5　☐6　☐7　☐8　☐9　☐10

Ⅵ　对控制或减轻疼痛方法的满意度

12. 我们非常想了解您住院期间所接受的治疗疼痛的方法比您所期望的是好还是坏。请选择下列最符合您满意度的描述。

0＝一点都不满意　　　　　　　　　　　　　　　　　10＝非常满意

a. 疼痛减轻

☐0　☐1　☐2　☐3　☐4　☐5　☐6　☐7　☐8　☐9　☐10

b. 护士对疼痛的护理

☐0　☐1　☐2　☐3　☐4　☐5　☐6　☐7　☐8　☐9　☐10

c. 作为一位疼痛患者所受到的关注程度

☐0　☐1　☐2　☐3　☐4　☐5　☐6　☐7　☐8　☐9　☐10

d. 医生对疼痛的处理

☐0　☐1　☐2　☐3　☐4　☐5　☐6　☐7　☐8　☐9　☐10

e. 当您要求镇痛药或需要帮助时,护士反应的快慢程度

☐0　☐1　☐2　☐3　☐4　☐5　☐6　☐7　☐8　☐9　☐10

f. 为了帮助您控制疼痛,您的家人或朋友受到何种程度的鼓励

☐0　☐1　☐2　☐3　☐4　☐5　☐6　☐7　☐8　☐9　☐10

g. 对疼痛所受到的所有照料

☐0　☐1　☐2　☐3　☐4　☐5　☐6　☐7　☐8　☐9　☐10

Ⅶ　对控制疼痛的教的满意度

13. 我们非常想了解您对所接受的控制疼痛的教育的满意程度,请选择下列最符合您的满意度的描述。

0＝一点都不满意　　　　　　　　　　　　　　　　　10＝非常满意

a. 用镇痛药控制疼痛的教育

☐0　☐1　☐2　☐3　☐4　☐5　☐6　☐7　☐8　☐9　☐10

b. 使用非药物镇痛疗法的教育,例如热垫、按压、按摩或放松的方法

☐0　☐1　☐2　☐3　☐4　☐5　☐6　☐7　☐8　☐9　☐10

c. 镇痛药可能引起的副作用的教育

☐0　☐1　☐2　☐3　☐4　☐5　☐6　☐7　☐8　☐9　☐10

d. 将疼痛程度,部位的变化或疼痛持续存在而没有缓解的情况告知护士的重要性的教育

☐0　☐1　☐2　☐3　☐4　☐5　☐6　☐7　☐8　☐9　☐10

e. 您以及您的家人或朋友所受到的关于疼痛以及减轻或控制疼痛的全部教育

☐0　☐1　☐2　☐3　☐4　☐5　☐6　☐7　☐8　☐9　☐10

14. 我们非常想了解您住院期间对所接受的控制疼痛的整体满意程度,请选择下列最符合您的满意度的描述。

0＝一点都不满意　　　　　　　　　　　　　　　　　10＝非常满意

☐0　☐1　☐2　☐3　☐4　☐5　☐6　☐7　☐8　☐9　☐10

（2）适用人群：适用于所有手术后患者。

3. 简明疼痛量表(表2-4-20)

(1) 量表介绍：简明疼痛量表最初是用来评估疼痛对癌症患者的影响,后来研究者认为其适合所有疼痛患者,该表分为两部分,第1部分是疼痛强度评估,第2部是疼痛对患者的影响。

表2-4-20 简明疼痛量表

患者姓名：_____ 病案号：_____ 诊断：_____
评估时间：_____ 评估医师：_____

1. 大多数人一生中都有过疼痛经历(如轻微疼痛、扭伤后痛、牙痛)。除这些常见的疼痛外,现在您是否还感到有别的类型的疼痛? □是　　　　□否

2. 请您在下图中标出您的疼痛部位,并在疼痛最剧烈的部位以"×"标出。

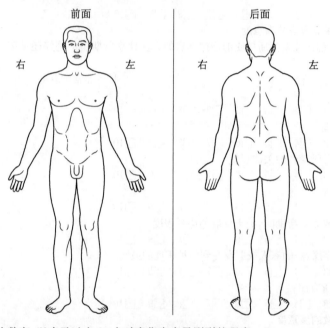

前面　　　　　　　　　　后面

右　　　　　左　　　　右　　　　左

3. 请选择下面的一个数字,以表示过去24小时内您疼痛最剧烈的程度。
(不痛)0　1　2　3　4　5　6　7　8　9　10(最剧烈)

4. 请选择下面的一个数字,以表示过去24小时内您疼痛最轻微的程度。
(不痛)0　1　2　3　4　5　6　7　8　9　10(最剧烈)

5. 请选择下面的一个数字,以表示过去24小时内您疼痛的平均程度。
(不痛)0　1　2　3　4　5　6　7　8　9　10(最剧烈)

6. 请选择下面的一个数字,以表示您目前的疼痛程度。
(不痛)0　1　2　3　4　5　6　7　8　9　10(最剧烈)

7. 您希望接受何种药物或治疗控制您的疼痛?

8. 在过去的24小时内,由于药物或治疗的作用,您的疼痛缓解了多少? 请选择下列的1个百分数,以表示疼痛缓解的程度。
(无缓解)0　10%　20%　30%　40%　50%　60%　70%　80%　90%　100%(完全缓解)

9. 请选择下面的一个数字,以表示过去24小时内疼痛对您的影响
(无影响)0　1　2　3　4　5　6　7　8　9　10(完全影响)
① 对日常生活的影响
(无影响)0　1　2　3　4　5　6　7　8　9　10(完全影响)
② 对情绪的影响
(无影响)0　1　2　3　4　5　6　7　8　9　10(完全影响)

（续表）

③ 对行走能力的影响
（无影响）0　1　2　3　4　5　6　7　8　9　10（完全影响）
④ 对日常工作的影响
（无影响）0　1　2　3　4　5　6　7　8　9　10（完全影响）
⑤ 对人际关系的影响
（无影响）0　1　2　3　4　5　6　7　8　9　10（完全影响）
⑥ 对睡眠的影响
（无影响）0　1　2　3　4　5　6　7　8　9　10（完全影响）
⑦ 对生活兴趣的影响
（无影响）0　1　2　3　4　5　6　7　8　9　10（完全影响）

（2）适用人群：适用于无精神异常、意识障碍、交流障碍、身体虚弱的年龄≥12 岁、≤90 岁患者，家属能够配合。除了复杂难治性的癌痛，尤其癌性神经病理性疼痛的患者，其余疼痛患者均可适用。

【总结】 疼痛作为一个所有人都会发生的症状，往往被大家所忽视。其实开始疼痛已经是一些疾病正在"发芽"，如果仅仅因为疼痛不明显、疼痛的程度较轻、疼痛的时间比较短或者人们普遍还不了解疼痛而错失了早期发现疾病的良机，让疼痛乘虚而入，持续不断地给患者带来痛苦，那将是很大的遗憾。从 1936 年美国麻醉学教授 EARovenstine 在纽约创办了专门治疗疼痛的诊疗机构，带领疼痛治疗走上专业的道路，到 1973 年成立了最大的疼痛科研、临床和教育的多学科专业组织——国际疼痛研究学会（IASP）。再到 1995 年疼痛正式成为第五大生命体征。这一步步走来疼痛已经不再是"无名小卒"，它已经是现今大家关注的焦点。人们正在一步步揭开它的神秘面纱，也在为人们的健康提高一个新的层次。

参考文献

[1] 高中领.现代康复医学理论与实践[M].吉林：吉林科学技术出版社,2019：46 - 47.

[2] 马凌.康复护理技术操作规范[M].广州：广东科学技术出版社,2018：67 - 71.

[3] 张玉梅,宋鲁平.康复评定常用量表[M].2 版.北京：科学技术文献出版社,2019：112 - 117.

[4] 张振香.社区脑卒中患者健康护理技术[M].北京：人民卫生出版社,2014：63 - 71.

[5] 陈立典.卒中社区康复[M].北京：中国中医药出版社,2010：88 - 90.

[6] Mizuno K, Abe T, Ushiba J, et al. Evaluating the effectiveness and safety of the electroencephalogram-based brain-machine interface rehabilitation system for patients with severe hemiparetic stroke：protocol for a randomized controlled trial(BEST-BRAIN Trial)[J]. JMIR Res Protoc, 2018, 7(12)：el12339.

[7] 陈东银,易晓阳.脑卒中后遗症家庭康复指南[M].北京：金盾出版社,2014：26.

[8] 常红,宋海庆.脑卒中居家照护指导手册[M]北京：人民卫生出版社,2019：101 - 110.

[9] 钱秀红,李艳杰,张亚娟,等.康复护理干预对脑梗死后患者日常生活活动能力和认知功能的影响分析[J].中西医结合心血管病电子杂志,2020,8(23)：8 - 18.

第三篇

常见慢病的护理技术

第一章　呼吸康复技术

　　在医学发展的今天,人们对健康和疾病的发生、发展、转归有更多的认识和更严格的要求,医务人员的职责不再局限于疾病的诊断和治疗,还要考虑到患者身心健康的全面恢复。除出院回家之外,还要重返社会。对于慢性呼吸疾病患者来说,过去一直认为,他们病程的发展是不可逆的,但最新研究表明,如果在疾病进展过程中,通过医务人员的积极干预,他们的肺功能指标、生活质量、临床症状都会得到有效改善。

　　2013 年美国胸科学会和欧洲呼吸学会发表了《肺康复循证医学指南》的联合声明,在该发明中对肺康复的定义做了更新的阐述。它定义肺康复是针对有症状、日常生活能力下降的慢性呼吸系统疾病患者采取的一项有循证医学证据,多学科、全面干预的非药物治疗方法,旨在通过稳定或逆转疾病的全身表现而减轻症状、优化功能状态、增加患者依从性、减少医疗费用、消除或控制呼吸疾患的症状、并发症和后遗症,教育患者如何争取日常生活中的最大活动量。所以康复治疗可以认为是临床治疗的延续,是临床医学整体的一部分。

第一节　呼吸功能训练

　　呼吸训练是通过呼吸运动和呼吸治疗技术重建正常的呼吸模式、增强呼吸肌的功能、改善肺通气、减轻呼吸困难及提高肺功能的训练方式。

【目的】

　　(1) 保持气道通畅,提高呼吸肌力和耐力,协调呼吸,改善肺通气和换气。

　　(2) 掌握咳嗽的方法,提高咳嗽的效能。

　　(3) 保持或改善胸廓的活动度,提高胸腔的顺应性。

　　(4) 纠正异常的呼吸模式,建立有效的腹式呼吸方式。

　　(5) 减轻焦虑和抑郁,预防长期卧床及术后并发症,提高患者的心肺功能和体力活动能力。

【适应证】

　　(1) 慢性阻塞性、限制性、实质性肺疾病。

　　(2) 支气管痉挛或分泌物滞留造成的气道阻塞。

　　(3) 因手术、外伤所造成的胸部、腹部疼痛影响呼吸者。

　　(4) 影响呼吸肌功能的神经或肌肉病变,如高位脊髓损伤、各种肌肉病变或周围神经病变等。

　　(5) 长期卧床及体弱患者。

　　(6) 焦虑、紧张的减压和放松治疗。

【禁忌证】

　　(1) 病情不稳定,呼吸训练可导致病情恶化者,如严重肺动脉高压、充血性心力衰竭、呼吸衰竭、不稳定型心绞痛、近期心肌梗死、近期脊柱损伤、肋骨骨折及咯血等。

（2）不能配合治疗、有认知功能障碍或精神疾病的患者。

【操作前准备】

（1）用物准备：医嘱单、洗手液、软枕、抗阻呼吸器、沙袋。

（2）环境准备：病室环境安静、整洁、光线充足，关闭门窗（或拉窗帘），请无关人员回避，注意保护患者隐私。

（3）医护人员准备：衣帽干净整洁，洗手、戴口罩。

（4）患者准备：患者身着轻便衣服，处于安静状态，训练宜在饭前或饭后2小时进行。

【操作流程】　见表3-1-1。

表3-1-1　呼吸功能训练操作流程

流　　程	说　　明
操作前准备	环境安静整洁，操作者衣帽整洁，患者身着轻便衣服
操作前解释、评估	1. 说明操作的目的和必要性 2. 患者的意识和配合度 3. 患者的生命体征、胸廓活动度、肌力检查、辅助检查 4. 患者的症状和体征
操作用物准备	医嘱单、洗手凝胶、抗阻呼吸器、沙袋
核对身份	按照患者身份识别制度进行身份确认
缩唇呼吸	取端坐位，双手扶膝。吸气时使气体从鼻孔进入，每次吸气后不要急于呼出，宜稍屏气片刻再进行缩唇呼气呼气时缩拢口唇呈吹哨样，使气体通过缩窄的口型徐徐将肺内气体吹出（图3-1-1），每次呼气持续4～6秒，吸气和呼气时间比为1:2。每天练习3～4次，每次15～30分钟
腹式呼吸	患者取卧位或坐位（前倾依靠位），也可采取前倾站位。先闭口用鼻深吸气，此时腹部隆起，使膈肌尽量下移，吸气至不能再吸时稍屏气2～3秒（熟练后可适当逐渐延长至5～10秒）；然后缩唇缓慢呼气，腹部尽量回收，缓缓吹气达4～6秒（图3-1-2）。频率为每分钟8～10次，持续3～5分钟
吸气阻力训练	患者持手握式阻力训练器吸气，不同的管子在吸气时气流的阻力不同，管径越窄则阻力越大；在患者可接受的前提下，首先选较粗的管子进行吸气训练，开始每次训练3～5分钟，每天3～5次，以后训练时间可逐步加至每次20～30分钟（图3-1-3）
腹肌训练	患者取仰卧位，上腹部放置1～2 kg的沙袋，吸气时肩和胸部保持不动并用力挺腹，呼气时腹部内陷。仰卧位下做双下肢屈髋屈膝，两膝尽量贴近胸壁的训练，以增强肌力
健康宣教	告知患者训练的注意事项，如有不适及时告知
评估效果	观察患者生命体征及呼吸方式的变化，观察血气分析结果

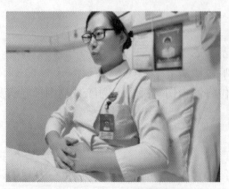

图3-1-1　缩唇呼吸

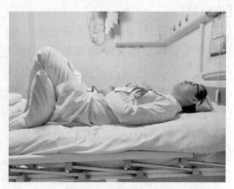

图3-1-2　腹式呼吸

【护理配合】

（1）保持训练环境安静，避免患者受到过多干扰。

（2）穿宽松的衣物，采取舒适放松的体位。教会患者放松的技巧，特别是辅助吸气肌的放松。

（3）避免过度憋气和过快喘气，训练时间不宜过长，以免诱发呼吸性酸中毒或碱中毒。

（4）治疗原则是持之以恒、循序渐进、因人而异，逐步增加运动量，量力而行，以不引起明显疲劳感为宜，否则可能诱发或加重肺部疾病。

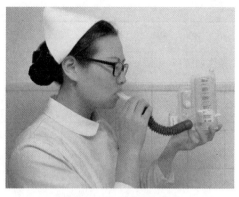

图 3-1-3　呼吸训练器

（5）除呼吸运动外，患者还可以进行适量的体力训练，如散步、登阶、太极拳等，以增强体质、减少疾病发作次数及减轻发作程度。

（6）患者还要注意在营养、心理状态和生活习惯（如戒烟）等方面做出相应调整。

第二节　有 效 咳 嗽

【目的】

（1）保持呼吸道通畅，避免痰液淤积。

（2）有效排出气道分泌物，促进病情恢复。

（3）预防感染，减少术后并发症。

【适应证】　神志清醒、能够配合、痰多且黏稠不易咳出者和手术患者。

【禁忌证】

（1）咯血、年老体弱不能耐受者。

（2）脑出血急性期、颅内动脉瘤或动静脉畸形、颅内手术后7天内。

（3）有活动性内出血、咯血、低血压、肺水肿、心血管不稳定，近期有急性心肌梗死、心绞痛史。

（4）未引流的气胸、近期有肋骨骨折或严重骨质疏松、脊柱损伤或脊柱不稳定者。

（5）胸壁疼痛剧烈、肿瘤部位、肺栓塞。

【操作前准备】

（1）用物准备：医嘱单、洗手液、吸管、漱口水、一次性纸杯、检查手套、弯盘。

（2）环境准备：病室环境安静、整洁、光线充足，关闭门窗（或拉窗帘），请无关人员回避，注意保护患者隐私。

（3）医护人员准备：衣帽干净整洁，洗手、戴口罩。

（4）患者准备：患者身着轻便衣服，处于安静状态。

【操作流程】　见表3-1-2。

表 3-1-2　有效咳嗽操作流程

流　　程	说　　　明
操作前准备	病室环境安静整洁；操作者服装整洁，患者着舒适便服

（续表）

流　　程	说　　明
操作前解释、评估	1. 解释操作的目的； 2. 评估患者的意识、配合能力； 3. 评估患者的生命体征、胸腹部活动度、肌力
用物准备	医嘱单、洗手液、吸管、漱口水、一次性纸杯、检查手套、弯盘
身份识别	按照身份识别制度进行患者身份确认
咳嗽排痰训练	1. 患者取舒适和放松体位，缓慢深呼吸数次（吸气时腹肌上抬），屏气 3 秒，然后张口，使用腹肌用力做爆破性咳嗽 2～3 声 2. 停止咳嗽，缩唇将余气尽量呼出 3. 缓慢深吸气，重复以上动作，连续做 2～3 次后，必要时结合拍背咳痰训练（拍背原则：手法是将手指合拢成杯状，依靠手腕的力量，均匀有节奏地叩击背部，从下至上，从外至内。力度要适宜，不使患者产生疼痛感）
辅助咳嗽技术	患者仰卧于硬板床上或有靠背的轮椅上，操作者的手置于患者的肋骨下角处，嘱患者深吸气并尽量屏住呼吸，当其准备咳嗽时操作者的手向上向里用力推，帮助患者快速吸气，引起咳嗽。如痰液过多可配合吸引器吸引
哈咳技术	深吸气、快速强力收缩腹肌并用力将气呼出，呼气时配合发出"哈""哈"的声音。此技术可以减轻疲劳，减少诱发支气管痉挛，提高咳嗽、咳痰的有效性
评估效果	患者排出痰液后，操作者协助擦痰，保持患者面部清洁、体位舒适，然后进行肺部听诊
健康宣教	嘱患者如有不适及时告知护士
护理记录	在护理文书上记录患者训练方式、频率及效果

【护理配合】

（1）避免阵发性咳嗽，如果连续咳嗽 3 声后，应嘱患者平静呼吸片刻。

（2）有脑血管破裂、栓塞或血管瘤病史者应避免用力咳嗽。

（3）根据患者体型、营养状况、咳嗽的耐受程度，合理选择有效咳嗽训练的方式、时间和频率。有效咳嗽训练一般安排在患者进餐前 1～2 小时或餐后 2 小时，持续鼻饲患者的咳嗽训练应提前 30 分钟停止鼻饲。

（4）检查患者胸腹部有无伤口，并采取相应的措施，避免或减轻因咳嗽而加重伤口的疼痛。可轻轻按压伤口部位，亦可用枕头按住伤口以抵消或减少咳嗽引起伤口局部的牵拉和疼痛。

第三节　气道廓清技术

【目的】

（1）充分引流呼吸道分泌物，促使气道通畅，降低气道阻力。

（2）减少支气管和肺部感染。

【排痰技术】

1. 叩击法　操作者的手与手腕平行成杯状，在呼气相快速叩击胸壁，频率为每分钟 100～480 次，力量为 58～65 N。禁忌证：骨折、骨质疏松、未经引流的气胸、低血压、出血倾向、不稳定型心绞痛、严重的胸壁疼痛等。

2. 振动法　操作者的手置于胸壁，用 12～20 Hz 的频率在患者呼气时振动胸壁，这种振动次数可以促进纤毛运动。

3. **挤压法**　操作者在患者呼气时挤压患者胸部,促进排痰。

4. **肋骨弹跳法**　与挤压法相同,操作者的手置于胸部,呼气时压迫胸部,在吸气开始时仅对胸部有轻度压迫,然后放松。

5. **体位引流**

(1)适应证:痰液每天大于30 mL,或痰量中等但其他方法不能排出痰液者,如肺脓肿、支气管扩张患者。

(2)禁忌证:明显的呼吸困难和发绀、头颈部外伤后、术后不稳定期;出血倾向伴循环系统不稳定;颅内压高;脓胸、胸腔积液;心源性肺水肿;肺栓塞;年老体弱不能耐受者。

(3)头低位禁忌证:颅内压增高(脑外科术后、脑动脉瘤、眼手术后);高血压;腹部胀满食管术后;咯血;有误吸可能(胃管营养、进食后1.5～2小时)。

(4)注意事项:引流应在饭前1～2小时或饭后2小时进行,避免呕吐引起误吸;引流的体位不应局限,采用患者所耐受而易于排痰的体位,当采取的体位引起患者心慌、气促等不适症状时应及时修正体位,必要时采取吸氧等处理;引流频率根据痰量而定,每个部位引流时间为3～15分钟;引流过程中应观察患者的面色、生命体征,如患者心率超过120次/分钟或出现心律失常、发绀等,应立即停止引流并通知医生。

【**操作要点**】　常用的体位引流体位及其对应的引流区包括:① 半卧位向前倾,两肺上叶肺尖及后区。② 半卧位向后靠,两肺上叶前区。③ 倾斜俯卧位,头低45°,两肺下叶和后底区。④ 倾斜仰卧位,头低45°,两肺下叶前底区。⑤ 倾斜左右半侧卧位,右肺中叶和左肺上叶的舌叶。⑥ 倾斜左/右侧卧位,头低45°,左右肺下叶和外底区。

【**操作前准备**】

(1)用物准备:医嘱单、洗手液、听诊器、吸引装置、一次性吸痰管、纸巾、手套。

(2)环境准备:病室环境安静、整洁、光线充足,关闭门窗(或拉窗帘),请无关人员回避,注意保护患者隐私。

(3)医护人员准备:衣帽干净整洁,洗手、戴口罩。

(4)患者准备:患者身着轻便衣服,处于安静状态。

【**操作流程**】　见表3-1-3。

表3-1-3　排痰技术操作流程

流　　程	说　　明
操作前的准备	病室环境安静整洁;操作者服装整洁,患者着舒适便服
操作前解释、评估	1. 解释操作的目的; 2. 评估患者的意识、配合能力; 3. 评估患者的生命体征、胸腹部活动度、肌力
操作用物准备	医嘱单、洗手液、听诊器、吸引装置、一次性吸痰管、纸巾、手套
身份确认	按照身份识别制度进行患者身份确认
排痰技术	1. 叩击法:操作者的手与手腕平行成杯状,在呼气相快速叩击胸壁,频率为每分钟100～480次,力量为58～65 N 2. 振动法:操作者的手置于胸壁,用12～20 Hz的频率在患者呼气时振动胸壁,这种振动次数可以促进纤毛运动 3. 挤压法:操作者在患者呼气时挤压患者胸部,促进排痰 4. 肋骨弹跳法:与挤压法相同,操作者的手置于胸部,呼气时压迫胸部,在吸气开始时仅对胸部有轻度压迫,然后放松

（续表）

流　　程	说　　明
体位引流	根据分泌物的部位,通过重力吸引的作用使小气道的分泌物向大气道移动,使痰易于排出,通常配合手法排痰和促进咳嗽反射
评估排痰的效果	患者排出痰液后,操作者协助擦痰,保持患者面部清洁、体位舒适,然后进行肺部听诊
健康宣教	嘱患者如有不适告知护士
护理记录	在护理文书上记录患者排痰的方式、效果及痰液的色、量、质

第四节　运 动 疗 法

运动疗法具有改善呼吸肌和辅助呼吸肌功能、改善心肺功能和全身耐力、减轻呼吸困难症状和调节精神状态的作用。

【适应证】

（1）慢性阻塞性肺疾病,主要为支气管肺炎和肺气肿。

（2）依靠人工呼吸器的病情稳定期患者。

（3）哮喘或其他慢性呼吸系统疾病者。

（4）慢性限制性肺疾病,包括胸膜炎后,胸部手术后。

（5）慢性肺实质性疾病。如肺结核、尘肺等。

【禁忌证】

（1）明确的右心功能不全者。

（2）肺部感染未控制、支气管痉挛。

（3）肋骨骨折、气胸。

（4）合并严重的肺动脉高压或充血性心力衰竭、呼吸衰竭。

（5）吸氧条件下氧分压<55 mmHg$(1$ mmHg$=0.133$ kPa)、氧饱和度$<88\%$。

【康复方式】

（一）运动训练

1. 运动的强度、频率、持续时间和周期

（1）运动强度:目前肺部康复运动多建议采用中-高强度的训练,虽然高强度运动训练(达到最大耗氧量)对于改善患者的身体情况有优势,但患者依从性较差,不易完成,所以低强度运动训练(达到最大耗氧量的60%)对于长期坚持和广泛人群的健康利益更为合适。患者应根据疾病的严重程度、症状和训练动机及时调整运动训练计划。由于COPD患者受到受损自身肺功能的限制,建议训练强度由专业治疗师指导完成。

（2）运动时间和频率:大部分患者采用每周2～3次的运动频率,老年重症患者由于自身耐受条件和依从性,建议采用较低强度运动,运动频率为每周3～5次以上。慢性阻塞性肺疾病患者的运动训练计划应持续8～12周,每周2～5次,每次至少20～30分钟。

（3）周期:观察肺康复的效果,一般设置为8～12周,为了维持长期效果,对于慢性阻塞性肺疾病等慢性呼吸系统疾病患者,建议采用长期康复,持续时间越长康复效果越好。

2. 运动训练包括上肢训练、下肢训练和全身运动训练

（1）上肢训练：上肢康复训练可使上肢部分肌肉，如胸大肌、胸小肌、背阔肌等得到锻炼，增强它们用于互助呼吸的力量，从而减轻上肢活动时的症状。训练方式可以采取手摇车、提重物训练、弹力带、举重物（图 3-1-4）等。

（2）下肢训练：是运动训练的主要组成项目之一。不仅可以锻炼下肢肌肉力量，也可以增强患者的耐力，减轻呼吸困难症状，增强体能和改善精神状态。常采用的运动方式有步行、跑步、爬楼梯（图 3-1-5）、平板运动功率自行车、游泳、各种体操或多种方式联合运用。

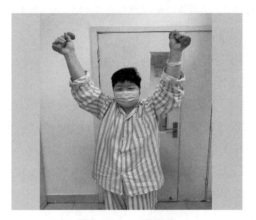

图 3-1-4　举重物

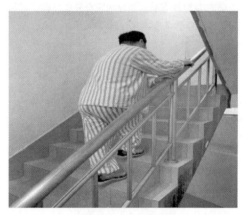

图 3-1-5　爬楼梯

（3）全身运动训练：主要包括上下肢和躯干肌肉的训练，训练方式包括步行、原地踏步、慢跑、太极拳（图 3-1-6）、游泳、体操、八段锦和六字诀呼吸操等。

3. 运动训练的注意事项　运动中应注意监测心率和血氧饱和度，血氧饱和度不能低于 90%。运动诱发低氧血症的患者必须吸氧。对运动中出现发绀、四肢发冷、呼吸增快、肩部肌肉紧张、出汗等情况要密切注意。

（二）呼吸肌运动锻炼

1. 吸气肌锻炼　主要的吸气肌为膈肌，负责吸气约 70% 的功能；辅助吸气肌有胸锁乳突肌。主要的训练方式包括快速吸鼻、鼓腹吸气、阻力吸气。吸气肌训练的重点是让患者快速吸气，提高吸气肌的收缩速率，延长呼吸时间，保证患者有足够的呼气时间，减少患者的呼气末肺容积和肺的过度膨胀，增加深吸气量。

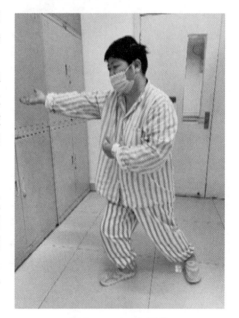

图 3-1-6　太极拳

2. 呼气肌锻炼　主要的呼气肌肉是腹部肌肉，其中最重要的是腹横肌。主要的训练方式是缩腹呼气、缩唇呼气、阻力呼气。呼气肌训练的重点是缓慢呼气，特别是慢性阻塞性肺疾病患者更需要缓慢。

3. 其他呼吸肌锻炼方法　包括缩唇呼吸训练、对抗阻力呼吸训练、吸气末停顿呼吸锻炼、全身性呼吸体操。

参考文献

[1] 冯霞,蔡小琼.慢性阻塞性肺疾病患者综合呼吸训练肺康复效果评价[J].预防医学,2019,31(7):703-706.

[2] 刘晓丹,金宏柱.慢性阻塞性肺疾病呼吸功能锻炼及康复效果评价[J].全科护理,2010,8(8):670-671.

[3] 柳济成.如何有效的咳嗽、排痰[J].人人健康,2019(3):52.

[4] 熊佰如,沈美芳,陈梦霞.气道廓清技术在气道黏液高分泌相关疾病中的应用现状[J].中国临床护理,2020,12(4):383-385.

[5] 唐静华,薛春兰,黄磊.气道廓清技术对慢性阻塞性肺疾病患者的排痰效果及肺功能的影响[J].实用临床护理学电子杂志,2019,4(52):11-12.

[6] 王会霞.规律性有氧运动疗法联合肺康复训练对稳定期COPD患者肺功能、情绪障碍及生活质量的影响[J].中国健康心理学杂志,2018,26(5):703-706.

第二章　心脏康复技术

一、心脏康复的历史演变及国内发展史

（一）心脏康复的历史演变

1. 心脏康复启蒙与摸索　全球的心脏康复发展至今已有 200 多年的历史,最早的心脏康复主要针对急性心肌梗死(acute myocardial infarction,AMI)的治疗,18 世纪英国医生 William Heberden 在发现"心绞痛患者每天锯木材半小时,心绞痛几乎治愈"后最先提出心脏康复的理念,他认为适当的运动有助于心血管疾病患者恢复健康。但是,1912 年,美国 Herrick 医生提出了相反的观点,他指出体力活动会增加 AMI 后发生室壁瘤、心力衰竭、心脏破裂、心律失常甚至猝死的风险,因此,心肌梗死患者必须绝对卧床 2 个月。在此后的半个世纪里,大多数临床医生遵守着这一规定,导致 AMI 患者恢复日常生活与工作受到了极大的限制。

2. 心脏康复雏形初现　1944 年,美国学者 Levin 提出了"椅子疗法",他认为下肢下垂可以减少静脉血液回流,减少每搏量及心脏做功。虽然,如今看来这一解释并不准确,但是他成为质疑"心肌梗死后需严格卧床"观点的第一人,开启了心脏康复的新纪元,成为心脏康复的奠基人。

1956 年,Brunmer 等建议患者在 AMI 后 2 周内开始早期活动。其后,Cain 报道了针对 AMI 患者实施早期康复活动计划的安全性和有效性。自此,对于 AMI 患者,"早下床、早活动、早出院"的观点被当时的欧美医学界广泛认可。

鉴于心肌梗死后康复治疗取得的进展,1964 年,WHO 成立了心血管疾病康复专家委员会,肯定了心脏康复疗法,为心脏康复的迅速发展奠定了基础。

3. 心脏康复蓬勃发展　1973 年,Wenger 研究小组首次发表了以运动疗法为主的 AMI 康复 14 步疗程,后改为 7 步疗法,主要在住院患者中实施,即 I 期心脏康复(住院期康复)。1982 年该方案经美国心脏协会(AHA)审定,成为 AMI 住院标准化治疗的一部分。20 世纪 80 年代至 90 年代,掀起了以运动疗法为核心的心脏康复综合疗法的热潮。

心脏康复发展至今,已逐渐由之前的单以"运动疗法"为主,演变为既包含康复(恢复和提高患者功能能力)又包含预防(预防疾病再发和死亡)的双重含义的现代心脏康复,其内容涵盖了心血管医学、康复医学、营养学、运动医学和心理学等。

（二）中国心脏康复发展史　20 世纪 80 年代,当西方国家心脏康复正开展得如火如荼时,我国心脏康复才刚刚起步。1981 年吴英恺在《中华心血管病杂志》撰文,强调要重视心血管疾病的康复治疗研究工作。同期,北京大学第三医院以运动医学为主导的心脏康复团队开始进行冠心病的心脏康复。

1991 年,我国成立了"中国康复医学会心血管病专业委员会",该委员会创办了《中国心血管康复医学》杂志,先后制订了《中国心肌梗死康复程序参考方案》《心脏分级运动试验结果判定标准》和《冠心病患者心脏康复危险分层法》等指南,并出版了《康复心脏病学》等专著。

2012年,中国康复医学会心血管病专业委员会换届,同年《中国冠心病康复与二级预防专家共识》发布,自此,我国心脏康复事业在胡大一等专家学者的带领下得到迅猛发展,但由于我国起步较晚、基础比较薄弱,心脏康复的发展仍有很大的提升空间。

心脏康复发展史见图3-2-1。

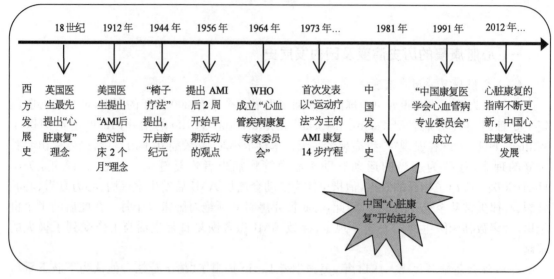

图3-2-1　心脏康复发展史

二、心脏康复的定义

自1964年,WHO首次将心脏康复定义为:"心脏康复是使心血管疾病患者获得最佳的体力、精神及社会状况活动的总和,从而使患者通过自己的努力在社会上重新恢复尽可能正常的位置,并能自主生活。"此后全球各协会也对心脏康复做出了相应的定义。

AHA/AACVPR将心脏康复定义为综合的、协调的长期计划,涉及医疗评价、运动处方、纠正心血管疾病危险因素、教育、咨询及行为干预等多个方面的内容。

欧洲心脏康复预防协会将心脏康复定义为针对心血管风险评估和管理的结构化多学科干预,包括有组织的运动训练建议、社会心理支持及适当的心脏保护药物处方。

《中国心脏康复与二级预防指南》(2018版)中明确指出,心脏康复/二级预防是一门融合生物医学、运动医学、营养医学、心身医学和行为医学的专业防治体系。该定义以医学整体评估为基础,将心血管病预防管理措施系统化、结构化、数字化和个体化,通过五大核心处方的综合模型干预危险因素,为心血管疾病患者在急性期、恢复期、维持期以及整个生命过程中提供的生理、心理和社会的全面、全程管理服务和关爱,将心脏康复融入临床治疗的每一个环节。

三、我国心脏康复开展的意义

近年来,随着我国社会经济和科技的迅猛发展,国民生活水平得到普遍提高,饮食结构的改变、精神压力的增加、体力劳动的减少,加之人口老龄化及城镇化进程的加速,致使我国心血管病危险因素的流行趋势日趋明显。《中国心血管病报告2018》指出,我国心血管病死亡占城乡居民总死亡原因的首位,今后 10 年心血管病患者例数仍将快速增长,心血管疾病的负担日渐加重,已成为重大的公共卫生问题,加强政府主导下的心血管病防治工作已刻不容缓。因此,鉴于目前我国心脏康复的现状,积极推进心脏康复工作的发展已迫在眉睫。

四、心脏康复的适应证与禁忌证

临床实践显示,心脏康复的适应证与禁忌证均不是一成不变的。病情稳定的心血管疾病患者一般都可以参加心脏康复,但之前需康复医师排除影响心脏康复实施的因素:① 存在禁忌证;② 社会因素(医疗机构无法提供心脏康复/二级预防的服务及医疗保险及费用问题);③ 患者因素(患者拒绝接受心脏康复等)。对患者在心脏康复过程中的获益与风险进行仔细评估,权衡利弊后作出综合判断。因此,下述心脏康复的适应证与禁忌证仅供心脏康复临床实践参考(表 3-2-1)。

表 3-2-1　心脏康复的适应证与禁忌证

适 应 证	禁 忌 证
无症状性心肌缺血	Ⅱ度或Ⅲ度房室传导阻滞
急性心肌梗死病情稳定后	急性心肌梗死后病情不稳定
慢性稳定型心绞痛	不稳定型心绞痛
慢性稳定型心力衰竭	失代偿性心力衰竭
外周动脉疾病	室壁瘤或动脉夹层
经皮冠状动脉支架植入术后	不稳定的体循环或肺循环栓塞
冠状动脉旁路移植术后	急性心包炎或心肌炎
瓣膜置换或修复术后	重度主动脉瓣狭窄(瓣口面积$<1.0\ cm^2$)
心脏起搏器植入术后	急性血栓性静脉炎
心脏移植术后	未控制的高血压:静息时收缩压$>200\ mmHg$/舒张压$>110\ mmHg$
有冠心病危险因素,如高血压、糖尿病、肥胖、吸烟等	
	严重房性或室性心律失常(未控制的房颤、阵发性室上性心动过速、频发室早等)
其他通过心脏康复可以获益的疾病,包括具有心血管危险因素的患者、脑卒中及其他接受心血管手术的患者	伴严重肺动脉高压,肝、肾功能不全,急性全身疾病,严重电解质紊乱,严重贫血,洋地黄中毒等

五、心脏康复的分期与内容

传统的心脏康复标准模式分为 3 期:Ⅰ期(院内康复)、Ⅱ期(院外早期康复)和Ⅲ期(院外长期康复),因目前欧美国家心血管疾病患者出院时机较我国明显提前,故欧美心脏康复指南已不再强调院内Ⅰ期康复,但结合当前我国心脏康复发展现状,2018 版《中国心脏康复与二级预防指南》仍推荐使用三期心脏康复模式,主要包括九大部分:运动康复、营养支持、呼吸锻炼、疼痛管理、二级预防用药、心理疏导、睡眠管理、戒烟指导和中医药干预管理。

(一)Ⅰ期(院内康复期)　Ⅰ期康复旨在为发生心血管事件的患者提供康复和预防服务。康复目标是缩短住院时间、促进日常生活能力及运动能力的恢复、增加患者自信心、减少心理痛苦、减少再住院,以及避免卧床带来的不利影响(如运动耐量减退、低血容量、血栓栓塞性并发症),并提醒戒烟和为Ⅱ期康复提供全面、完整的病情信息和准备。

（二）Ⅱ期（院外早期康复或门诊康复期）　Ⅱ期康复一般在患者出院后 1～6 个月进行。经皮冠状动脉介入、冠状动脉旁路移植后 2～5 周常规进行。与Ⅰ期康复不同,除患者评估、患者教育、日常活动指导和心理支持外,本期康复计划增加了每周 3～5 次心电、血压监护下的中等强度运动,包括有氧代谢运动、抗阻运动及柔韧性训练。每次持续 30～90 分钟,共 3 个月左右。推荐运动康复次数为 36 次,不低于 25 次。因目前我国冠心病患者住院时间控制在平均 7 天左右,因此Ⅰ期康复时间有限,Ⅱ期康复为冠心病康复的核心阶段,既是Ⅰ期康复的延续也是Ⅲ期康复的基础。

（三）Ⅲ期（院外长期康复）　Ⅲ期康复也称社区或家庭康复,专为心血管事件 1 年后的院外患者提供预防和康复服务,是Ⅱ期康复的延续。此期,部分患者已恢复到可重新工作和恢复日常活动。此期的关键是维持已形成的健康生活方式和运动习惯。运动的指导应因人而异,低危患者的运动康复无须医学监护,仍为中危或高危的患者运动康复仍需医学监护。对患者的评估十分重要,低危患者及部分中危患者可进入Ⅲ期康复,高危患者及部分中危患者应转上级医院继续康复,此期仍需继续纠正心血管危险因素和加强心理社会支持。

第一节　心脏康复运动的适能评估技术

评估是护理程序的第一步,心脏评估更是贯穿于心脏康复治疗的始终,因此,一旦决定对患者进行心脏康复治疗,首先要对患者进行全面、全程的科学评估,通过评估了解患者整体状态、危险分层（表 3-2-2）及影响其治疗效果和预后的各种因素。

临床实践表明,运动适能评估技术是保证心脏康复治疗安全、有效的前提,其通常分为身体成分评估技术、心肺适能评估技术、肌肉适能评估技术、柔韧性适能评估技术和平衡适能评估技术。开展各项运动适能评估技术的目的是了解患者的身体功能、反映总体身体状况,以及进一步明确是否存在运动禁忌证,从而为制订更加科学、合理的康复治疗策略提供依据。

表 3-2-2　美国心肺康复学会的危险分层标准

低危层（满足以下所有项）

- 运动测试和恢复期间没有复杂的室性心律失常
- 运动测试和恢复期间没有心绞痛或其他重要症状（如异常的呼吸短促、头晕或眩晕）
- 运动测试和恢复期间有正常的血流动力学反应（即随着工作负荷的增加和恢复,心率和收缩压有适当的增加和下降）
- 代谢当量≥7MET

非运动测试发现

- 休息时左心室射血分数≥50%
- 非复杂性心肌梗死或血运重建术
- 休息时没有复杂的室性心律失常
- 没有充血性心力衰竭
- 发病过后/手术过后没有局部缺血的体征或症状
- 不存在临床抑郁

（续表）

中危层（满足以下任意项）

- 有心绞痛或其他重要症状，如在高强度运动时（≥7MET）出现眩晕或晕厥
- 运动测试或恢复期间有轻到中度的无痛心肌缺血（ST 段压低＜2 mm）
- 代谢当量≥5MET
非运动测试发现
- 休息时左心室射血分数为 40%～49%

高危层（满足以下任意项）

- 运动测试或恢复期间有复杂的室性心律失常
- 有心绞痛或其他重要症状，如在低强度运动时（＜5MET）或恢复期间有异常的呼吸短促、头晕、眩晕或晕厥
- 运动测试或恢复期间有严重的无痛心肌缺血（ST 段压低≥2 mm）
- 运动测试时有异常的血流动力学反应，或在恢复期间有反常的血流动力学反应（如严重的运动后低血压）
非运动测试发现
- 休息时左心室射血分数＜40%
- 有心脏停搏史或猝死
- 休息时出现复杂的心律失常
- 复杂的心肌梗死或血运重建术
- 有充血性心力衰竭
- 发病过后/手术过后有心肌缺血的体征或症状
- 有临床抑郁

在开展各项运动适能评估技术之前，首先要对受试者的身体成分进行分析，了解其体内脂肪含量和瘦体重占比。因为过多脂肪堆积导致的肥胖不仅是诱发高血压、动脉硬化和心肌梗死等心血管病变的高危因素，也是影响运动适能评估试验顺利进行的重要因素之一。目前评估身体肥胖程度的主要方法有体质指数（body mass index，BMI）和腰臀比。

- BMI：计算公式为 BMI＝体重(kg)/身高^2(m^2)，主要反映患者营养状况，是衡量患者肥胖程度及是否健康的重要标准，超重和肥胖都会伴有心血管疾病的死亡风险（中国 BMI 参考标准见表 3-2-3）。BMI 的弊端在于不能体现体重中脂肪与肌肉构成比例。

表 3-2-3 我国成年人营养状态分级的 BMI 标准

成年人体型	体质指数(kg/m^2)
体重过轻	＜18.5
体重正常	≥18.5 且＜24.0
超重	≥24.0 且＜28.0
肥胖	BMI≥28.0

- 腰臀比：计算公式：腰臀比＝腰围/臀围。腰围、臀围及腰臀比是反映身体脂肪分布的指标，腰围主要反映腹部内脏脂肪含量，臀围主要反映身体皮下脂肪含量，腰臀比能够更好地反映中心性肥胖（中国中心性肥胖参考标准见表 3-2-4）。

表 3 - 2 - 4　中国中心性肥胖腰围腰臀比标准

项　目	男	女
腰围(cm)	>90	>85
腰臀比	>0.9	>0.8

一、心肺适能评估技术

心肺适能评估技术是为患者制订个体化有氧运动处方的基础,其评估技术方法分为徒手评估技术和器械评估技术。

(一)徒手评估技术　包括 6 分钟步行试验、2 分钟踏步试验、200 m 快速步行试验。徒手评估技术的优点主要是成本低、易操作、无须特殊设备。其中 6 分钟步行试验不仅可作为心肺运动试验的补充,指导心功能分级,更可帮助缺少心肺康复评估设备的基层康复机构开展心肺康复项目,是心脏康复过程中不可或缺的评估技术。

6 分钟步行试验是让患者采用徒步的运动方式,在最小直线长度以 25 m 为限、标准长度 30 m 的水平封闭走廊,按照试验要求尽可能持续地行走,在 6 分钟内行步尽可能长的地面距离。运动能力用步行的距离定量,6 分钟步行试验是常用来评价心力衰竭患者运动功能状态和心力衰竭严重程度的一种测试方法。

美国较早进行这项试验的专家将患者 6 分钟步行的距离划为 4 个等级:1 级,<300 m;2 级,300~374.9 m;3 级,375~449.9 m;4 级,≥450 m。级别越低患者心、肺功能越差,达到 3 级或 4 级意味着患者心脏功能接近正常。但因年龄、身高、体重和性别等均能影响 6 分钟步行试验的结果,故目前多推荐使用 6 分钟步行距离绝对值变化比较。测评运动能力的试验均需操作者有很好的技术,且严格执行操作规范。

【适应证】

(1)用于肺移植或肺切除、肺动脉高压和心力衰竭后的疗效评价。

(2)用于心力衰竭、COPD 或肺动脉高压患者的住院与死亡风险评估。

(3)用于测定心力衰竭和心血管疾病患者的功能状态。

【禁忌证】　根据 2002 年美国胸科协会 6 分钟步行试验指南推荐。

(1)绝对禁忌证:1 个月内发生不稳定型心绞痛或心肌梗死患者。

(2)相对禁忌证:静息心率>120 次/分钟,收缩压>180 mmHg,舒张压>100 mmHg。

【影响因素】　见表 3 - 2 - 5。

表 3 - 2 - 5　6 分钟步行试验的影响因素

可能引起 6 分钟步行距离缩短的因素	可能引起 6 分钟步行距离延长的因素
低身高(矮)	高身高(下肢长)
女性	男性
超重	吸氧
高龄者	既往有试验经历
认知受限	求胜欲望强
肺部、心血管、骨骼肌肉疾病者	试验前刚服用治疗药物

【操作前准备】　见表 3-2-6。

表 3-2-6　6分钟步行试验操作前准备

项　　目	准　备　内　容
物品准备	倒数计时器或秒表、机械圈计数器、监测设备(监测指标有心率、血压、血氧饱和度)、氧气、急救药物及除颤仪、供患者休息的轮椅、Borg Scale 自感劳累评分量表
环境准备	设置一个没有交通障碍的连续跑道,最小直线长度以 25 m 为限,标准是 30 m 有距离标记,有两端掉转方向的标志
受试者准备	穿着舒适的服饰,适于行走的鞋 测试过程中使用一贯的行走辅助工具(如手杖、助行器等) 不应停止原治疗方案,继续使用自身常规服用的药物 测试前可少量进食清淡的食物 试验开始前 2 小时内应避免剧烈运动

【试验流程】　见表 3-2-7。

表 3-2-7　6分钟步行试验流程图

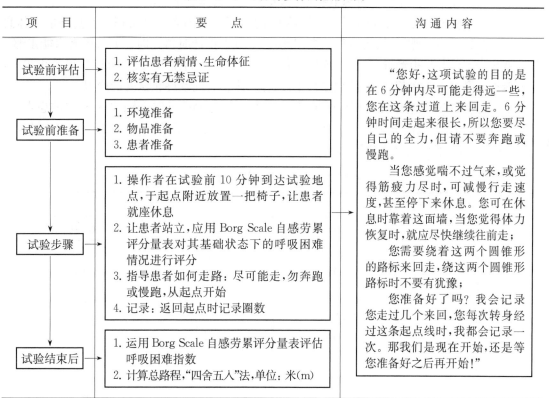

项　　目	要　　点	沟 通 内 容
试验前评估	1. 评估患者病情、生命体征 2. 核实有无禁忌证	"您好,这项试验的目的是在 6 分钟内尽可能走得远一些,您在这条过道上来回走。6 分钟时间走起来很长,所以您要尽自己的全力,但请不要奔跑或慢跑。 　当您感觉喘不过气来,或觉得筋疲力尽时,可减慢行走速度,甚至停下来休息。您可在休息时靠着这面墙,当您觉得体力恢复时,就应尽快继续往前走; 　您需要绕着这两个圆锥形的路标来回走,绕这两个圆锥形路标时不要有犹豫; 　您准备好了吗? 我会记录您走过几个来回,您每次转身经过这条起点线时,我都会记录一次。那我们是现在开始,还是等您准备好之后再开始!"
试验前准备	1. 环境准备 2. 物品准备 3. 患者准备	
试验步骤	1. 操作者在试验前 10 分钟到达试验地点,于起点附近放置一把椅子,让患者就座休息 2. 让患者站立,应用 Borg Scale 自感劳累评分量表对其基础状态下的呼吸困难情况进行评分 3. 指导患者如何走路:尽可能走,勿奔跑或慢跑,从起点开始 4. 记录:返回起点时记录圈数	
试验结束后	1. 运用 Borg Scale 自感劳累评分量表评估呼吸困难指数 2. 计算总路程,"四舍五入"法,单位:米(m)	

【案例演示】　您好,此试验是为了测试您能在 6 分钟内行走的最远距离,需要您从起点开始沿过道一直走到有标记的终点处,再转身往回走。在 6 分钟内需要尽可能多地来回行走。在试验期间,当您出现疲乏、气急等不适症状时可以选择减速或停止步行,必要时可以靠墙休息,当觉得体力恢复后应尽快继续往前走,行走过程中需要绕着这 2 个圆锥形的路标,通过这 2 个圆锥形路标时不要有犹豫,现在我给您演示 1 遍。您每次转身经过这条起点线时,我将使

用计圈计数器来记录您完成的圈数。请记住,最重要的就是您在6分钟内尽可能多地走路,但不要快跑或慢跑。您准备好了吗? 那我们是现在开始,还是等您准备好之后再开始!

(1) 将受试者置于起点,测试者在测试过程中始终立于起点附近,不可与受试者同行。

(2) 当受试者开始出发时,即可按下计时器,在步行过程中,可使用平和的语调、简短的语言鼓励患者。

1) 1分钟后,告知患者:"您做得不错,您还要走5分钟分钟。"

2) 剩余4分钟时,告知患者:"不错,坚持下去,您还要走4分钟。"

3) 剩余3分钟时,告知患者:"您做得很好,已经走完一半了。"

4) 剩余2分钟时,告知患者:"不错,再坚持一会儿,只剩下2分钟了。"

5) 剩余1分钟时,告知患者:"您做得不错,只剩下1分钟了。"

6) 不要用其他言语鼓励患者,避免做出暗示患者加快步行速度的肢体语言。

7) 当计时只剩15秒时,对患者说:"过一会儿我会让您停下来,当我喊停时,您就停在原地,我会走到您那儿。"

(3) 当定时器报警时,告知患者:"停下!"然后走到患者处,如果患者显得很劳累,可为患者推上轮椅。在他们停止的位置做好标记(如放置一个物体或做上记号)。

(4) 如果患者在试验过程中停下来并要求休息,可告知患者:"您可以靠在这面墙上休息一会,当您感觉好转后需尽快接着往前走。"此时,不可中止计时器计时。如果患者未能走够6分钟就止步不前并且拒绝继续测试,或操作者认为患者不宜再继续进行测试时,可终止步行,将轮椅推至患者面前让其就座,并记录其步行距离、终止时间及终止试验的原因。

(5) 试验结束后,对于完成试验的患者,肯定其努力并表示祝贺;对于终止试验的患者,了解终止步行的原因,及时处理不适主诉。同时记录患者行走之后的Borg自感劳累评分量表评分(表3-2-8),然后测量生命体征。

表3-2-8　Borg自感劳累分级量表

10级表		20级表	
分数	疲劳感觉	分数	疲劳感觉
0	没有	6	
0.5	非常轻	7	非常轻
1	很轻	8	
2	轻	9	很轻
3	中度	10	
4	稍微累	11	轻
5	累	12	
6		13	稍微累
7	很累	14	
8		15	累
9	非常累	16	
10	最累	17	很累
		18	
		19	非常累
		20	

注: Borg自感劳累分级量表由瑞典心理学家Gunnar Borg编制,20级表的数值范围是6~20。

(6) 计算总路程,数值四舍五,以"m"为单位计算。

(7) 记录:在"6分钟步行试验记录表"上记录试验结果(表3-2-9)。

表3-2-9 6分钟步行试验记录表

入院日期:_____年_____月_____   测试日期:_____年_____月_____

姓名:		性别:		年龄:	ID号:	
试验前 生命体征	心率(次/分钟):			试验后 生命体征	心率(次/分钟):	
	血压(mmHg):				血压(mmHg):	
	呼吸(次/分钟):				呼吸(次/分钟):	
	血氧饱和度(%):				血氧饱和度(%):	
试验后 Borg量表自感劳累分级表			_____分			
6分钟步行距离(m)			_____m			
是否提前终止试验			□是	□否		
试验过程中有无暂停			□有	□无		
试验后的症状						

【注意事项】

(1) 测试时间尽量选择同一时间进行,最好设在一天的清晨或午后。

(2) 测试前无须进行热身运动;试验前需备好相关的抢救药品和物品,如抢救车、除颤仪等,测试者必须掌握基本甚至高级心肺复苏技术,必要时相互配合实施抢救措施。

(3) 测试前不应停止原治疗方案,继续应用自身常规服用药物。

(4) 终止试验的指征:当患者出现面色苍白、大汗淋漓、胸痛、难以忍受的呼吸困难、步履蹒跚及无法耐受试验时,需立即终止试验,同时及时处理患者不适症状。

(5) 6分钟步行试验与CPET测定peak VO$_2$相比,6分钟步行试验简便、经济,但较心肺运动试验欠精确,很难精确区别心功能的较小差异,适用于中、重度心力衰竭患者,且易重复试验。左心室功能不全试验的亚组研究报道,6分钟步行试验是死亡率和病残率的独立预测因子。

(6) 虽然6分钟步行试验方法简单、易行、重复性及安全性均较好,且有对中、重度心力衰竭患者测试结果客观、稳定。但部分患者可能因天气、场地等因素的影响,或患者自身体质虚弱,难以承受6分钟步行试验,以及当患者自身运动耐力较高时,则可放弃6分钟步行试验,选择2分钟踏步试验或200 m快速步行试验。3种试验方法主要针对不同受众人群,制订不同的试验内容,最终达到评估患者心肺功能的目的(表3-2-10)。

表3-2-10 徒手心肺适能试验评估技术对比

试验名称	试验目的	适用对象	试验内容
6分钟步行试验	评估心肺功能	中重度心力衰竭、肺动脉高压患者等	受试者在6分钟内步行尽可能远的地面距离

（续表）

试验名称	试验目的	适用对象	试验内容
2分钟踏步试验	评估心肺功能	场地、天气限制无法进行6分钟步行试验者，或体质虚弱无法耐受6分钟步行试验者	受试者在2分钟内单侧膝盖能达到指定高度（髌骨与髂前上棘连线中点高度）的次数
200 m 快速步行试验	评估心肺功能	运动耐力更高的受试者（体能要求高于6分钟步行试验）	受试者快速步行200 m所需的时间

（二）器械评估技术　包括心肺运动试验（CPET）、心电图运动试验等。主要用于检测患者有无心肌缺血、心律失常及其他运动相关的异常，为疾病诊断、风险预判及治疗提供信息。其中CPET操作最为复杂，是目前唯一一个能够1次测定整体多系统功能状态的临床检测技术，也是检测心肺储备功能的金标准。

1. CPET　CPET是在医生的监护下通过平板或功率自行车等负荷装置进行特定的运动负荷试验，通过收集受试者呼出的气体并加以分析，监测机体在运动状态下的各项指标，并同步心电导联监测心电变化，综合评价其心、肺等器官系统的储备能力和功能受损程度的一种无创技术，是判断心肺功能不全相关疾病的重要检查方法。

临床实践表明，CPET模式以踏车运动和踏板运动为主。其中，踏车运动试验多采用斜坡式递增方案（Ramp方案），踏板运动多采用分级递增运动方案（常用的有Bruce方案和Naughton方案）。

【适应证与禁忌证】　见表3-2-11。

表3-2-11　心肺运动试验的适应证与禁忌证

适应证（适用范围很广）

- 疾病的早期诊断
- 不能解释的呼吸困难、胸闷气短的疾病鉴别
- 用于心功能评估以及手术的术前评估
- 评估心脏起搏器功能
- 指导运动：运动能力及运动风险的评估
- 用于鉴定残障能力

绝对禁忌证

- 急性心肌梗死（2天内）
- 高危的不稳定型心绞痛
- 有症状的、未控制的心律失常，或引发血流动力学不稳定
- 有症状的严重主动脉缩窄
- 失代偿的有症状的心力衰竭
- 急性肺栓塞或肺梗死
- 急性心肌炎或心包炎
- 急性主动脉夹层
- 残疾人有安全隐患或不能全力完成运动试验
- 未获得患者知情同意

（续表）

相对禁忌证

- 左冠状动脉主干狭窄
- 中度狭窄的瓣膜性心脏病
- 电解质紊乱
- 严重的高血压
- 心动过速或心动过缓
- 肥厚型心肌病和其他形式的流出道梗阻
- 智力障碍或肢体障碍不能配合运动者
- 高度房室传导阻滞

【操作前准备】 见表3-2-12。

表3-2-12 心肺运动试验的操作要求

项 目	准 备 内 容
仪器准备	1. 心肺运动试验装置：装置中的气体分析器、流量表易于偏移，每次试验前必须对气流、流量、O_2和CO_2分析器及环境因素（温度、大气压力、空气湿度）进行定标，以保证测量的准确性 2. 有可处理、分析、输出数据的独特软件，建立系统维护和质量控制系统
受试者准备	1. 受试者在运动试验前3小时避免进食 2. 穿着舒适的服饰和鞋袜 3. 指导受试者放松情绪 4. 功能性测试时应常规服用药物，当诊断心肌缺血时，需要停服可能干扰运动试验结果的药物（如β受体阻滞剂干扰心率与血压反应，洋地黄制剂加重ST段压低），运动试验结束后即恢复用药
测试者准备	1. 评估受试者病史，包括一般信息、服药史、吸烟史、日常生活水平及有无心绞痛或其他运动诱发症状 2. 行体格检查，测量受试者血压及不穿鞋时的身高和体重 3. 根据受试者实际情况，推荐合适的运动模式及运动试验方案 4. 测试面罩及咬口器有无漏气 5. 帮助受试者调整座位高度 6. 指导受试者运动试验结束时离开跑步机的正确方式 7. 告知受试者试验过程、注意事项及与运动相关的不适风险，一旦出现需要及时示意，并停止运动 8. 签署知情同意书

【试验流程】 详见表3-2-13。

（1）佩戴设备：戴面罩，贴电极片，绑血压袖带。

（2）测静息状态卧位12导联标准心电图及血压，便于前后心电图和血压的对比观察。

（3）测静态肺功能。

（4）运动负荷测试4个阶段：静息阶段、空蹬阶段、负荷递增阶段和恢复期阶段。在此期间，需密切关注患者心率、血压、血氧饱和度、心电图等参数的变化情况，了解患者的自我感觉及疲劳程度。

表 3-2-13　心肺运动试验流程

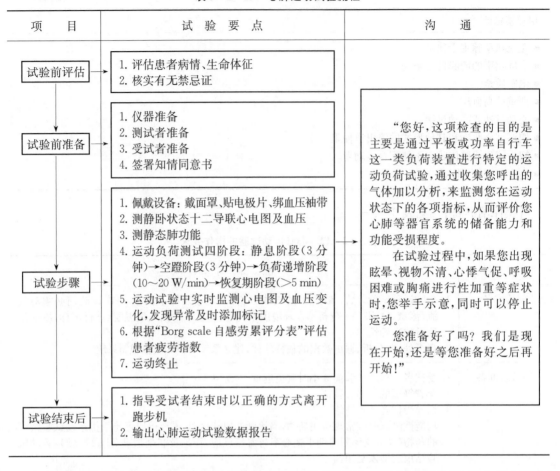

项　目	试　验　要　点	沟　通
试验前评估	1. 评估患者病情、生命体征 2. 核实有无禁忌证	"您好，这项检查的目的是主要是通过平板或功率自行车这一类负荷装置进行特定的运动负荷试验，通过收集您呼出的气体加以分析，来监测您在运动状态下的各项指标，从而评价您心肺等器官系统的储备能力和功能受损程度。 　在试验过程中，如果您出现眩晕、视物不清、心悸气促、呼吸困难或胸痛进行性加重等症状时，您举手示意，同时可以停止运动。 　您准备好了吗？ 我们是现在开始，还是等您准备好之后再开始！"
试验前准备	1. 仪器准备 2. 测试者准备 3. 受试者准备 4. 签署知情同意书	
试验步骤	1. 佩戴设备：戴面罩、贴电极片、绑血压袖带 2. 测静卧状态十二导联心电图及血压 3. 测静态肺功能 4. 运动负荷测试四阶段：静息阶段(3 分钟)→空蹬阶段(3 分钟)→负荷递增阶段(10~20 W/min)→恢复期阶段(>5 min) 5. 运动试验中实时监测心电图及血压变化，发现异常及时添加标记 6. 根据"Borg scale 自感劳累评分表"评估患者疲劳指数 7. 运动终止	
试验结束后	1. 指导受试者结束时以正确的方式离开跑步机 2. 输出心肺运动试验数据报告	

1) 静息阶段：使患者保持在静息状态持续 3 分钟，测定患者静息时的参数，如心率、血压、基础代谢率等。

2) 空蹬阶段：也称为热身阶段，使患者保持在空蹬阶段持续 3 分钟，并测定相关参数，如心率、血压、摄氧量等。

3) 负荷递增阶段：受试者持续保持匀速蹬车速度；运动功率递增，总的负荷递增运动试验时间维持在 10 分钟以内，注意宁短勿长；测试过程中密切观察患者的相关参数，如心率、血压、ST 段、自我感觉及疲劳程度等；发现异常事件，如心电监测异常时及时添加标记。

4) 恢复期阶段：受试者继续无负荷缓慢运动 1~2 分钟，再改为静息状态；避免剧烈运动突然停止导致受试者出现头痛、血压骤降、心律失常等症状；受试者保持佩戴面罩呼吸至少 2 分钟；尽量让受试者各项指标恢复至接受试验前的静息状态水平；在此过程中，维持时间超过 5 分钟，实时监测受试者心电图和血压的变化，并做好记录。

(5) 运动终止：虽然在 CPET 过程中鼓励受试者做出最大的努力，但当患者出现心绞痛、心悸气促、呼吸困难等异常情况时，应立即停止运动。运动负荷试验终止指征(表 3-2-14)。

(6) 输出心肺运动试验数据报告。

表 3–2–14 运动负荷试验终止指征

绝对指征

- 心电图示 ST 段抬高＞1.0 mm,但是无由于既往心肌梗死产生的病理性 Q 波(aVR、aVL 和 V_1 导联除外)
- 随功率递增,血压下降＞10 mmHg,同时伴有其他缺血证据
- 中等到严重的心绞痛发作
- 中枢神经系统症状(如共济失调、眩晕、晕厥先兆)
- 低灌注表现(发绀或苍白)
- 持续室性心动过速或其他可能导致运动心排血量异常的心律失常,如Ⅱ～Ⅲ度房室传导阻滞
- 存在心电图和血压监测困难
- 受试者要求停止运动
- 达到目标心率

相对指征

- 可疑心肌缺血患者心电图示:ST 段水平压低或下斜型压低＞2 mm,或 ST 段抬高＞2 mm
- 随功率递增,血压下降＞10 mmHg,但无其他缺血证据
- 进行性胸痛
- 出现严重疲乏、气促、喘鸣音、下肢痉挛或间歇跛行
- 非持续性室性心动过速的心律失常(可能演变为复杂的且影响血流动力学的心律失常),如多源室性早搏、室性早搏三联律、室上性心动过速、心动过缓
- 运动中血压过度升高,收缩压＞250 mmHg,舒张压＞115 mmHg
- 运动诱发束支传导阻滞未能与室性心动过速鉴别

(1) CPET 数据报告中的关键指标及意义

1) 运动心率:最大运动心率(maximum heart rate, HR max)是指最大运动量时的心率,因为心率易受 β 受体阻断剂等因素的影响,故 HR max 不是运动用力程度的终极目标;储备心率(HRR)＝最大运动心率−静息时心率;1 分钟心率恢复(HRR at 1 min)是指最大运动心率与运动后 1 分钟恢复时的心率差,正常参考值＞12 次/分钟,反映了副交感神经的反应速度。

2) 运动血压:反映心血管对运动的反应情况,一般随运动量增加而增高,若血压随运动量增加反而下降,往往预示有严重心功能障碍。

3) 氧脉搏:指单次心跳对应的氧运送能力,VO_2 和心搏出量的关系可以用 Fick 公式表示:$VO_2 = CO \times C(a-v)O_2$(动静脉氧差),反映了每搏量对运动的反应,对可疑心肌缺血患者具有诊断价值。

4) 耗氧量(VO_2):是心搏出量和动静脉氧差的乘积,反映了运动中心搏出量动态变化的重要指标。

5) 峰值耗氧量(peak VO_2):即最大氧耗量,指人体在极量运动时的最大耗氧能力,peak VO_2＝峰值运动时心排血量×动静脉氧差。它不仅代表着人体供氧能力的极限水平,还可根据 peak VO_2 评估,判断患者是否需要进行心脏移植,当 peak $VO_2 < 10$ mL/(min·kg)时,是心脏移植的绝对适应证。1988 年,Janicki 与 Weber 等提出用 CPET 中的 peak VO_2 和无氧阈(AT)时的氧耗量(VO_2 AT)将充血性心力衰竭(CHF)患者分为 4 级(表 3–2–15),不同于 NYHA 心功能分级,此分级对心力衰竭的严重程度及预后有较大意义。

表 3 - 2 - 15　peak VO_2 和 $VO_2 AT$ 心功能分级标准

mL/(min · kg)

分 级	peak VO_2	$VO_2 AT$
A	>20	>14
B	16～20	12～14
C	10～15	8～11
D	<10	<8

6) 无氧阈(AT)：指机体随着运动负荷的增加,有氧代谢不能满足全身组织的能量需求,必须通过无氧代谢提供更多的能量,使血中乳酸升高、pH 值下降,此时达到的临界点称为 AT,是临床上用于判断日常活动能力和心脏病患者体适能的客观指标。由于 AT 代表的是亚极量运动负荷,且不受患者主观因素影响,因此,临床将 AT 与 peak VO_2 结合可更科学、合理地判断 CHF 患者的运动耐力。

7) 峰值呼吸交换率(peak RER)：指 VCO_2/VO_2 比值,是判断运动用力程度的最佳无创指标。

8) VO_2 与功率(WR)的关系：常用 $\Delta VO_2/\Delta WR$ 表示,单位为 mL/(min · W),正常参考值为 8.4～11 mL/(min · W),$\Delta VO_2/\Delta WR$ 减低多提示氧输送功能障碍,可能与心肌缺血相关,可见于心脏病、周围动脉疾病等。

9) 二氧化碳通气当量斜率(VE/VCO_2 slope)：指每分钟通气量与 CO_2 排出量的比值,可反映肺通气效率,对判断心力衰竭、肥厚型心肌病、肺动脉高压等疾病的严重程度和预后有重要作用,VE/VCO_2 slope 正常参考值是 20～30,当 VE/VCO_2 slope>34 时,可作为心力衰竭患者的高危预测因子。

10) 运动震荡通气(EOV)：是一种病理现象,属非正常通气,可用于判断心力衰竭患者的疾病严重程度及预后不良情况。

11) 最大运动时每分通气量与静息状态最大通气量比值(peak VE/MVV)：peak VE/MVV 正常参考值≤0.8,对于难以解释的活动后呼吸困难是否为肺源性具有诊断价值。

12) 第 1 秒用力呼气量(FEV_1)：通常 CPET 运动后较运动前 FEV_1 降低<15%,与 peak VE/MVV 指标意义相似,也对难以解释的活动后呼吸困难是否为肺源性具有诊断价值。

13) 潮气末二氧化碳分压(PET CO_2)：反映肺通气/血流匹配情况,有助于判定 COPD、心力衰竭、肺动脉高压、肥厚型心肌病、间质性肺疾病的严重程度。

(2) CPET 的注意事项

1) 避免穿着化纤尼龙上衣,以免干扰心电数据。

2) 试验开始 2 小时前停止进食,禁烟、禁酒,避免饮用刺激性饮料(咖啡、浓茶等),但不宜长时间空腹。

3) 试验开始前安静休息 15 分钟。

4) 试验开始前需备好相关的抢救药品和物品,如抢救车、除颤仪等,医护人员需要掌握心肺复苏技术,必要时相互配合实施抢救措施。

5) 测试者需了解 CPET 可能发生的并发症(表 3 - 2 - 16),一旦受试者出现紧急事件需立即采取相应的急救措施,以保证患者安全。

表 3-2-16 心肺运动试验并发症

分　类	具　体　情　况
心脏性	心动过缓
	心动过速
	急性冠状动脉综合征
	心力衰竭
	低血压、晕厥、休克
	死亡(很少见)
非心脏性	肌肉骨骼创损伤
	软组织损伤
其他	极度疲乏(有时持续数天)、眩晕、身体疼痛

2. **心电图运动试验** 是一种经济、简便和相对安全的无创性检查方法,其通过一定量的运动增加心脏负荷,观察心电图变化,对已知或怀疑患有心血管疾病的患者进行临床评估。是目前诊断冠心病最常用的一种辅助手段。

心电图运动试验按照试验方法可以分为 Master 二级梯运动试验、踏车运动试验和平板运动试验。

● Master 二级梯运动试验:该试验是以重复上下两级梯登梯运动增加心脏负荷,在规定的时间内根据年龄、性别和体重决定登梯的次数,分析运动前后的心电图变化,以判断结果。此方法虽简单、经济、安全,但因灵敏性差、负荷量小、假阴性率较高现临床使用较少。

● 踏车运动试验:该试验是让受试者在装有功率计的踏车上做踏车运动,以蹬踏的速度和阻力调节运动负荷大小,在运动前、中、后多次进行心电图记录和分析判断,其氧耗量与体重无关。此试验可用于部分不适宜进行平板运动试验的患者,如关节炎、外周血栓性疾病等患者。试验过程中需避免上肢等长及阻力运动。

● 平板运动试验:该试验是让受试者在活动平板仪上行走,根据所选择的运动方案、仪器自动调整平板的速度及坡度调节运动负荷量,分析运动前、中、后的心电图变化以判断结果。目前临床常用的平板运动方案有 Bruce 方案和改良的 Bruce 方案,选择时需根据受试者自身情况制订个体化试验方案,如健康个体可采用标准 Bruce 方案(表 3-2-17),老年人和冠心病患者可选用改良的 Bruce 方案(表 3-2-18)。该试验是目前应用最广泛的运动负荷试验方法。

表 3-2-17 标准 Bruce 运动方案分级标准

级　别	时间(分钟)	速度(英里/小时)	坡度(%)	代谢当量	总时间(分钟)
1	3	1.7	10	4	3
2	3	2.5	12	6~7	6
3	3	3.4	14	8~9	9
4	3	4.2	16	15~16	12
5	3	5.0	18	21	15
6	3	5.5	20	/	18
7	3	6.0	22	/	21

表 3－2－18 改良 Bruce 运动方案分级标准

级　别	时间(分钟)	速度(英里/小时)	坡度(%)
1	3	2.7	0
2	3	2.7	5
3	3	2.7	10
4	3	4.0	12
5	3	5.5	14
6	3	6.8	16
7	3	8.0	18
8	3	8.9	20
9	3	9.7	22

按终止试验的运动强度可以分为极量运动试验、次级量运动试验和症状限制性运动试验。

● 极量运动试验：该试验指逐渐增加运动量，使受试者氧耗量平行增加，达到某一高水平运动量时氧耗量达最大，继续增加运动量时氧耗量不再增加，此时心率达到自己生理极限的负荷量。这种极限运动量一般多采用统计所得的各年龄组的预计最大运动心率为指标，最大运动心率＝220－年龄。该试验适用于运动员及健康的年轻人，以测定个体最大做功能力、最大运动心率和最大摄氧量。

● 次极量运动试验：为了避免过量运动所引起的伤害，同时补偿双倍 2 级梯运动量的不足，目前临床多采用次极量运动试验，其运动量相当于极量运动的 85%～90%，如以氧耗量为准，则相当于最大氧耗量的 85%。此试验可用于测定非心脏病患者的心功能和体力活动能力。

● 症状限制性运动试验：该试验是指采用次级量运动试验方案，但试验终点不以预设目标心率为标准，而是根据受试者运动过程中出现不适症状并及时终止的试验。运动时出现的不适症状除心肌缺血表现外，还有严重心律失常、呼吸困难、血压下降、头晕、步态不稳等表现。此试验可用于诊断冠心病、评定正常人和病情稳定的心脏病患者的心功能与体力活动能力，同时为运动处方的制定提供依据。

【适应证与禁忌证】 根据 2002 年《ACC/AHA 心电图运动试验指南》，总结心电图运动试验的适应证与禁忌证如表 3－2－19 所示。

表 3－2－19 心电图运动试验的适应证与禁忌证

适应证
● 诊断冠状动脉缺血性心脏病
● 用于评价已知或可疑冠心病患者的严重程度、危险性和预后情况
● 评估急性心肌梗死早期危险性
● 评价不同年龄、性别及其他心脏疾病或冠状动脉重建患者
● 儿童

绝对禁忌证
● 急性心肌梗死(2 天内)
● 高危不稳定型心绞痛

（续表）

- 未控制的心力衰竭
- 有症状的严重主动脉狭窄
- 急性心肌炎或心包炎
- 急性主动脉夹层
- 急性肺动脉栓塞和肺梗死
- 未控制的伴有临床症状或血流动力学障碍的心律失常

相对禁忌证

- 左、右冠状动脉主干狭窄和同等病变
- 中度狭窄的瓣膜性心脏病
- 严重高血压：收缩压＞200 mmHg 和/或舒张压＞110 mmHg
- 快速性心律失常或缓慢性心律失常
- 血清电解质紊乱
- 肥厚型心肌病或其他流出道梗阻性心脏病
- 高度房室传导阻滞
- 精神障碍或肢体活动障碍，无法进行运动试验者

【操作前准备】 见表 3-2-20。

表 3-2-20 心电图运动试验的操作要求

项 目	准 备 内 容
仪器准备	1. 根据不同的运动方案选择合适的运动设备，如心电监测仪、平板运动试验检查仪、踏车运动试验检查仪等 2. 备好抢救物品及药品，如抢救车、除颤仪、氧气装置、血压计、听诊器、硝酸甘油片等，以备紧急情况发生
受试者准备	1. 穿着舒适的服饰和鞋袜 2. 检查前指导受试者放松情绪 3. 试验开始 3 小时前停止进食，禁烟、禁酒，避免饮用刺激性饮料（咖啡、浓茶等），但不宜长时间空腹 4. 做好皮肤准备：胸毛多者需剃除，用细纱片轻轻擦去电极安放部位的皮肤角质层，再用乙醇擦去油脂
测试者准备	1. 评估患者既往病史，了解有无试验禁忌证 2. 行体格检查 3. 查看受试者十二导联心电图、胸部 X 线片和超声心动图等临床检查资料，评估试验开展的风险程度 4. 告知受试者试验目的、步骤及过程中的配合方法和可能发生的意外事件，取得受试者合作，并签署知情同意书

【操作步骤】

- 运动试验前

（1）运动试验前应描记受试者卧位、立位心电图并测量血压（测量 3 次取其平均值）。

(2) 根据受试者实际情况,制订个体化运动试验方案。

● 运动试验中

(1) 心电图与血压监测:每3分钟或每增加1级负荷描记1次心电图,测量1次血压。发现异常时可增加描记或测量次数;

(2) 一般情况监测:在运动测试过程中,随着运动负荷的增加,需密切观察受试者有无意识、神态、面色、呼吸、步态等的异常情况,必要时需及时终止试验(心电图运动试验的终止适应证见表3-2-21),并给予相应的对症处理。

表 3-2-21 心电图运动试验终止的适应证

绝对终止适应证
● 中重度心绞痛
● 持续室性心动过速
● 出现影响监测心电图及收缩压的技术故障
● 低灌注体征(发绀或苍白)
● 逐渐加重的神经系统症状(如共济失调、头晕或晕厥前期)
● 随运动负荷的增加,收缩压下降超过基础血压值10 mmHg,伴随其他心肌缺血征象
● 无病理性 Q 波的导联出现 ST 段抬高≥1.0 mm(V_1导联及 aVR 导联除外)
● 受试者拒绝继续运动

相对终止适应证
● 随运动负荷的增加,收缩压下降超过基础血压值10 mmHg,但不伴有其他心肌缺血征象
● 进行性胸痛
● 出现束支传导阻滞或难以与室性心动过速相鉴别的室内传导阻滞
● 高血压反应:收缩压>250 mmHg 和/或舒张压>115 mmHg
● 呼吸困难、乏力、耳鸣、腿痉挛
● ST 段或 QRS 波群的改变:如 ST 段过度压低(水平或下斜型 ST 段压低>2 mm)或运动诱发明显的电轴偏移
● 除持续性室性心动过速外的其他心律失常,包括多源性室性期前收缩、短阵室性心动过速、室上性心动过速、心脏传导阻滞或心动过缓

● 运动试验后

(1) 心电图监测:每2分钟描记1次心电图,至少观察6～10分钟,如需要可多次记录,如果6分钟后心电图 ST 段改变仍未恢复至运动前的图形,应继续观察至恢复运动前的图形。

(2) 血压监测:每2分钟测量1次,至少观察6～10分钟,如发现异常,应每分钟测量1次,如果6分钟后血压仍异常波动,应继续观察,直至恢复至运动前血压。

【结果分析】 心电图运动试验的结果分析应包括运动耐量、临床表现、血流动力学及心电图改变4个方面。2002年《ACC/AHA 心电图运动试验指南》指出,运动试验时出现的缺血性胸痛,特别是导致运动试验终止的心绞痛具有重要的临床意义。异常的运动能力、运动时收缩压反应和心率反应也是重要的发现。最重要的心电图发现是 ST 段压低和抬高。对运动试验阳性最常用的分析手段是观察 J 点后 60～80 毫秒的 ST 段水平型/下垂型压低或抬高是否≥1 mm。上斜型 ST 段压低应考虑为临界状态或阴性结果。

（1）运动耐量：指受试者在运动试验过程中完成的运动负荷量，是反映冠状动脉严重程度的一项重要指标。一般不能完成 Bruce 方案 2 级者，多提示冠状动脉多支病变。因在平板运动试验中，运动耐力常以 MET 评价，一名正常的健康中年男性平均运动耐量为 10 MET，若冠心病患者运动耐量达 13 MET，也就意味着不论其运动试验结果是否为阳性，预后都比较好。若运动耐量低于 5 MET，则提示受试者死亡率较高。

（2）临床表现

● 症状：运动试验过程中，密切注意受试者有无心绞痛、头晕，有无呼吸困难、发绀等临床表现。若受试者出现典型心绞痛且伴有 ST 段压低时，其诊断冠心病的准确度可达 91%；只有典型心绞痛不伴有 ST 段压低时诊断冠心病的准确度约为 72%；ST 段压低而无心绞痛时诊断冠心病的准确度约为 65%。

● 体征：在运动试验中心脏听诊可发现缺血诱发的左心室功能不全征象，如新出现的二尖瓣反流杂音，一般提示缺血导致的乳头肌功能不全。运动结束后，若有呼吸困难、严重的心绞痛或恶性心律失常者可取坐位，以减轻心肌缺血引起的不适感。

（3）血流动力学

● 心率：试验过程中及恢复期心率相对较快一般见于受试者外周阻力降低、血容量减少、卧床时间长、贫血及代谢异常等；心率相对较慢一般见于运动员或经常参加体育锻炼者、使用 β 受体阻滞药物等。运动中心率加快受限是冠心病的一种表现，心率反应减弱是预后不良的指标。

● 血压：在运动试验过程中，正常者血压应随运动量增加，收缩压进行性增加，峰值可达 160～200 mmHg，舒张压影响不大，其变化一般上下波动在 ±10 mmHg 之间。若运动期间舒张压升高，一般提示冠状动脉病变严重，对诊断冠心病有较高的特异性。

● 心率-血压乘积：是间接反映心肌需氧量的指标，其峰值可用于评估心血管功能。

（4）心电图改变

● ST 段：ST 段测量应以 PR 段为基线，由 J 点起始。若 ST 段为水平或下斜型压低，应从 J 点后 60 毫秒或 80 毫秒测量。将 ST 段上斜型压低且上升缓慢视为异常，可提高运动试验的灵敏性，但会降低其特异性。运动诱发的心肌缺血可产生 3 种 ST 段表现：ST 段压低、ST 段抬高及 ST 段正常化或无变化。

1）ST 段压低：是心肌缺血的常见表现，代表心内膜下心肌缺血。

2）ST 段抬高：运动诱发的 ST 段抬高者，发生室性心律失常的可能性较高。当 ST 段抬高发生在心肌梗死后有病理性 Q 波的受试者身上，一般是由局部心肌运动障碍或室壁瘤形成所致。当 ST 段抬高发生在有心肌梗死后无病理性 Q 波的受试者时，一般提示病变可能位于血管近端或由于冠状动脉痉挛引起。

3）ST 段正常化或无变化：是心肌缺血的表现之一，但特异性不高。

● QT 间期：正常受试者运动时，QT 间期应缩短；冠心病受试者运动时 QT 间期一般延长或不变。

● U 波：当受试者静息状态下，U 波正常，运动时会诱发 U 波倒置时一般提示病变部位在左前降支。

（5）书写诊断报告，内容包括以下信息。

1）试验名称。

2）持续时间。

3）试验最大运动当量,运动中最高心率有无达到靶心率及达到靶心率的百分比或未达到靶心率的原因。

4）运动过程的最高血压、最低血压、运动前血压,对有价值的血压变化应详细描述。

5）运动中有无不适症状,并详细描述不适症状的变化过程。

6）描述 ST 段运动前、中、后的改变,包括 ST 段形态改变及 ST 段改变与症状的相互关系。

【注意事项】

（1）运动试验前 3 小时禁食,但也要避免空腹时间过长。

（2）试验前 12 小时避免过度体力活动。

（3）试验开始前,测试者需仔细评估患者既往病史,行体格检查,排除禁忌证。

（4）做好皮肤准备,胸毛多者需备皮,用细纱片轻轻擦拭电极安放部位的皮肤角质层,再用乙醇去油脂。

（5）如做出诊断,试验前应停止药物治疗,因为某些药物可干扰运动时的反应,影响试验结果解释。

（6）进行运动试验时,应由经过训练的医务人员在旁监护,运动场所必须配备抢救物品和药品,如抢救车、除颤仪、硝酸甘油片等。

（7）运动试验过程中,需严密监测受试者心电图和血压的变化,受试者出现呼吸困难、面色苍白、心绞痛等症状时需立即停止试验,并给予相应的处理措施。

二、肌肉适能评估技术

肌肉适能包括肌力与肌耐力,肌力是指肌肉对抗某种阻力时所发出的力量,换言之,也就是肌肉一次收缩时所能产生的最大力量;肌耐力是指肌肉维持某种肌力时,能持续用力的时间或反复次数。保持良好的肌力与肌耐力对预防损伤、促进健康及心血管疾病的康复意义重大。

肌肉适能评估技术包括肌力评估技术与肌耐力评估技术。临床实践表明,抗阻训练是提高肌肉适能的常用方法,因此在进行抗阻训练前进行肌肉适能评估,有利于制订个体化的抗阻训练方案、评估训练风险及治疗效果。肌肉适能评估技术包括器械评估技术和徒手评估技术。

（一）肌肉适能评估技术的适应证与禁忌证

【适应证】

（1）病情稳定的心血管危险人群。

（2）血压控制良好的高血压患者。

（3）中度或高度心血管危险人群。

（4）稳定型冠心病患者。

【禁忌证】

（1）不稳定型冠心病。

（2）失代偿性心力衰竭。

（3）未控制的心律失常。

（4）严重肺动脉高压。

（5）严重的有症状的主动脉狭窄。

（6）急性心肌炎、心内膜炎和心包炎。

（7）未控制的高血压（>180/110 mmHg）。

（8）主动脉夹层。

（9）马方综合征。

（10）增殖性视网膜病变活动期患者及糖尿病增殖性视网膜病变患者禁止做高强度的抗阻运动（1 RM 的 80%~100%）。

（二）肌肉适能器械评估技术

（1）目前公认最准确的肌力评估设备为等速肌力测试仪，通过等速肌力测试可获取较为全面反映肌力与肌耐力的肌肉生物学指标。

（2）因条件限制，无法使用等速肌力测试仪时，可使用可调阻力的抗阻训练器械进行肌肉适能评估如最大肌力测试，以及由最大肌力测试演变而来的 X-RM 间接测试法。

1）最大肌力测试：指在动作标准的情况下，人体尽最大努力仅能完成一次的负荷重量。是一种重要的肌肉适能评估技术，但因其测试的负荷量较大，一般只适用于健康或低危心血管疾病患者的肌力评估（表 3-2-22）。

表 3-2-22 肌肉适能器械评估技术

试验项目	物品准备	试验步骤
最大肌力测试	合适的抗阻训练器械（如杠铃） 秒表 计数器	1. 受试者在初始负荷重量下完成一次标准动作后，令其休息 1~5 分钟 2. 酌情增加重量负荷，每次增加 1~5 kg，令受试者再做一次同样的标准动作 3. 循环此过程，直至受试者无法再克服阻力完成 1 次标准动作为止 4. 测试过程中，如果受试者连续 2 次动作不能达到标准，应酌情减少测试重量负荷 5. 直至测试出真正的 1-RM

2）X-RM：是指人体尽最大努力，在标准的情况下仅能完成 X 次的负荷量，X 数值越大测试的负荷重量越小，可用于老年人群及危险分层中高危心血管疾病患者。X-RM 的测试结果可根据对照表换算成 1-RM（表 3-2-23）

表 3-2-23 X-RM 与 1-RM 换算对照表

X-RM	% 1-RM
1-RM	100% 1-RM
5-RM	90% 1-RM
8-RM	80% 1-RM
12-RM	70% 1-RM
17-RM	60% 1-RM

（三）肌肉适能徒手评估技术 肌肉适能徒手评估技术是利用受试者自身重量和简单工具进行肌肉适能评估的方法，其结果虽不能获得最大肌力等精确参数，但可反映人体肌肉的综合功能状态。

常用的方法包括：① 评估上肢肌群力量的 30 秒手臂屈曲试验、握力试验、俯卧撑等（表 3-2-24）；② 评估下肢肌群力量的 30 秒椅子站立试验、原地坐下站立试验、爬楼梯试验（表 3-2-25）；③ 评估躯干肌群力量的 1 分钟仰卧起坐试验（表 3-2-26）。

表 3 - 2 - 24　上肢肌群力量的适能评估技术

试验项目	物品准备	试验步骤
30 秒手臂屈曲试验	哑铃 ［男性 8 磅(约 3.6 kg)； 女性 5 磅(约 2.3 kg)］ 秒表、计数器	1. 受试者坐于椅上,背挺直,脚平放于地面 2. 优势手握哑铃,肘完全伸直,手臂垂直于地面 3. 测试者将手指放在受试者肘部 4. 防止手臂向前或向后移动 5. 接触到前臂以确保完全的屈曲动作完成 6. 预试验:完成 1~2 次练习 7. 受试者发出开始信号,测试者开始计时 8. 30 秒内尽可能多的完成屈曲动作 9. 确保受试者保持良好动作时给予鼓励 10. 用计数器记录完成的有效次数
握力试验	握力器	1. 受试者身体挺直,双脚自然分开 2. 握力器指针朝向外侧 3. 根据手掌大小调节,使食指第 2 关节接近直角 4. 先左手后右手的顺序进行测量,每只手测量 2 次 5. 确保受试者保持良好动作时给予鼓励,记录受试者的最大握力值
俯卧撑	秒表、体操垫、计数器	1. 受试者双臂伸直,分开与肩同宽 2. 手指向前,双手撑地 3. 躯干伸直,双腿向后伸直 4. 受试者屈臂使身体平直下降至肩与肘处于同一水平面上 5. 将身体平直撑起,恢复到开始姿势,此为完成一次俯卧撑动作 6. 预试验:完成 1~2 次练习 7. 受试者发出开始信号,测试者开始计时 8. 1 分钟内尽可能多的完成动作 9. 确保受试者保持良好动作时给予鼓励 10. 用计数器记录完成的有效次数 11. 当受试者不能完成动作或不能持续保持正确动作时,测试者停止计数

表 3 - 2 - 25　下肢肌群力量的适能评估技术

试验项目	物品准备	试验步骤
30 秒椅子站立试验	直背式椅子 (坐高 43 cm)、秒表、计数器	1. 座椅靠墙,受试者坐于椅上 2. 背挺直,脚平踩于地面 3. 手臂和手腕交叉并抱在胸前 4. 预试验:完成 1~2 次练习 5. 受试者发出开始信号,测试者开始计时 6. 完成完整的站立姿势然后坐下 7. 臀部接触椅子座位 8. 30 秒内尽可能多的重复上述动作 9. 确保受试者保持良好动作时给予鼓励 10. 记录有效次数

（续表）

试 验 项 目	物 品 准 备	试 验 步 骤
原地坐下站立试验	无	1. 身体直立,手臂与手腕交叉抱于胸前 2. 以最少的支撑完成"立位—原地盘坐—起立的动作" 3. 过程中尽量不用手、前臂、膝或大腿的内侧面等部位支撑 4. 预测试:完成1～2次练习 5. 开始测试时,总分10分,坐下和起立过程各5分,每接触1个支撑面扣1分 6. 记录测试分数
爬楼梯试验	秒表	记录受试者爬10级楼梯所需的时间

表 3-2-26　躯干肌群力量的适能评估技术

试 验 项 目	物 品 准 备	试 验 步 骤
1分钟仰卧起坐	秒表、体操垫、计数器	1. 受试者仰卧于软垫上,双腿稍分开,屈膝90° 2. 同伴帮助按压其踝关节,以固定下肢 3. 两手手指交叉,贴于脑后 4. 受试者坐起时,两肘触及或超过双膝为完成1次 5. 预试验:完成1～2次练习 6. 受试者发出开始信号,测试者开始计时 7. 1分钟内尽可能多的完成仰卧起坐的次数 8. 记录有效次数

三、柔韧性适能评估技术

柔韧性是指身体关节在正常活动范围内能够畅通无阻地做全范围活动的能力,换言之,它是使我们的四肢和躯干在进行充分伸展时不会感觉到被牵拉的疼痛感的一种能力,是体能的重要标志之一。

在运动开始前行柔韧性适能评估有助于提高关节活动度,以及减少肌肉拉伤、关节扭伤等意外事件的发生。

柔韧性适能评估技术目前以徒手评估为主,操作简单,安全性高。常用的徒手柔韧性适能评估技术有座椅前伸试验、抓背试验和改良转体试验等(表3-2-27)。

表 3-2-27　徒手柔韧性适能评估技术

试 验 项 目	物 品 准 备	试 验 步 骤	试验意义
座椅前伸试验	直背式椅子 (坐高43 cm)、标尺	1. 受试者坐于椅上,弯曲左腿并将左脚平放在地面上 2. 右腿完全伸直以使膝盖伸直,脚后跟着地,踝关节弯曲成90° 3. 两手臂伸直,优势手在上,向前向下弯曲身体 4. 双手沿着尺子向下滑动,尽可能抬头、挺胸 5. 受试者通过指尖向前伸,努力通过脚尖 6. 手指前伸达到最大距离至少要保持2秒以上才算1次有意义的前伸	评估下肢及下背部柔韧性

（续表）

试验项目	物品准备	试验步骤	试验意义
座椅前伸试验	直背式椅子（坐高 43 cm）、标尺	7. 两次预试验之后再进行两次正式的试验 8. 换左腿再重复上述试验 9. 记录中指指尖到脚尖的距离 10. 如果前伸不能通过脚尖，记为负数 11. 如果能够通过脚尖，记为正数，2 次测量取最好的成绩	评估下肢及下背部柔韧性
抓背试验	标尺	1. 受试者站立，后背挺直 2. 右手绕过右肩放于背部，掌面朝向背部 3. 左手放在下背部，掌面背离背部 4. 双手尽可能沿着脊柱向 2 个方向伸展，试图使双手的手指能够接触或者超过彼此 5. 动作保持 2 秒以上算 1 次有意义的伸展 6. 2 次预试验后再进行 2 次正式的试验 7. 换左侧并交换手的位置重复上述试验 8. 标尺记录双手中指指尖之间的距离 9. 双手的手指不能接触记做负数，双手手指超过了彼此记为正数，2 次测试取最好的成绩	评估肩背关节柔韧性
改良转体试验	标尺、用胶带标注足部位置、用胶带将尺子粘到墙上	1. 受试者站立，肩膀垂直于墙面 2. 垂直于用胶带做的直线站立，脚尖触到直线 3. 在肩膀高度水平的放置一把标尺 4. 脚尖应该与标尺的 30 cm 位置在一条重力线上 5. 向后旋转身体，并尽可能地沿着标尺伸展 6. 测量受试者中指关节沿着尺子所能伸到的距离来评估其表现 7. 这个距离是相对于标尺 30 cm 位置的相对距离；例如，受试者中指关节到达的位置是 60 cm，那么这次伸展就是 60 cm 减去 30 cm，等于 30 cm 8. 受试者应该进行 3 次试验，取最好的结果	评估躯干柔韧性

四、平衡适能评估技术

平衡适能是人体在有外力或无外力作用的情况下维持原姿势并保持稳定状态的能力，是人体应具备的基本素质。但心血管疾病患者由于运动能力下降，使肌力减退、柔韧性下降及协调能力减退，从而导致平衡能力减退。因此，评估和训练心血管疾病患者的平衡能力对提高运动功能和防止跌倒/坠床等意外事件的发生有着十分重要的意义。

平衡适能评估技术是对人体平衡适能进行定量或定性描述、分析的过程，其方法分为器械评估技术和徒手评估技术。

（一）平衡适能器械评估技术　目前常用的器械为平衡测试仪，在测试过程中，平衡测试仪通过记录静态/动态、立位/坐位等情况下，身体重心向前后、左右各方向移动的轨迹和范围，经计算机分析可以得到定量的测试结果，能够较精确地反映受试者的平衡适能。

（二）平衡适能徒手评估技术　常用的徒手平衡适能评估技术包括功能性前伸试验、单腿站立试验和 2.4 m 起身行走试验（表 3-2-28）。

表 3-2-28　徒手平衡适能评估技术

试验项目	物品准备	试验步骤
功能性前伸试验	标尺、胶带、用胶带将标尺粘在墙上	1. 受试者脱去鞋袜，放松站立，右肩垂直于墙面；在受试者右肩峰的水平，将标尺平行于地面粘在墙面上 2. 受试者右上肢水平前伸（与肩关节的角度接近 90°），右手握拳，使中指关节朝前，以便测量原始测量值（相当于上肢的长度） 3. 让受试者在保持平衡的前提下，身体尽可能地前倾 4. 1 名测试者应该站在受试者前面易于读到刻度的位置 5. 另 1 名测试者站在后面以观察受试者的脚后跟是否抬离地面，当受试者的双脚抬离地面时应立即停止试验 6. 试验开始前给受试者示范标准的动作 7. 试验结果为所能达到的最大距离减去原始测量值 8. 2 次预试验后进行 2 次正式试验，取最好成绩
单腿站立试验	秒表、一面带有参考标识的墙	1. 受试者在距离墙面或其他可以用作视线参考的参考物 1 m 的位置站立 2. 双脚并拢，双臂自然下垂于身体两侧 3. 一腿屈膝，使脚抬离地面 15～20 cm，双腿略分开不能相碰，保持双手自然下垂于身体两侧 4. 受试者完成单腿站立动作后开始计时受试者应该在尽可能长的时间内单腿站立，眼睛注视参考标识，并保持站立的下肢与地面垂直，双臂下垂于身体两侧，抬起的脚保持在一个位置 5. 当受试者双臂偏离身体两侧，或站立的下肢偏离原来的位置，或抬起的下肢接触到地面时应立即停止试验 6. 2 次预试验后进行正式试验 7. 受试者单腿直立的时间超过 60 秒，认为其平衡功能较好 8. 让受试者在闭眼的情况下重复试验
2.4 m 起身行走试验（又称起身行走试验）	秒表、直背式椅子（坐高 43 cm）、一个标识点	1. 在椅子前缘 2.4 m 的位置放置一个标识 2. 座椅靠墙，受试者坐于座椅上 3. 背部挺直，双手置于大腿上，脚平踩于地面 4. 试验开始前给受试者示范标准的动作 5. 测试者发出起始信号，受试者立即起身，可借助手臂力量 6. 绕标识点行走后再回到椅子处，恢复原座位 7. 1 次预试验后进行 2 次正式试验 8. 取 2 次试验的平均分

五、体适能评估技术的注意事项

2018 版《中国心脏康复与二级预防指南》指出，在心脏康复工作中评估风险大于运动治疗。因此，安全问题在体适能评估工作中不容忽视。临床实践表明，进行各项体适能评估前，需严格掌握各项体适能评估技术的禁忌证与评估终止的指征（表 3-2-29），并针对不同患者采取不同的个体化运动适能评估技术。在各项评估操作前，需告知受试者评估的具体内容、配合方法及可能出现的意外情况和注意事项，并签署知情同意书。开展体适能评估技术的相关科室需制订突发紧急情况的应急预案与抢救流程,相关操作人员需定期培训以熟练掌握各项抢救操作技术,保证运动适能评估安全、有效地进行。

表 3-2-29 体适能评估的禁忌证、评估终止的指征

禁忌证

- 近 1 个月发生不稳定型心绞痛或心肌梗死
- 恶性心律失常
- 重度心力衰竭
- 未控制的高血压:收缩压>160 mmHg 和/或舒张压>100 mmHg
- 近期未控制的关节痛、胸痛、头晕
- 合并其他不宜运动的疾病

终止指征

- 患者无法耐受或难以忍受的呼吸困难
- 胸闷或胸痛
- 明显的心悸不适
- 各种疼痛不适
- 下肢痉挛或步履蹒跚
- 麻木感
- 肌肉失去控制或失去平衡
- 恶心、呕吐
- 虚汗或面色苍白
- 视物模糊
- 患者要求终止

第二节 心脏康复的运动康复

心脏康复是指应用多种协同的、有目的的干预措施[包括药物处方、运动处方、营养处方、心理处方(含睡眠指导)、戒烟限酒处方五大处方],定期监测各项指标和接受健康教育等组成的长期的综合性治疗。运动康复是心脏康复的核心组成部分,在心脏康复方案中的比重为30%～50%,最高可达 70%。运动可使心血管发生适应性改变、症状减轻、运动耐力和肌力提高、生活质量改善,并可能预防冠心病的发生和发展。

运动康复的关键是制订个体化的运动处方。"处方"一词大多用来描述药物的用量及服用方法。而运动,不仅有一般训练的原则,还有个体化原则,不同个体所适宜的运动内容也不同,因此需要个体化的治疗方案,运动处方一词应时而生。可以说,没有运动处方,心脏康复是无法实施的。

一、运动处方的概念

运动处方是由医生、康复治疗师、护士等为患者、运动员、健身者按年龄、性别、心肺功能状态、运动器官的功能水平及身体健康状况、锻炼经历等,以处方的形式制订的系统化、个体化运

动方案。运动处方主要由有氧运动训练、抗阻训练、柔韧性训练、协调训练等组成。就目前关于心脏康复运动的研究成果来看,建议心血管疾病患者的最佳运动方案以有氧运动训练与抗阻运动训练相结合为主,以柔韧平衡及协调训练为辅。为了充分体现运动疗法的个体差异及其效果,需根据个人身体状况制订相应的运动处方。个人状况包括年龄、性别、健康状况、生活及运动习惯、爱好。在运动正式开始之前,医生需明确患者应避免参加的项目、自我训练时需观察的指标及运动终止的标准。制订运动处方时,在确保安全的前提下,应遵循循序渐进和个体化区别对待的原则,且建立个人的简要目标。

二、运动处方的基本组成

（一）有氧运动训练

1. 运动方式　有氧运动指由全身大肌群参与的周期性、动力性活动,其所致的心血管反应主要是心脏容量负荷的增加,从而改善心脏功能,提高运动耐量。研究证实有氧运动可以改善血管内皮功能、增加冠状动脉及全身血液循环、稳定粥样硬化斑块等,同时有益于防控冠心病的危险因素,如高血压、血脂异常、糖尿病及肥胖等。常用的有氧运动方式有行走、慢跑、骑自行车、游泳、做健身操,以及在器械上完整的行走、踏车、划船等。运动方式的选择不仅取决于患者的个人健康程度和平时运动习惯,还取决于运动场地提供的运动设施。

2. 运动强度　适宜的运动强度是确保运动治疗安全性和有效性的关键因素,有氧运动处方的强度应根据患者危险分层选择适宜强度,运动强度可设定为最大运动能力的 $40\% \sim 80\%$,高危患者初始强度选择 $40\% \sim 50\%$,低危患者初始强度可选择 60% ,运动强度应随着体能、病情改善逐步增加。对于体能特别好的患者,运动强度可高至最大运动能力的 80% 。临床常用的确定运动强度的方法有峰值心率法、心率储备法、无氧阈法、目标心率法或峰值摄氧量法、代谢当量法、主观体力感觉法。其中前 4 种方法需通过运动负荷试验（运动负荷心电图、心肺运动试验）获得相关参数。

依据心率设定强度,主要方法有以下 7 种。

1）通过峰值心率设定：最大强度运动时的心率乘以一定百分比（$50\% \sim 70\%$）作为目标心率。最大心率可通过运动负荷试验实测,也可以通过年龄来预测。实测和预测之间存在误差,原则上最好以运动负荷试验实测值的为准。最大运动心率＝220－年龄（女性）或205－年龄（男性）。

2）通过心率储备法设定：此法不受药物 β 受体阻滞剂等的影响,临床较常用。目标心率＝（最大心率－静息心率）×运动强度＋静息心率（运动强度：$60\% \sim 80\%$）。

例如,某患者在运动时最大心率达到 158 次/分钟,静息心率为 68 次/分钟,选择的运动强度为 60% ,其目标心率＝（158－68）×60%＋70＝124 次/分钟。

个别药物会对心率及其反应速度有一定的影响,如洋地黄、β 受体阻滞剂、维拉帕米等,制订运用处方时应多加注意。

3）通过无氧阈（AT）法设定：AT 是反映（外）呼吸、循环、代谢等综合运动能力的指标,也是临床上判断日常活动能力的指标,被广泛用于运动治疗中运动强度指标的参考。其正常值大于峰值耗氧量的 40% ,一般是峰值耗氧量的 $50\% \sim 65\%$ 。通常会使用 AT 值 1 分钟前的心率来设定。

4）目标心率法：以静息心率为基础,目标心率在其基础上增加 $20 \sim 30$ 次/分钟。体能差的增加 20 次/分钟,体能好的增加 30 次/分钟。此法虽简单方便,但精准度不足。

5) 峰值摄氧法设定：有氧运动的合理强度应是最高摄氧量的 50%～85%，身体状况欠佳的患者最高摄氧量应从 40%～50% 开始。

6) 代谢当量(MET)法：通常以安静、坐位时的能量消耗为基础，表达各种活动时相对能量代谢水平。1 MET 相当于 $3.5 \, mL/(kg \cdot min)$ 耗氧量，我们可以将耗氧量换算为代谢当量，即目标代谢当量 $= VO_2/3.5$。例如，制订中等强度 60% $VO_2 R$ 的运动处方，若患者 60% VO_2R 对应的耗氧量为 $19.4 \, mL/(kg \cdot min)$，按照公式计算对应的目标代谢当量为 5.5 MET。MET 值与运动强度的关系如表 3-2-30 所示。目前国内心肺运动测试仪器大多已可直接计算出代谢当量，可以直接通过公式计算：目标运动强度＝最大代谢当量×运动强度。

表 3-2-30　MET 与运动强度的关系

MET	运动强度
<3	低强度运动
3～6	中等强度运动
7～9	大强度运动
>9	极大强度运动

7) 主观体力感觉等级表：在运动实施过程中，根据患者的主观体力感觉制订运动的强度更加简便。如表 3-2-31 所示，对应的主观运动感觉是"稍费力"，代表表中 12～13 的 RPE 数值。但在实际运动过程中，往往会被患者的主观感觉所左右，可以通过与患者进行简短的谈话进一步确认。

表 3-2-31　主观体力感觉等级表

RPE	主观运动感觉	相对强度(%)	相应心率(次/分钟)
6	安静	0.0	
7	极其轻松	7.1	70
8		14.3	
9	很轻松	21.4	90
10		28.6	
11	轻松	35.7	110
12		42.9	
13	稍费力	50.0	130
14		57.2	
15	费力	64.3	150
16		71.5	
17	很费力	78.6	170
18		85.8	
19	极其费力	95.0	195
20	筋疲力尽	100.0	最大心率

3. 运动频率　运动频率一般以 3～4 次/周为宜，具体视运动量大小而定，但是运动次数过多会增加患者运动损伤的风险，还应根据个人体力情况进行适当安排。

4. 运动时间　每次运动的时间建议为 30～60 min，建议初始从 10 min 开始，循序渐进，在数周至 1 个月的周期运动后逐步增加有氧运动时间。

5. 运动处方 根据不同运动方式和不同强度制作的运动处方参考实例见表 3-2-32 所示。有氧运动处方调整原则：当患者完成现有运动处方时感觉较前明显轻松,心率和血压反应也较前减低,可酌情调整运动量。建议先增加运动时间,在最初的 4~6 周内每 1~2 周酌情增加 5~10 分钟;再增加训练的频率;最后增加运动强度。在调整的过程中应当监护患者的不良反应,如果患者不能耐受,应及时调整运动量。

表 3-2-32 有氧运动处方

项 目	低强度有氧 耐力运动	中等强度 耐力运动	高强度间歇运动	间歇性超 高强度运动
运动目的	增强有氧运动能力、降低心血管疾病风险,减轻体重和减少体脂含量	增强有氧运动能力、增强循环呼吸功能,降低心血管疾病风险、减轻体重和减少体脂含量	提高有氧和无氧运动能力、增强循环和呼吸功能,减轻疲劳感	协调骨骼肌功能,减轻疲劳感
运动项目	健步走或慢跑	健步走或慢跑	踏功率车或中速跑	功率车或者运动踏板
运动强度	低度、中度,目标心率为 40%~60% 的最大运动心率,主观体力感觉计算 RPE<12(轻度),最大摄氧量或运动测试最大功率的 40%~60%	中度、高度,目标心率为 60%~75% 的最大运动心率,主观体力感觉计算 RPE 为 12~13(中等),最大摄氧量或运动测试最大功率的 60%~75%	高度,目标心率为 75%~90% 的最大运动心率,主观体力感 RPE 为 14~16(重度),最大摄氧量或运动测试最大功率的 75%~90%	高度,目标心率为 90%~95% 的最大运动心率,主观体力感觉 RPE 为 14~16(重度),最大摄氧量或运动测试最大功率的 90%~95%
运动时间	10~15 分钟	30 分钟	2~5 分钟,共 3~6 组,每组间隔 1~2 分钟	5 个循环 30 秒/90 秒节律(30 秒负荷,90 秒停顿);转速 80~100 转/分钟;强度:最大或接近最大功率;恢复 10 分钟;功率:0~25 W;转速 60 转/分钟
运动频率	3~4 次/周	4~5 次/周	4~5 次/周	3~5 次/周

（二）抗阻运动训练 与有氧运动比较,抗阻运动引起的心率反应性较低。抗阻运动又称力量训练,是肌肉在对抗外力的情况下做动态或静态收缩的主动运动,其主要的特点是增加心脏的压力负荷,有利于增加心肌血流灌注。另外,抗阻运动还有提高基础代谢率、改善运动耐力、刺激骨质形成、改善糖脂代谢等作用。

1. 运动方式 抗阻运动的形式多为循环抗阻力量训练,即一系列中等负荷、持续、缓慢、大肌群、多次重复的抗阻力量训练,常用的方法有 4 种:① 徒手运动训练,包括克服自身重力(如俯卧撑)、仰卧蹬腿、腿背弯举、仰卧起坐、下背伸展和提踵等;② 运动器械训练,包括哑铃、多功能组合训练器、握力器、腹力器等;③ 自制器械训练,包括不同重量的沙袋和 500 mL 矿泉水瓶等;④ 弹力带或弹力管,具有易于携带、不受场地及天气的影响、能模仿日常动作等。运动器械训练受场地和经费限制,徒手运动训练、弹力带和自制器械是同样有效的抗阻训练形式,有利于患者在家庭或社区开展运动训练指导。

2. 运动频率 每次训练 8~16 组肌群,躯体上部和下部肌群(如背周肌、胸大肌、三角肌、斜方肌、肱二头肌、肱三头肌、前臂肌群、肩袖肌群、腹直肌、股中肌、大收肌、臀中肌、臀小肌、股二头肌、股四头肌、腓肠肌、比目鱼肌等)可交替训练,建议隔天 1 次,每周训练 2~3 次。老年人可以增加每组重复次数(如 15~25 次/组),减少训练次数至 1~2 次/组。

3. 运动时间　每周应对每个肌群训练 2~3 次,同一肌群练习时间应间隔至少 48 小时。

4. 运动强度　应注意训练前必须有 5~10 分钟的有氧运动热身,推荐初始运动强度,训练强度用最大力量(1 RM;1 RM 表示人体仅能完成一次的负荷重量)的百分比表示。最大力量需在制订训练计划之前的测试中完成。

受试者只要抵抗该阻力 1 次就会感到劳累。任何肌肉的 1 RM 测试,都必须在不断地尝试与错误中测量。在成功抵抗某一阻力后,应逐渐增加 1~5 kg 的重量,直至受试者无法再举起更大的重量为止,且每次测试之间需休息 1~5 分钟。对于青少年、儿童、老人、高血压或心脏病患者,1 RM 测试有较高的危险性,因此临床常使用低限阻力测试的值(10 RM)预测最大负荷量。上肢为 1 次最大负荷量(即在保持正确的方法且没有疲劳感的情况下,仅 1 次重复能举起的最大重量)的 30%~40%,下肢为 1 次最大负荷量的 50%~60%,通常抗阻运动的最大运动强度不超过 1 次最大负荷量的 80%。RPE 评分是一个简单、实用的评估运动强度的方法,推荐运动强度为 11~13 分。切记运动过程中的正确呼吸方式,举起时呼气、放下时吸气,避免屏气动作。

5. 抗阻运动的时期选择　如果无禁忌证,康复早期可开始关节活动范围内的肌肉活动和 1~3 kg 重量的抗阻训练,促进患者体能尽快恢复。常规的抗阻训练是指患者能举起≥50%一次最大负荷量的训练,它要求在经皮冠状动脉介入治疗后至少 3 周,且应在连续 2 周有医学监护的有氧训练之后进行;心肌梗死或冠状动脉旁路移植术后至少 5 周,且应在连续 4 周有医学监护的有氧训练之后进行;冠状动脉旁路移植术后 3 个月内不应进行中到高强度上肢力量训练,避免影响胸骨的稳定性和胸骨伤口的愈合。

6. 适应证及相对禁忌证　适应证:① 心血管危险人群;② 血压控制良好的高血压患者;③ 稳定型冠心病患者。相对禁忌证:① 有冠状动脉疾病的主要危险因素;② 高血压控制不良(>160/100 mmHg);③ 有糖尿病史;④ 运动耐量低(<4 METSs);⑤ 有肌肉骨骼障碍(关节炎、骨质疏松、肌腱炎等);⑥ 心脏起搏器或除颤器植入患者。

7. 抗阻运动的分类　欧洲心脏病学会(ESC)在"心力衰竭运动训练"的声明中,根据强度及目的将心脏病患者的抗阻运动划分为 3 个阶段:第 1 阶段为预训练,改善局部有氧耐力及肌肉协调性;第 2 阶段为抗阻训练/耐力训练;第 3 阶段为力量训练/肌肉强健训练(表 3-2-33)。

表 3-2-33　心力衰竭的抗阻运动分类

阶　段	目　的	种类	强度	次数	量
第 1 阶段:预训练	学习正确方式;记住感觉;改善肌肉间的协调性	动态	30% 1 RM;RPE<12	5~10 次	2~3 次/周;1~3 组
第 2 阶段:抗阻/耐力训练	局部有氧持久力;改善肌肉间的协调性	动态	30%~40% 1 RM;RPE<12~13	12~25 次	2~3 次/周;1 组
第 3 阶段:力量/肌肉强健训练	肌肉量的增加(肌肉肥大);肌肉内协调性的改善	动态	40%~60% 1 RM;RPE<15	8~15 次	2~3 次/周;1 组

（1）预训练

1）目的：熟悉运动方式和肌肉间的协调感，提高患者依从性。

2）患者卧床时为了恢复日常基本活动而进行的轻负荷运动，如使用弹力带、弹力球，也可在床边进行对抗自身重量的运动。安静状态下卧床患者（无须绝对静养），静脉用药时也可以进行低强度的运动治疗，如在病床上使用弹力带或弹力球进行有旋律的抗阻运动。能够自主坐位之后，可逐渐延长坐位时间，并进行站立训练。能从床边下床之后，可在床边进行踮脚尖站立运动。在病床上进行的运动不限次数，主要目的是通过增加肌肉的收缩频率来预防废用综合征。运动强度应定为 30％ 1 RM 以下的极低强度，以预防抗阻运动时发生骨关节障碍，同时还要判断运动时有无异常心血管反应。

（2）抗阻训练/耐力训练

1）目的：改善肌肉间的协调性。

2）患者进行抗阻训练/耐力训练所设定的负荷的强度，可以根据肌力锻炼的负荷和次数来推测出 1 RM。使用器械进行抗阻运动的步骤如图 3-2-2 所示。美国心脏协会（AHA）推荐使用以下方式进行训练：胸部推举、肩膀推举、头后臂屈伸、胸前弯举、下拉（上背部）、下背部伸展、仰卧起坐/腹部卷曲、股四头肌伸展、屈腿、小腿屈伸（腿腱）、提踵。

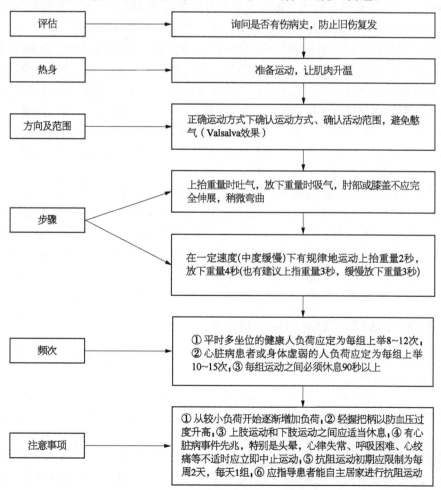

图 3-2-2　抗阻训练/耐力训练流程图

（3）力量训练/肌肉强健训练

1）目的：增加肌肉量（肌肉肥大）。

2）主要是针对病情较轻的患者或年轻人，运动强度定为 1 RM 的 60% 以上，RPE 强度约为 15。

（三）柔韧性训练　为保证运动安全、减少运动损伤，柔韧性训练必不可少。骨骼肌最佳功能需要患者的关节活动维持在应有范围内，保持躯干上部和下部、颈部和臀部的灵活性和柔韧性尤其重要，如果这些区域缺乏柔韧性，会增加慢性肩颈腰背痛的危险，老年人普通柔韧性差，使日常生活活动能力降低，柔韧性训练对老年人很重要，除此以外，柔韧性训练还有助于释放压力、降低受伤风险及肌肉僵硬和改善体型及平衡肌肉等。

柔切性训练宜每天进行，训练前应热身以避免损伤，热身运动为不少于 5 分钟的有氧训练。训练原则应以缓慢、可控的方式进行，并逐渐加大活动范围，每次训练 8~10 个主要肌群（如颈部后侧肌群、颈部侧方肌群、胸大肌、躯干肌群、肱三头肌、前臂肌群、股四头肌、臀部后侧肌群、腓肠肌、内收肌等）。

训练方法：每个部位拉伸时间为 6~15 秒，逐渐增加到 30 秒，如可耐受可增加到 90 秒，其间正常呼吸，避免屏气动作。强度为有牵拉感觉但不感觉疼痛，每个动作重复 3~5 次，每次训练 8~10 个主要肌群，总时间约为 10 分钟，每周重复 3~5 次。

（四）平衡训练及协调性训练　平衡训练及协调性训练目的是改善运动功能、保证运动安全和减少运动跌倒风险、提高反应和判断能力、发展平衡能力及协调能力。

平衡能力指在不同的环境和情况下维持身体姿势的能力，可通过功能性前伸、单脚站立及器械评定等方法进行评定。平衡功能训练有助于提高和恢复平衡功能、预防高危跌倒危险因素的发生并提高生活质量。老年人的平衡能力相对较差，但年龄与平衡能力并非绝对成反比。在为步入老年期之前通过训练提高平衡功能，能降低老年期平衡功能减退的速度。平衡功能受患者的性别、年龄和肌肉功能、前庭觉、视觉、本体感觉等影响，应根据患者情况制订个体化的平衡功能训练处方。训练原则为睁眼至闭眼、双足至单足、静态至动态，强度由易至难，运动时间及频率为 5~10 分钟/次、2~5 组/天、2~3 天/周。

协调性是指完成动作平稳、准确和良好的控制运动的能力。心血管疾病患者由于肌力减退、运动能力下降、柔韧性降低等原因，通常合并协调功能障碍，尤其是老年人。因此，对心血管疾病患者的协调性进行评估，并根据结果制订个体化的训练方法，对提高患者运动协调性和动作精确性十分重要。协调性除了受遗传、个性、心理等影响外，还与患者肌力、肌耐力、平衡能力及柔韧性、运动速度等有关。协调性训练一般不单独进行，常同时结合相应的肌力训练和平衡训练等。基本原则为由易到难，由局部至全身，运动时间及频率为 5~10 分钟/次、2~3 组/天、3~5 次/周。

三、不同康复时期运动处方的制订原则

目前的标准心脏康复模式内容包括Ⅰ期（院内期间）康复、Ⅱ期（院外早期或门诊）康复、Ⅲ期（院外长期/社区或家庭）康复。

（一）Ⅰ期（院内）康复的运动处方　心血管疾病患者Ⅰ期康复是为住院期的心脏病患者提供康复和预防服务。此期心脏康复的目标是缩短住院时间，促进日常生活能力和运动能力的恢复，改善患者的心理状态，增强患者的自信心，出院时基本达到生活自理，避免卧床带来的不利影响。

在开始运动处方前需对患者进行综合评估：① 过去 8 小时内无新发或再发胸痛；② 心肌损伤标志物如肌酸激酶同工酶和肌钙蛋白没有进一步升高；③ 过去 8 小时内无新发严重心律失常或心电图改变；④ 无明显心力衰竭失代偿征兆（静息时呼吸困难伴肺部湿啰音）。

患者病情稳定之后运动处方应循序渐进,从卧位时的被动运动开始,逐步过渡到床上坐位、坐位双脚悬吊在床边、床旁站立、床旁行走、病室内步行,上1层楼梯或固定踏车训练。这个时期患者运动康复和恢复日常活动的指导必须在心电和血压监护下进行,运动量宜控制在较静息心率增加20次/分钟以内,同时患者感觉稍费力。如果运动或日常活动后心率增加大于20次/分钟或患者感觉费力,均需终止目前正在进行的运动项目。心血管手术患者术后需进行呼吸训练,有效咳嗽,促进排痰,预防肺部感染。应在术前教会患者呼吸训练方法,避免患者术后伤口疼痛,影响运动训练效果。为避免用力咳嗽时,手术伤口震裂导致患者疼痛,可让患者将枕头环抱于胸前,保护伤口。患者病情稳定后,按照运动处方七步法进行活动(表3-2-34)。出院前评估患者的各项功能情况。在病情允许的情况下,建议患者在出院前行6分钟步行试验或运动负荷试验,根据试验结果指导患者出院后的日常生活及制订运动处方。告知患者复诊时间的同时,重点推荐患者参加Ⅱ期(院外早期或门诊)康复。

表3-2-34 运动处方七步法

步 骤	运 动 方 式	活 动 情 况
第1步	呼吸及咳嗽运动,卧床做主动及被动四肢运动	自主进食,自行在床上抹脸、洗手及用便盆、升高床头坐起,可在医护人员协助下持续坐15~30分钟,2~3次/天
第2步	与第1步相同,但要在床上坐起	在床边抹身(上身及私处),自行梳头、剃须,在床边晃动双脚,短时间(<15分钟)阅读,持续坐起15~30分钟,2~3次/天,坐式八段锦(动作幅度小)1套/天
第3步	热身运动,用缓慢步伐行走30 m,松弛运动	自行下床,可尝试自行到洗手间(冲洗身体除外),床旁练习太极拳基本步(可耐受独立站立情况下)5~10分钟
第4步	热身运动,原地踏步运动10~15次,用缓慢步伐行走50 m,松弛运动	自行到洗手间,可尝试用温水冲洗身体(宜先向医护人员咨询且量力而为)床旁练习太极拳基本步,5~10分钟/次,2~3次/天
第5步	每日2次热身运动,步行100 m尝试行楼梯,松弛运动	可自行到洗手间及进行各种清洗活动,床旁练习太极拳基本步,5~10分钟/次,2~3次/天,同时病房走廊练习站立式八段锦1套/天
第6步	每日2次热身运动,步行150 m,上下1段楼梯(1/2层),松弛运动	继续以上活动
第7步	每日2次上2段楼梯(1层),松弛运动	继续以上活动,制订院外运动计划

(二)Ⅱ期(院外早期或门诊)康复的运动处方 一般在出院后1~6个月开始进行,若病情允许可于出院后1周进行。与Ⅰ期康复不同,除了患者评估、日常活动指导外,Ⅱ期康复处方还增加了在心电图、血压的监测下进行中等强度的运动。由于心血管疾病患者Ⅰ期康复时间有限,门诊期(Ⅱ期)康复为核心阶段,既是Ⅰ期康复的延续,也是院外(Ⅲ期)康复的基础。Ⅱ期康复中运动治疗的目标是在Ⅰ期康复的基础上进一步改善患者的身心状况、全面提高患者的体适能。经典的Ⅱ期康复运动包括以下3个步骤。

第1步:热身运动,常采用低强度的有氧运动或拉伸运动,持续5~15分钟,既放松和伸展肌肉、提高关节活动度和心血管的适应性,又降低了运动中发生心脏事件及运动损伤的风险。通常情况下,病情越重或心肺功能越差的患者,热身时间宜越长。

第2步:训练阶段,包括有氧运动、抗阻运动、柔韧性运动、平衡功能训练等各种运动方式训练,其中有氧运动是基础,抗阻运动、柔韧性运动是补充。

第3步:放松运动,是慢节奏有氧运动的延续或是柔韧性练习,有利于运动系统的血液缓慢回到心脏,避免心脏负荷突然增加突发心脏事件。根据患者病情可持续5~10分钟,病情越重放松运动的持续时间宜越长。

(三) Ⅲ期(社区及家庭)康复的运动处方 Ⅲ期康复运动处方的内容主要是Ⅱ期运动处方的延续,应嘱患者定期复诊,积极参与随访计划,运动处方才能及时更新。在社区和家庭的条件限制下,达到Ⅱ期康复目标,能够脱离监护并掌握运动方法的患者才适合回到社区和家庭继续康复。同时,康复医师及治疗师应指导患者在社区和家中的运动设备有限的情况下,采取一些强度适宜且容易开展的运动形式,如太极拳、八段锦、健身操等。

四、运动疗法的注意事项

运动处方执行的原则围绕"安全性"和"有效性"展开。运动前应充分评估包括初始评估和专项评估,参照美国心肺康复学会(AACVPR)的危险分层标准,采用不同的等级进行针对性的患者管理和运动处方。

(1) 严格控制运动强度,运动强度不超过目标心率及主观体力感觉程度目标。

(2) 热身运动和放松运动极其重要,与运动安全性有关。

(3) 运动前要评估患者身体健康状况、体重、血压、服药情况等。根据运动前状态决定是否调整运动方案的强度和持续时间。

(4) 根据危险分层决定运动中的心电和血压等医学监护强度。高危患者宜选择较为缓和的运动方式,运动强度宜小,进度宜相对缓慢。

(5) 近期行冠状动脉旁路移植术的患者应避免上肢的>50%最大通气量抗阻运动,直至术后8~12周胸骨完全愈合。

(6) 运动开始前30~60分钟调节水分和糖摄入,如血糖<5.6 mmol/L应适当补充糖水或含糖饮料。

(7) 应注意前1天的运动和休息状态及心绞痛的发作次数。

(8) 应注意所服用的药物对心血管功能的影响。

(9) 患者在运动过程中突发意外情况需紧急抢救时,抢救流程见图3-2-3。

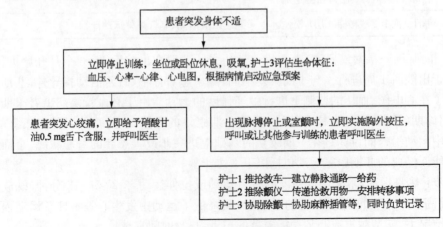

图 3-2-3 抢救流程图
护士1为责任护士,护士2为辅班护士,护士3为康复护士

五、常见疾病心脏康复的运动疗法

（一）急性心肌梗死（AMI）的运动疗法　　大量实验研究表明，AMI 患者越早进行心脏康复死亡率和再梗死率越低。AMI 患者运动康复计划分 3 期：住院期的病房康复（Ⅰ期）、出院早期门诊康复（Ⅱ期）、维持期门诊康复（Ⅲ期）。AMI 患者在运动之前进行综合评估（内容同"Ⅰ期院内康复"运动前综合评估），符合条件的患者可以进行运动疗法。出院前，应根据 AMI 患者的具体情况进行无创运动试验评估；运动试验前 AMI 患者的心电图需稳定 48～72 小时；对没有并发症的患者 3～5 天后可选择症状限制的运动试验，但不能设定预计目标心率和代谢当量。如果条件允许，建议行心肺运动试验，既能定量测定心肺储备功能，其试验结果又可识别潜在缺血，还可以预测出院后心脏事件风险，为Ⅱ期心脏运动康复的实施进行危险分层。AMI 患者Ⅱ期康复时间为出院后 7～10 天，最晚不超过 14 天开始行门诊心脏康复处方，主要以体力锻炼为主。详细的心脏康复计划内容见表 3 - 2 - 35。

表 3 - 2 - 35　急性心肌梗死患者的运动处方

分　　期	运动处方内容
住院期的病房康复（Ⅰ期）	1. 运动方式：步行，不建议抗阻运动 2. 运动强度：心率控制在坐姿或站立位的静息心率＋20 次/分钟或急性心肌梗死患者病房内活动的心率上限＜120 次/分钟，主观体力感觉评分＜13 分。当连续运动持续时间达到 10～15 分钟时，在不超过主观体力感觉和心率限制的推荐下可增加运动强度 3. 运动频率：住院最初 3 天，2～4 次/天活动 4. 运动时间：开始间歇性步行持续 3～5 分钟，耐受后逐步增加运动持续时间，休息时间和运动时间的分配主要依据患者的感受度
出院早期门诊康复（Ⅱ期）	1. 运动方式：有氧运动部分应包括节律性、大肌肉群活动，重点是增加热量的消耗；有氧间歇训练包括高强度（90％～95％，peakHR）交替中等强度运动（60％～70％，peakHR），分别 3～4 分钟，持续 20～40 分钟，3 次/周，可以更好地改善 peakVO$_2$，训练方法不需要普遍适用，选择合适的患者于监护下进行，并严密监测患者的进展 2. 运动强度：基于运动测试的结果，40％～80％的运动 HR 储备、氧摄取量储备、峰值氧摄取量方法；RPE 评分 11～16 分运动强度心率应规定在缺血阈出现的心率以下，如缺血阈的功率－10 W 的强度（典型缺血阈和心绞痛的识别是运动诱发 ST - T 的显著缺血改变，休息或硝酸甘油可以缓解的疼痛）康复进展没有标准格式，个体化实施需考虑各项因素，包括患者初始健康水平、患者的动机和目标、症状和肌肉耐受性 3. 运动频率：运动训练至少进行 3 天，但最好超过 5 天，运动频率取决于患者的状态，包括基线运动耐力、运动强度、体能及康复的目标，结合患者的运动康复类型分配患者的运动训练频率。对于运动能力非常有限的患者，每天可以参加多个非常短（1～10 分钟）的运动课程，应鼓励患者独立地完成运动课程 4. 运动时间：热身运动和恢复期运动需持续 5～10 分钟，包括静态拉伸、ROM 和低强度有氧活动（即＜40％VO$_2$R、＜64％峰值心率或＜11 的 RPE），通常有氧训练阶段的持续时间目标 20～60 分钟。AMI 患者最初开始门诊康复时需要循序渐进，开始只做 5～10 分钟的有氧训练，逐渐增加，每节训练课只增加 1～5 分钟的有氧运动时间，每周延长的时间 10％～20％，指导患者逐步过渡到完成 1 次标准的训练课程。Ⅱ期康复的重要内容是促进患者早日回归社会和工作

（续表）

分　期	运动处方内容
维持期门诊康复 （Ⅲ期）	在前期康复运动处方的基础上调整运动的强度、改变运动方式，根据患者的情况可以选用高强度间歇训练方法，增加患者的依从性。在高强度的训练开始之前，应先做好充分的有氧运动准备

（二）心脏瓣膜置换术术后的运动处方　风湿性心脏病最常累及心脏瓣膜，会损害心脏功能。随着病程发展，病情会逐渐加重，患者最终将不可避免地丧失劳动能力，甚至危及生命。因此，一旦确诊为瓣膜性心脏病，患者应尽可能在心功能尚未受到严重损伤前进行手术治疗，仅依靠药物治疗不能解决根本问题。国内外瓣膜性心脏病的发病率为 $2.5\% \sim 10\%$。心脏瓣膜置换术是瓣膜性心脏病患者的主要治疗手段，但手术风险大、手术时间较长、术后恢复缓慢。心脏瓣膜外科术后的心脏康复指导治疗有助于缩短患者康复时间，各指南推荐如表 3-2-36 所示。

表 3-2-36　心脏瓣膜置换术后心脏康复治疗有助缩短康复时间指南证据推荐

指　南　内　容	证据级别
心脏瓣膜外科术后，运动疗法可有效改善患者的自主症状及运动耐量	A
心脏瓣膜外科术后，尽早离床是安全妥当的	B
心脏瓣膜外科术后，要特别注意吞咽障碍的发生	B
对于无运动疗法禁忌限制的患者，心脏瓣膜外科术后，运动疗法对于改善患者的运动耐量、提高生活质量、减少心血管事件均有重要作用对于有心功能及运动系统问题的患者，根据具体病情个体化应对	B
对于心力衰竭的二尖瓣重建手术患者，心血管疾病康复的实施安全、有效	B
心脏瓣膜外科术后，为预防呼吸系统并发症，可考虑使用肺活量训练计	B
心脏瓣膜外科术后，无正当理由的身体活动限制和由胸带引发的胸廓活动受限，将妨碍运动耐量的恢复，提高并发症的发生率	C

心脏瓣膜置换术术后的心脏运动处方分为术后急性期的运动处方、术后恢复期的运动处方、出院后的运动处方。

1. 术后急性期的运动处方　急性期康复的目标是让患者尽早获得术前机体功能、恢复身体失调状态和治愈创伤。通过尽早离床进行活动锻炼。床旁的具体运动步骤参考"运动七步法"中的第 1～6 步，床上以橡胶棒或球为辅助进行下肢训练。在床上或床旁的运动过程中，可行不增加胸骨负荷的低强度和抗阻运动。

2. 术后恢复期的运动处方　术后恢复期康复的目标是在改善机体功能失调的状态下改善患者的生活质量、提高生活活动度，改善预后。一般术后 4～10 天可行 30～200 m 的步行负荷，便于心肺运动负荷试验的测定，以使用器械的有氧运动开始。

开始运动疗法前确认以下情况：① 无发热、炎症反应改善；② 无过多的心包积液和胸腔积液；③ 无心房扑动和心房颤动；④ 贫血但血红蛋白水平 >80 g/L。

有氧运动作为运动负荷的指标，运动强度需要心电图运动负荷试验结果来确定。心肺运动试验所得 AT 值是无氧代谢开始前的运动强度，是有氧运动的上限。心脏瓣膜置换术后的患者,术后 3 个月内避免上肢负荷过重的抗阻运动;术后 3 个月胸骨稳定的患者,上肢的抗阻运动以坐位且双上肢向水平推出,坐位双上肢向前上方推出。

运动处方开始进行的最大阻碍因素是心房颤动等心律失常的发生和脑血管障碍,妨碍持续进行运动疗法的因素是心律失常、高龄、左心功能低下。

3. 出院后的运动处方 出院后的生活、运动指导对心脏瓣膜置换术后患者来说非常重要。具体的项目和内容如下。

(1)生命体征的监测和一般事宜:血压、脉搏、体重的测定,运动时自主症状的监测和感知,患者病情和心脏手术情况,以及今后的治疗和康复的目标。

(2)饮食指导:盐分的摄入量管理、脂质(热量)的管理、水分的管理、偏食的预防,以及对于非居家饮食的患者饮食场所用餐的注意事项。

(3)运动疗法:运动的强度、频率、种类、时间、禁忌等;运动前的生命体征和运动时的血压管理;运动前注意天气与气温,着合适的服装和鞋,注意及时补充水分。

(4)用药指导:药物的正确服用方法、药品的存放方法和影响药物疗效的食物。

(5)生活指导:做好个人卫生如勤洗手、做好口腔护理、规律的生活方式等。

(6)紧急应对策略:异常反应的相关知识介绍;基础生命支持;紧急情况下的联络。

(三)冠状动脉旁路移植术后的运动处方 冠状动脉粥样硬化现已成为全球最常见且致死率最高的疾病之一。冠状动脉旁路移植术是用于修复或替换闭塞的冠状动脉以改善心肌供血的手术,目前临床上常选取大隐静脉和乳内动脉、桡动脉作为血管桥,在主动脉及闭塞的冠状动脉远端建立一条血液通路,俗称冠状动脉搭桥术。大量研究证明,心脏康复运动可扩张冠状动脉,保持冠状动脉旁路血管的通畅,增强心肌的收缩、防止心脏移植物及心脏内附壁血栓的形成,增进心脏手术疗效,减少心绞痛及心肌梗死的发生,改善心脏功能,减少低心排血量综合征的发生;可促进血液循环,防止术后静脉血栓形成;还有助于清除呼吸道的分泌物,增加肺活量,减少肺不张的发生,改善肺功能等,因此心脏康复对冠状动脉旁路移植术后患者的恢复至关重要。冠状动脉旁路移植术后患者的运动康复分期为院内康复期、院外康复期和维持终身健康的长期康复。具体运动处方内容见表 3 - 2 - 37。

表 3 - 2 - 37 冠状动脉旁路移植术后的运动处方

分　　期	运动处方内容
院内早期康复期	1. 运动方式:步行为主 2. 运动强度:无症状时尽量坚持;RPE≤13 分;以基础心率＋30 次/分钟为运动强度上限 3. 运动时间:可耐受范围内的间歇运动,每组持续 3～5 分钟,以 2:1 的运动/休息时间比进行休息 4. 运动频率:术后 1～3 天,2～4 次/天;术后 4 天开始,2 次/天,并延长活动时间 注:术后早期运动过程中如若出现以下情况应及时终止运动:① 运动中收缩压下降大于 10 mmHg;② 舒张压≥110 mmHg;③ 严重室性或房性心律失常,伴或不伴症状、体征;Ⅱ度或Ⅲ度心脏传导阻滞;④ 出现不耐受的症状或体征,包括心绞痛、明显的呼吸困难等
院外康复期	1. 热身运动:一般建议在开始锻炼前进行 15 分钟的运动。根据指南建议,热身运动结束时的心率应该比有氧训练时的目标心率下限低 20 次/分钟。如果在心电监护的情况下,患者的 RPE 评分应不高于 10～11 分

（续表）

分　　期	运动处方内容
院外康复期	2. 有氧运动：术后患者的有氧训练方式可以是间歇性和持续性的。持续性的有氧训练的强度可以预定且便于监测，如慢跑、骑自行车、划船、散步等。研究表明，八段锦对缓解心绞痛症状有一定优势，属于中低强度的有氧运动，有助于增强下肢肌力和加强手臂力量，发展腰腹部核心肌肉力量，增强呼吸功能，提高有氧工作能力。八段锦口诀：双手托天理三焦，左右开弓似射雕；调理脾胃须单举，五劳七伤向后瞧；摇头摆尾去心火，两手攀足固肾腰；攒拳怒目增气力，背后七颠百病消。间歇性有氧运动总体运动量比持续性有氧运动大，会带来更明显的生理变化。患者根据自身的心功能状态和活动能力情况，自主选择能完成的项目 3. 抗阻运动：美国心脏协会在关于动脉粥样硬化性疾病的二级预防指南中明确指出每周应有 2 次的抗阻运动。在开始之前，必须考虑的注意事项有：① 抗阻训练至少在术后 5 周才开始；② 完成了 4 周的监护下耐力训练；③ 没有充血性心力衰竭、未控制的心律失常、严重的瓣膜病变、未控制的高血压、不稳定的症状；④ 进行抗阻运动训练之前，必须完成基础的肌肉力量检查；⑤ 术后 5～8 周内，上肢提举抗阻水平限定在 2.27～3.63 kg 内；⑥ 3 个月内不应进行中至大重量的上肢力量训练；⑦ 如无证据表明存在胸骨不稳定，则允许上肢全关节范围活动限制在无牵拉伤口感觉 4. 放松训练：运动结束之后有 10 分钟的放松训练，可降低运动后低血压的风险、降低静脉血淤积的风险、降低心律失常的风险

冠状动脉旁路移植术后实施运动训练的特殊考量主要包括以下几点。

● 胸骨创口未愈合前谨慎进行上肢的剧烈运动，可适当地进行上半身伸展、弯曲及轻度的阻力训练以提高活动水平。

● 一些患者可能需要低强度或改良运动处方以避免胸骨不愈合的问题。患者胸骨切开术后 5 周内勿做上肢的抗阻训练。术后 8 周内应谨慎进行上肢运动。

● 注意切口的管理，观察伤口有无感染的迹象，如发红、肿胀和排液。

● 由于存在大隐静脉移植血管早期堵塞的可能性，还应警惕患者是否出现心绞痛或心绞痛相同的症状、体征和运动不耐受，以及心电图是否存在心肌缺血的征兆。患者也应被告知并警惕上述状况。

● 开胸术后早期观察是否有心房颤动的发生。一旦发生，立即通知医生给予相应的治疗。

● 术后最初的几周内，观察有无胸腔积液和心包积液的发生，患者可表现为运动耐力下降、胸部不适及呼吸困难加重。

第三节　心脏康复的管理

一、心脏康复的药物管理

药物治疗是心脏康复的基石，在患者心脏康复过程中，药物治疗的主要对象可归纳为 3 类人群：① 冠心病患者，包括接受经皮冠状动脉介入治疗或手术治疗者；② 心力衰竭患者；③ 合并各种心血管危险因素的患者。实现药物的最大疗效是指使用有效药物、有效剂量、治疗达标、最轻不良反应和提高治疗依从性,是心脏康复中的重要内容之一。对于心脏病患者康复和危险因素的干预,有充分循证医学证据的药物包括抗血小板药、β受体阻断药、血管紧张素转换酶抑制药/血管紧张素受体拮抗药(ACEI/ARB)、他汀类药物等。

(一)抗血小板药 在冠心病患者的药物治疗中,抗血小板药物是在康复过程中的重要药物。其作用机制是通过抑制血小板的活化、聚集阻止血小板参与血栓的形成,从而降低冠心病的发病率。临床上广泛应用的药物是阿司匹林和氯吡格雷。在欧美国家的指南中,新型抗血小板药物普拉格雷和替格瑞洛等的出现有望带来更好的心脏保护效果。

1. 阿司匹林 阿司匹林是临床上最常用的抗血小板药物,也是循证医学证据最充分的药物之一。阿司匹林对血小板的抑制是永久性的,直到新的血小板生成。阿司匹林通过抑制环氧化酶和血栓烷 A_2 的合成达到抗血小板聚集的作用,患者如无用药禁忌应长期服用。随机对照试验证实了慢性稳定型心绞痛患者服用阿司匹林可降低心肌梗死、脑卒中或心血管性死亡的发生风险。阿司匹林的最佳剂量范围为每天 75～150 mg(常用剂量为每天 100 mg),其主要不良反应为胃肠道出血或对阿司匹林过敏。不能耐受阿司匹林的患者可改用氯吡格雷作为替代治疗。

2. 氯吡格雷 氯吡格雷属于噻吩并吡啶类药物,也是临床广泛应用的抗血小板药物。它在肝内经过细胞色素 450 酶的生物转化产生活性代谢产物而发挥抗血小板的作用。2012 年美国心脏病学会基金会/美国心脏协会不稳定性心绞痛和非 ST 段抬高性心肌梗死治活版指南和欧洲心脏病学会推荐,阿司匹林和氯吡格雷联合使用减低了心血管不良事件发生率的同时也保护了心脏。该药用于预防和治疗因血小板高聚集状态引起的心、脑及其他动脉的循环障碍疾病,主要用于冠状动脉支架植入后及阿司匹林禁忌患者。该药起效快,顿服 600 mg 后 2～6 小时即能达到有效血药浓度,顿服 300 mg 后 6～24 小时达到有效血药浓度。该药的常用维持剂量为每次 75 mg,观察要点、不良反应、意外情况的处理措施同阿司匹林。

(二)β受体阻断药 循证医学证据证实,β受体阻断药在心力衰竭、高血压、冠心病、心律失常等疾病的康复治疗过程中发挥着极其重要的作用,具有显著的心脏保护作用。其作用机制是抑制交感神经张力和降低儿茶酚胺的心脏毒性。

大量的临床研究结果表明,β受体阻断药能降低心力衰竭患者的死亡率。但β受体阻断药具有负性肌力作用,在治疗的过程中若应用时机、剂量不当可加重病情。根据β受体阻断药的作用特性将其分为 3 类:① 选择性 β_1 受体阻滞剂,主要作用于 β_1 受体,常用药物为美托洛尔(商品名为倍他乐克)、比索洛尔(商品名为康忻)、阿替洛尔(商品名为氨酰心安)等;② 非选择性β受体阻滞剂,作用于 β_1 和 β_2 受体,常用药物为普萘洛尔(商品名为心得安),目前已较少应用;③ 非选择性β受体阻滞剂,可同时作用于 β 和 α_1 受体,具有扩张外周血管的作用,常用药物为阿罗洛尔和拉贝洛尔。β受体阻断药中只有 3 种可以用于慢性心力衰竭:美托洛尔、比索洛尔、卡维地洛。β受体阻断药的应用从小剂量开始逐渐加大用量。除有禁忌证外,应长期使用。在治疗冠心病中,β受体阻断药可降低心肌收缩力、降低血压和减慢心率,从而降低心肌耗氧量。临床试验结果证实,β受体阻断药可有效治疗急性心肌梗死和稳定型心绞痛。对于以下情况,应慎用或禁用β受体阻滞剂:支气管痉挛性哮喘、症状性低血压、心动过缓、Ⅱ度以上房室传导阻滞、心力衰竭伴显著性钠滞留需要大量利尿及血流动力学不稳定需要静脉应用正性肌力药等。不过,对于绝大多数心血管病患者β受体阻滞药利大于弊,合并无支气管痉挛的慢性阻塞性肺疾病或外周血管疾病的心血管病患者,仍可从β受体阻滞药治疗中显著获益;糖尿病和下肢间歇性跛行也不是绝对禁忌证。

（三）血管紧张素转换酶抑制药/血管紧张素受体拮抗药　血管紧张素转换酶抑制药（ACEI）和血管紧张素受体拮抗药（ARB）已被广泛应用于高血压、慢性心力衰竭、冠心病、心肌梗死的治疗和高危人群的二级预防。

在心力衰竭治疗中，ACEI 的作用机制是降低心脏的前负荷、后负荷及心脏收缩期室壁张力，并增加心排血量，而不改变心率无反射性。临床试验表明，利尿剂和 ACEI 联合使用可改善临床症状，在治疗各种程度的心力衰竭效果显著，能有效降低死亡率。其禁忌证包括曾使用 ACEI 后有严重的不良反应，如血管神经水肿、妊娠；需谨慎使用的情况有低血压、血肌酐明显升高（30 mg/L）、双侧肾动脉狭窄和高钾血症（>5 mmol/L）。

在急性心肌梗死中的应用根据《中国 ACEI 在心血管病中应用的专家共识》推荐进行，适应证为：① 急性心肌梗死超过 24 小时的糖尿病或其他高危患者；② 急性心肌梗死超过 24 小时的心力衰竭或无症状左心室功能异常患者；③ 急性心肌梗死最初 24 小时内的高危患者，如心力衰竭、大面积心肌梗死、左心室功能异常者；④ 所有心肌梗死患者出院带药并终身服用。

在治疗冠心病中 ACEI 的适应证包括高血压、既往史中曾有心肌梗死、糖尿病或慢性肾脏病的患者。

2010 年中国高血压指南指出 ARB 与 ACEI 已并列为一线药物，当高血压合并以下情况时使用 ARB 类药物：ACEI 引起咳嗽及代谢综合征、心力衰竭、糖尿病肾病、冠心病、蛋白尿/微量蛋白尿、左心室肥厚、心房颤动。2014 年的 JNC8 指南指出 ACEI 和 ARB 不能同时使用。

（四）他汀类药物　大量循证医学证据证实，他汀类药物可以改善心血管疾病患者的预后，带来明显的临床获益。临床上，他汀类药物已经成为最基本的降脂药物，主要通过降低总胆固醇和低密度脂蛋白胆固醇（LDL-C）延缓或逆转动脉粥样硬化的进展，最终降低心、脑血管疾病导致的不良事件发生率。他汀类药物降脂作用的机制涉及 3 个方面：① 抑制肝细胞内羟甲基戊二酸辅酶还原酶的作用，以及肝内胆固醇合成的限速酶、胆固醇的合成。② 上调肝细胞上 LDL-C 受体水平，加快血浆中 LDL-C、极低密度脂蛋白胆固醇（VLDL-C）的清除。③ 减少肝合成载脂蛋白 B。另外，基础研究表明他汀类药物抗动脉粥样硬化的机制不仅源于它对血脂的干预，还与其改善内皮细胞功能、抗炎、抑制平滑肌细胞迁移和聚集及稳定斑块的作用有关。目前临床上他汀类药物主要用于冠状动脉粥样硬化性心脏病（包括稳定型心绞痛和急性冠状动脉综合征）和缺血性脑卒中。用药期间应定期监测肝功能，有活动性肝病或原因不明的转氨酶持续升高患者禁用他汀类药物。用药过程若出现肌痛、乏力或不能解释的疲劳应及时停药，并及时前往医院就诊。本类药物不宜与心血管类药物维拉帕米、氯吡格雷、华法林、地高辛、胺碘酮等同用。如果必须服用，应听取医生建议，将他汀类药物减量并密切监测不良反应。对于高龄患者，治疗过程中，须遵循个体化防治原则，并根据需要在密切监测肝酶与肌酸激酶的情况下更为谨慎地调整剂量。

（五）其他心脏常用药物

1. 华法林　目前最常用的抗凝药主要是华法林。华法林主要通过影响外源性凝血系统发挥抗凝作用，口服华法林后主要通过检测凝血酶原时间反映抗凝的效果和调整剂量。华法林用来预防血栓栓塞性疾病，可防止血栓的形成与发展，用于预防心房颤动患者缺血性脑卒中的发生，治疗血栓栓塞性静脉炎，降低肺栓塞的发病率和死亡率，减少外科大手术、风湿性心脏病、髋关节固定术、人工心脏瓣膜置换术等患者的血栓发生率。如瓣膜性心脏病患者进行瓣膜置换手术之后，由于人工瓣膜与血液接触容易引起血小板凝聚而形成血栓，严重者可能发生血栓脱落造成各脏器血管栓塞，导致偏瘫、失语、下肢动脉栓塞等，甚至会卡住人工瓣叶，使瓣膜不能开启,导致心力衰竭或猝死,因此人工心脏瓣膜置换术后非常重要的环节就是恰当的抗凝。机械瓣膜置换术后需终身抗凝治疗;生物瓣膜一般需要至少抗凝6个月左右,如果合并心房颤动、巨大左心房、术后发生过低心排量或心功能低下者,抗凝时间应适当延长。

(1)华法林的治疗包括2层含义,一是华法林剂量的调整,二是国际标准化比值(INR)的监测。华法林与其他药物不同,它通过干扰体内的维生素K起作用,药效并不稳定。如果药效过高会有意外出血的风险,药效过低就不能起效。治疗必须达到"抗凝治疗平衡点"才能安全、有效,这样就需要一定频率的监测凝血酶原时间来调整华法林剂量。凝血酶原时间有3种表达方式:秒、%或INR,其中INR是国际上通用的表达方式。一般情况下,各类瓣膜手术要求的INR值为主动脉瓣(机械瓣)1.8~2.0,二尖瓣(机械瓣)2.0~2.5;三尖瓣(机械瓣)2.5~3.0;生物瓣要求控制INR 1.5~1.8。只有维持华法林的有效抗凝强度,让INR更长时间地停留在治疗窗内,才能真正做到有效的抗凝。建议出院第1周每3天化验1次,第1个月每周化验1次,此后每个月化验1次,半年后每3个月化验1次。

(2)药效影响因素

1)饮食结构:华法林通过干扰体内的维生素K起效,富含维生素的食物能降低华法林抗凝的效果,而绿色蔬菜中多富含维生素K,食用过量就会影响华法林疗效。以下为富含维生素K的食物,每100g干燥食物中维生素K的含量为菠菜4.4 mg、白菜3.2 mg、菜花3.0 mg、豌豆2.8 mg、胡萝卜0.8 mg、番茄0.6 mg、马铃薯0.16 mg、猪肝0.8 mg、蛋0.8 mg。虽然以上食物富含维生素K,但只要平衡饮食,定期有规律地测定凝血酶原时间及活动度是可以调整抗凝药剂量的,不必特意地偏食或禁食某种食物。

2)疾病状态:导致华法林作用增强的疾病有肝功能异常、发热、甲状腺功能亢进症等。导致华法林作用减弱的疾病有腹泻、呕吐。

3)药物相互作用:影响维生素K代谢的药物就会干扰华法林疗效。减弱华法林抗凝作用的药物主要有消胆胺、催眠药、利福平、灰黄霉素、雌激素、口服避孕药等;增强抗凝作用的药物主要有广谱抗生素、石蜡油、氯霉素、甲硝唑、奎尼丁、苯海拉明、阿司匹林、降血脂药物安妥明、解热镇痛药等。

(3)注意事项

● 抗凝过量的临床表现

1)轻度出血:皮肤出血点、碰撞后皮下淤血斑、刷牙时牙龈易出血。应复查凝血功能,适当减少抗凝剂用量。

2)中度出血:血尿、黑便或鼻腔出血,停药1~2天后化验INR,当症状消失及化验结果达到标准后再开始抗凝。

3)重度出血:咯(呕)血、颅内出血,确诊为抗凝药过量引起的上述症状,应静脉滴注或肌内注射维生素K,症状消失后依INR结果再重新抗凝。

4)危重患者出现贫血应使用全血、新鲜血浆或凝血因子,以增强凝血功能。

● 抗凝不足导致血栓形成的主要表现

1)脑血管栓塞:晕厥、偏瘫、失语等。

2)肺血管栓塞:突发的剧烈胸痛、咳嗽、呼吸困难。

3)四肢血管栓塞:肢体疼痛、发凉、苍白等。

4)内脏血管栓塞:突发剧烈腰痛、腹痛、呕吐等,可有便血、血尿。

5)人工瓣膜血栓形成:瓣膜音响异常甚至卡瓣、心搏骤停、猝死等。

如果出现以上问题,应及时去医院就诊。

2. **地高辛**　地高辛为中效强心苷,能有效地加强心肌收缩力、减慢心率、抑制心脏传导,是改善心力衰竭症状的药物。用药观察要点:观察心率,若小于 60 次/分钟或大于 110 次/分钟,应立即报向医生;定期检查电解质浓度;观察中毒的早期症状,如恶心、呕吐、黄绿视、头晕、恶心、心律失常和意识障碍等,心脏康复医师和治疗师与患者接触时间较多,应注意早期识别,阻止严重或致命后果的发生。此药物禁用于洋地黄中毒、洋地黄过敏等患者。

二、心脏康复的营养管理

循证医学证据显示:① 增加心血管疾病发生风险:饱和脂肪酸(豆蔻酸和棕榈酸)、反式脂肪酸、高钠摄入及大量饮酒、超重和肥胖;② 降低心血管疾病发生风险:富含亚油酸和钾的食物、植物甾醇、鱼和鱼油(富含二十碳五烯酸和二十二碳六烯酸)、蔬菜和水果(包括浆果)及规律的身体活动;③ 很可能降低心血管疾病发生风险:α-亚麻酸、油酸、膳食纤维(非淀粉多糖)、全粒类谷物、无盐坚果、叶酸;摄入类黄酮和大豆制品可能降低风险;④ 很可能增高心血管疾病发生风险:膳食胆固醇和未过滤的熟咖啡。

我国《中国居民膳食指南》(2016 版)推荐:食物多样、谷类为主;吃动平衡、健康体重;多吃蔬果、奶类、大豆;适量吃鱼、禽、蛋、瘦肉;少盐少油、控糖限酒;杜绝浪费、兴"新食尚"。健康膳食中保护心脏的膳食模式为:大量的植物性食物(蔬菜和水果、坚果、大豆、谷物)、不饱和脂肪酸(ω-3 和 ω-6 多不饱和脂肪酸)、减少饱和脂肪酸和反式脂肪酸(动物脂肪和氢化植物油),鼓励多摄入鱼和禽类替代红肉。

个体化膳食营养处方的制订要点如下。

(1) 评估:针对患者的饮食方式和食物摄入情况进行评价,如蔬菜和水果的摄入量、餐次、是有存在肥胖、高血压、心力衰竭的其他并发症;评估尽可能全面、准确。

(2) 制订个体化营养处方:根据评估的结果,针对患者膳食中存在的问题,制订个体化营养处方。

(3) 饮食指导:根据制订的营养处方对患者进行宣教,了解《中国居民膳食指南》,鼓励从现在做起,循序渐进地改变不良的饮食方式。

(4) 随访:为提高患者的依从性要定期随访。了解根据个体实际制订的营养处方在结合生活方式的情况下是否需要进一步的调整。

三、心脏康复的心理管理(含睡眠管理)

在心血管的死亡危险因素的研究中显示,应激是急性心肌梗死的重要危险因素之一。与心血管疾病相关的精神心理问题包括焦虑、抑郁、应激、愤怒、生气、恐惧、缺乏社会支持、工作压力等,如何提高心血管疾病患者的生活质量受到越来越多的关注。在患者康复的过程中,患者的心理变化幅度大,从社会角色的转变、身体患病的异常需要适应,到药物的副作用造成精神症状及心脏疾病严重时出现的脑病表现。针对患者情况制订合适的心理处方分为药物治疗和非药物治疗。

(一)**非药物治疗**　非药物治疗是轻度焦虑、抑郁的首选,能解决患者面对的问题,缓解焦虑、抑郁情绪。中重度焦虑、抑郁障碍患者应选择抗焦虑和抗抑郁药物治疗。

1. **认知行为治疗**　认知因素在决定患者的心理反应中起关键性因素,包括对病因和疾病结果的态度、对治疗的预期作用的态度等。

（1）健康教育：心血管病患者常因对疾病不了解、误解和担忧导致情绪障碍，需要从心理上帮助患者重新认识疾病，合理解释患者心脏疾病的转归和预后，纠正患者不合理的、负面认知，恢复患者的自信心，可使很多患者的焦虑、抑郁情绪得到有效缓解。健康教育的开展让患者了解疾病的发展和预后，减少误解和不了解造成的心理障碍。

（2）心理支持：心理障碍患者固有的心理防御机制使他们倾向于隐瞒自己的抑郁、焦虑情绪，同时也担心医生考虑精神因素时会耽误对心脏疾病的诊断和治疗。在充分了解患者病情的情况下，对患者进行合情合理的安慰，恢复患者战胜疾病的勇气和信心，并且详细解释精神心理障碍治疗的必要性，解释药物使用过程中的特点和注意事项，以取得患者对疾病诊断的充分理解和对治疗的积极配合。

（3）提高治疗依从性：有研究显示，合并精神障碍的患者治疗依从性差，表现为对抗焦虑、抑郁治疗的不依从及对心血管康复/二级预防的不坚持。因此，提高患者的治疗依从性对改善患者预后非常重要。

2. **支持性心理治疗** 强调的是医生在患者角度上采用劝导、启发、鼓励、支持、说服等方法，从语言、行为上支持患者，尤其是患者焦虑、抑郁时医生要尽量支持患者，同时调动亲人、朋友支持患者，从而减轻患者病症。

3. **放松疗法** 放松疗法就是通过意识控制使肌肉放松，同时间接地松弛紧张情绪，从而缓解或减轻患者的负性情绪。

4. **生物反馈疗法** 生物反馈治疗可使副交感神经活动增加，缓解焦虑和抑郁状态，使冠心病患者心率变异性指标明显增加，从生物反馈治疗中获益。

5. **音乐疗法** 轻柔舒缓的音乐可使患者交感神经兴奋性降低，焦虑情绪和应激反应得以缓解，促使患者处于放松状态，在一定时期内能使冠心病患者的心率减慢、心脏供血改善、临床症状消除或减轻。

6. **运动疗法** 国内研究显示，运动疗法能显著改善心血管病患者的焦虑、抑郁等负性心理障碍。在运动治疗前，需对患者进行综合评估后满足条件者方可进行。

（二）**药物治疗** 抗焦虑、抑郁的药物按作用机制分为以下8类：单胺氧化酶抑制剂、三环类抗抑郁药和四环类抗抑郁药、选择性5-羟色胺再摄取抑制剂、5-羟色胺受体拮抗和再摄取抑制剂（SARI）、5-羟色胺和去甲肾上腺素再摄取抑制剂、去甲肾上腺素和特异性5-羟色胺受体拮抗剂（NaSSA）、多巴胺和去甲肾上腺素再摄取抑制剂、氟哌噻吨美利曲辛复合制剂。

1. **选择性5-羟色胺再摄取抑制剂** 选择性5-羟色胺再摄取抑制剂是当今治疗焦虑、抑郁障碍的一线药物，由于一般2周以上起效，适用于达到适应障碍或更慢性的焦虑和抑郁情况。研究认为该类药物用于心血管疾病患者相对安全。禁忌证：① 禁止与单胺氧化酶抑制剂、氯米帕明、色氨酸联用；② 严重心、肝、肾病患者慎用；③ 慎与抗心律失常药、降糖药物联用。代表药物有氟西汀、帕罗西汀、西酞普兰、舍曲林、氟伏沙明、艾司西酞普兰。

2. **苯二氮䓬类** 苯二氮䓬类用于焦虑症和失眠的治疗。按半衰期分为长半衰期类药物如地西泮（商品名为安定）、艾司唑仑（商品名为舒乐安定）等，以及短半衰期类药物如阿普唑仑（商品名为佳静安定）、咪达唑仑（商品名为力月西）等。注意事项：在使用长半衰期药物时要注意其肌松作用，防止呼吸抑制；长期使用会产生药物依赖，建议连续使用不超过4周。

3. **氟哌噻吨美利曲辛复合制剂（商品名为黛力新）** 适用于轻中度焦虑抑郁、神经衰弱、心因性抑郁、抑郁性神经官能症、隐匿性抑郁、心身疾病伴焦虑和情感淡漠、更年期抑郁、嗜酒及药瘾者的焦躁不安及抑郁。禁忌证：心肌梗死急性期、循环衰竭、房室传导阻滞、未经治疗的闭角性青光眼、急性乙醇/巴比妥类药物及鸦片中毒。禁与单胺氧化酶抑制剂同服。

（三）睡眠管理　心血管疾病患者发生失眠的原因包括心血管疾病各种症状所致失眠、冠状动脉缺血导致心脑综合征、心血管疾病治疗药物所致失眠、心血管手术后不适症状所致失眠、因疾病发生焦虑和抑郁导致失眠、睡眠呼吸暂停以及原发性失眠。常见的失眠类型包括难以入睡、睡眠不深、多梦、醒后不易再睡、早醒、周期性肢体运动、多动腿综合征。因此，心血管疾病患者失眠的治疗从对患者的评估开始。

治疗原则包括① 积极治疗原发病，纠正导致失眠的疾病症状，缓解精神心理障碍，缓解失眠及其伴随症状；② 对于因症状、疾病导致的失眠，建立良好的医患关系，取得患者信任和主动合作很重要，着重消除当前疼痛、失眠、焦虑、恐惧、惊恐发作等症状。

四、心脏康复的自我管理

加强心脏康复的自我管理有助于减少患者的治疗费用、提高患者的生活质量。对心血管疾病患者心脏康复的自我管理非常重要，尤其是在心脏康复Ⅱ期和Ⅲ期过程中作用显著。

自我管理的内容包括：① 注意防寒保暖，减少感冒，预防感染。② 饮食上粗细搭配、平衡膳食，低胆固醇、低脂饮食，限盐（不超过 6 g），控制体重。③ 遵照医嘱进行服药，注意药物的相互作用，不使用麻醉类药品。④ 吸烟是心血管疾病的危险因素之一，主动吸烟会造成急性心肌缺血，影响血管舒张功能。指导患者用国际通用的"5A"方案进行戒烟干预，即询问（ask）吸烟情况、建议（advise）戒烟、评估（assess）戒烟意愿、提供（assist）戒烟帮助、安排（arrange）随访，而且要防止吸入二手烟。⑤ 注意控制血压、血糖、血脂。⑥ 保持心情舒畅，防止焦虑、沮丧，减轻心理压力保证夜间睡眠。⑦ 按照运动康复治疗师的运动处方进行运动训练，定期参加心脏康复患者俱乐部的活动。⑧ 定期到心脏科、康复医学科、运动康复治疗科、心理科复诊。

参考文献

［1］ 中国康复医学会心血管病专业委员会.中国心脏康复与二级预防指南（2018 版）［M］.北京：北京大学医学出版社,2018.

［2］ 胡大一,王乐民,丁荣晶.心脏康复临床操作实用指南［M］.北京：北京大学医学出版社,2017.

［3］ 伊东春树,日本心脏康复委员会.心脏康复口袋指南［M］.程姝娟,张兰,译.北京：科学技术文献出版社,2018.

［4］ 美国心脏康复协会.美国心脏康复和二级预防项目指南［M］.周明成,洪怡,译.上海：上海科学技术出版社,2017.

［5］ 伍贵富,陈怡锡,陈子奇.2018 ACC/AHA 心脏康复质量控制指南修订指标解读［J］.中国循环杂志,2019,34(5)：111-114.

［6］ 何文斌,周雪果,姚小云.心脏瓣膜置换术后患者玉期心脏康复的最佳证据总结［J］.护理学会,2019,26(18)：32-36.

［7］ 美国心脏协会,美国心脏学会,张新华,编译.2002 年 ACC/AHA 心电图运动试验指南简介［J］.心电学杂志,2004,23(1)：50-51.

［8］ Leon AS, Franklin BA, Costa F, et al. Cardiac rehabilitation and secondary prevention of coronary heart disease: an American Heart Association scientific statement from the Council on Clinical Cardiology (Subcommittee on Exercise, Cardiac Rehabilitation, and Prevention) and the Council on Nutrition, Physical Activity, and Metabolism (Subcommittee on Physical Activity), in collaboration with the American Association of Cardiovascular and Pulmonary Rehabilitation［J］. Circulation, 2005, 111(3): 369-376.

［9］ 丁荣晶.《稳定性冠心病心脏康复药物处方管理专家共识》解读［J］.中国实用内科杂志,2016,36(4)：284-287.

［10］ 中国心血管病报告编写组.《中国心血管病报告 2018》概要［J］.中国循环杂志,2019,34(3)：209－219.

［11］ Wodruffe S，Neubeck L，Clark RA，et al. Australian cardiovascular health and rehabilitation association (ACRA) core components of cardiovascular disease secondary prevention and cardiac rehabilitation 2014［J］. Heart Lung Circ，2015，24(5)：430－441.

［12］ Thomas RJ，King M，Lui K，et al. AACVPR/ACCF/AHA 2010 update：performance measures on cardiac rehabilitation for referral to cardiac rehabilitation/secondary prevention services endorsed by the American College of Chest Physicians，the American College of Sports Medicine，the American Physical Therapy Association，the Canadian Association of Cardiac Rehabilitation，the Clinical Exercise Physiology Association，the European Association for Cardiovascular Prevention and Rehabilitation，the Inter-American Heart Foundation，the National Association of Clinical Nurse Specialists，the Preventive Cardiovascular Nurses Association，and the Society of Thoracic Surgeons［J］. J Am Coll Cardiol，2010，56(14)：1159－1167.

［13］ AI Quait A，Doherty P，Cutacker N，et al. In the morden era of percutaneons coronary intervention：is cardiac rehabilitation engagement purely a patient or a service level decision？［J］. Eur J Pre Cardiol，2017，24(13)：1351－1357.

第三章 脑卒中康复技术

脑卒中俗称脑中风,具有高发病率、高致残率、高病死率和高复发率的特点,是中国成年人致死、致残的首位病因。我国每年死于脑卒中患者近200万,约70%留有不同程度的功能障碍,如日常生活能力减退、运动功能丧失、感觉、认知、吞咽等功能障碍。卒中康复技术是采用一切方法使由脑卒中引起的人体运动及认知功能得到最大限度的恢复。为了提高脑卒中患者的生活质量和生存能力,获得最高水平的独立,对其实施康复训练具有十分重要的意义。

第一节 日常生活活动能力训练

日常生活活动是指人们为了维持生存及适应生存环境,每天必须反复进行的最基本的、最具有共性的身体动作群,主要涉及衣、食、住、行、个人卫生等的基本动作和技巧。它是获得个人生活独立的基础,可以将日常生活活动动作分解为若干个小动作,如训练进食、个人卫生等,以后逐步进行穿袜、床椅转移、洗澡等有关日常生活活动的训练,亦可以进行与家务劳动有关的作业训练,从易到难,从简单到复杂,逐步提高患者的综合能力。

一、卧床期的日常生活活动能力训练

(一)保持正常的功能体位

【目的】 为避免长期卧床造成的心肺功能下降,并为将来的功能恢复创造条件。

【适应证】 在日间患者能够耐受的时间内,可将床头摇至90°,采取坐位或半卧位,并尽可能在坐位下进食与进行作业活动。有效的坐姿要求骨盆提供稳定的支持,躯干保持直立位。

【禁忌证】

(1)病情过于严重,意识不清,颅内压过高、血压过高、严重精神障碍。

(2)伴有严重的肺部感染、糖尿病酸中毒、急性心肌梗死等。

【操作前准备】

(1)用物准备:医嘱单、洗手液、小桌子、轮椅、海绵垫。

(2)环境准备:周围环境安全、安静、整洁、光线充足。

(3)护士准备:着装整洁规范,素质符合要求。

(4)患者准备:着轻便衣服,知情同意,能配合。

【康复方式】

(1)床上长坐位:采取床上长坐位时必须保持髋关节90°屈曲,双上肢对称地放在身体前面的小桌子上,使患者的上肢始终位于其视野之内。背部伸展,必要时可用被服或抬起的床头充分支撑。为避免膝关节的过度伸展,可以在膝下垫一小海绵垫,取得床上长坐位的正确坐位。患者髋关节长时间处于半伸展状态,从而诱发下肢伸肌的痉挛收缩,影响下

肢运动功能的恢复。

（2）其他坐位：床上长坐位后，可逐步采取床边端坐位，双下肢自膝部向下垂于床，为进一步的轮椅坐位做准备。

【护理要点】

（1）护士必须随时纠正头颈偏向患侧、躯干侧屈、骨盆倾斜等不良坐姿。不论何种方式的坐位都必须掌握双侧对称的原则。

（2）每次坐起的持续时间应根据患者的耐受情况决定，每次坐起的次数也根据患者的承受度决定。初期如果患者感觉疲劳，可在进食的中途随时调整患者的姿势。

（3）在卧床期，必须确保患者始终采取正确的、有利于今后机体功能恢复的姿势和肢位。

（二）床上进行的作业活动

【目的】 早期的被动关节活动训练可防止关节出现挛缩畸形，增强关节活动度或提高肌力。

【适应证】 适合于无法下床离地，不能维持坐位平衡的患者。

【禁忌证】

（1）病情过于严重，意识不清，颅内压过高、血压过高、严重精神障碍。

（2）伴有严重的肺部感染、糖尿病酸中毒、急性心肌梗死等。

【操作前准备】

（1）用物准备：医嘱单、洗手液。

（2）环境准备：周围环境安全、安静、整洁，光线充足。

（3）护士准备：着装整洁、规范，素质符合要求。

（4）患者准备：着轻便衣服，知情同意，能配合。

【操作流程】 见表3-3-1。

表3-3-1 日常生活活动能力训练操作流程

流　　程	说　　明
操作前准备	环境安静、整洁、舒适，温度适宜；操作者衣帽整洁、规范；患者身着轻便衣服，处于安静状态
操作前解释、评估	1. 说明操作的目的、意义和方法 2. 评估患者的意识和配合度 3. 评估患者的生命体征、功能障碍部位 4. 评估患者的症状和体征
操作用物准备	医嘱单、洗手液
核对身份	按照患者身份识别制度进行身份核对
床上活动训练	1. 被动关节活动度训练：肢体瘫痪后，关节长期不活动会发生挛缩、畸形。一般患者肩部如果制动2周以上会形成关节活动受限，完全恢复关节的活动范围可能需要几个月时间 2. 床上的主动活动训练：主要包括摆肩、夹腿、摆髋、桥式运动、翻身等活动的训练 （1）摆肩：患者仰卧位，双手交叉上举，固定下肢不动，上肢向左右摆动至最大范围 （2）夹腿：摆肩时患者仰卧位，双下肢尽量屈曲，家属一手固定健侧膝部，利用联合反应诱发患侧下肢做夹腿动作。注意患侧下肢的保护，髋外旋不得大于60°

（续表）

流　　程	说　　明
床上活动训练	（3）摆髋：患者仰卧位，双下肢尽量屈曲，上肢或交叉上举，或安放在体侧。双腿夹紧一起左右摆动至最大范围 （4）桥式运动：桥式运动可缓解躯干及下肢的痉挛状态，提高患者在床上的生活自理能力。主要训练骶棘肌和骨盆的控制能力，诱发下肢的分离运动。患者取仰卧位，双腿屈曲，臀部抬起；双上肢上举，交叉十指。当患者能够独立完成数次动作后应调整训练难度，将健腿置于患腿之上或患腿置于健腿之上来完成以上动作 （5）翻身：鼓励患者自己翻身，应向双侧反复进行训练。在训练过程中动作要轻柔，不可暴力拉、拽，并尽可能发挥残存的功能进行体位变换，同时根据患者的状况，给予必要的协助和指导
床边运动训练：根据患者的具体情况，家属及其护士可给予一定的协助。训练中注意动作舒缓，切忌粗暴	1. 呼吸运动：患者保持坐位，四肢放松端正，双臂侧开上举，身体微微后倾，头略高抬，胸廓伸展，尽力吸气，然后患臂张开上举，尽力举高为止。双臂自然下落，身体微微前倾，双臂稍内收，双手相互环抱，不能再抱时可将患臂自然放在体侧，慢慢呼气，至呼尽后转为正常呼吸 2. 拍打运动：患者保持坐位，四肢放松端正，健手自上而下拍打患侧上肢，从肩部外侧向下到手，共做 8 次。上身微前屈，用健手拍打患侧下肢，从大腿根部向足踝部前侧，共做 8 次。此动作幅度较大，要注意保持身体平衡，防止跌倒损伤 3. 划臂运动：患者保持坐位，四肢放松端正，掌心向上，双臂前平举。翻掌，掌心向下，双臂伸直，先健侧后患侧，向身体双侧做游泳划水动作后，双臂收回至身体两侧，掌心向上 4. 抬腿运动：患者保持坐位，双手叉腰，或患臂放在体侧，健腿自然抬起，小腿伸直，后放为原位。患腿尽力抬高，还原。如瘫痪严重可用健手帮助，但要注意身体平衡 5. 摇体运动：患者保持坐位，四肢放松端正，双臂放在体前，手掌放在腿上，身体前倾 15°～30°，头部保持自然，不低头，然后还原坐直。右手叉腰，左臂自然下垂于体侧，向左倾斜 15°～30°。头部保持自然，不低头，然后还原坐直。左手叉腰，右臂自然下垂于体侧，向右倾斜 15°～30°。头部保持自然，不低头，然后还原坐直。以上动作为前后、左右摇体动作，各重复 2 次 6. 弓步运动：患者用健手扶住桌面，侧立桌旁，健腿后退一步，身体微前倾，患腿微前屈，健腿绷直用力踩地后还原。健腿前进一步，身体微前倾，健腿微前屈，患腿绷直用力踩地，后还原 7. 握拳运动：患者身体直立，双臂前平举，掌心向下，双手同时翻掌，掌心向上，再翻掌，掌心向下。双手握拳，尽力紧握，再五指尽力叉开 8. 踏步运动：患者健手扶住桌面，侧立桌旁，先抬健腿然后还原，再抬患腿然后还原
健康宣教	1. 告知患者训练的目的和注意事项及方法 2. 康复训练艰苦而漫长，需要有信心、耐心、恒心，应在家属的支持下循序渐进，长期持之以恒的训练才可以逐渐恢复 3. 训练过程中要注意安全，防止意外损伤
评估效果及记录	观察患者训练的情况、生命体征变化，并及时记录

　　【护理要点】　注意在帮助患者活动某关节时可出现痛感，要轻轻地、慢慢地进行，千万不要勉强，以免引起其他身体障碍。

二、离床后的日常生活活动能力训练

【目的】 改善患者躯体功能的灵活性、协调性,增加活动能力,使患者能独自或借助最少的帮助,完成日常生活。

【适应证】 适合于可下床离地,但不能达到坐位平衡的患者。

【禁忌证】

(1) 病情过于严重,意识不清、颅内压过高、血压过高、严重精神障碍。

(2) 伴有严重的肺部感染、糖尿病酸中毒、急性心肌梗死等。

【操作前准备】

(1) 用物准备:医嘱单、洗手液、轮椅、背板、海绵坐垫、推球、圆柱形滚筒、巴氏球、木钉板。

(2) 环境准备:周围环境安全,安静、整洁,光线充足。

(3) 护士准备:着装整洁、规范,素质符合要求。

(4) 患者准备:着轻便衣服,知情同意,能配合。

【操作流程】 见表3-3-2。

表3-3-2 离床后的日常生活活动能力训练操作流程

流　程	说　明
操作前准备	环境安静、整洁、舒适,温度适宜;操作者衣帽整洁、规范;患者身着轻便衣服,处于安静状态
操作前解释、评估	1. 说明操作的目的、意义和方法 2. 评估患者的意识和配合度 3. 评估患者的生命体征、功能障碍部位 4. 评估患者的症状和体征
操作用物准备	医嘱单、洗手液、轮椅、背板、海绵坐垫、推球、圆柱形滚筒、巴氏球、木钉板
核对身份	按照患者身份识别制度进行身份核对
保持正确的轮椅坐姿	1. 轮椅坐姿:离床后患者常采取的坐姿有轮椅坐姿和椅坐姿。正确的轮椅坐姿首先应选择适合患者身材的轮椅,必要时可利用海绵坐垫来调整轮椅的高度和深度,还可借助背板以保持躯干直立的坐位,患侧下肢侧方垫海绵枕,防止关节外展、外旋 2. 椅坐位:正确的椅坐姿应是双肩和躯干需对称,躯干伸展、骨盆直立、髋膝踝关节保持90°,避免髋关节的外展、外旋,小腿垂直下垂,双足着地
上肢功能的作业训练:必须根据患者的实际情况,选择最有效、最适合患者的作业训练项目	1. 向前推球作业训练:通过Bobath握手,由健侧上肢带动患侧上肢(使患侧肘关节伸展、前臂略旋前,防止肩部的后撤)运动。如果仅仅做患侧一侧的运动,那么活动的位置应该设定在较低的水平,使上肢避免在抗重力的状态下进行操作。推球作业活动可以分为3个阶段: (1) Bobath握手状态下在桌面上推球阶段:在肩关节缺乏自发的随意运动时,需要由他人或健手进行帮助和诱导。向前推动球的动作对重心的转移、坐位平衡能力具有改善作用,另外还可以配合肘关节的屈伸动作 (2) 桌面上向前滚动圆柱形滚筒阶段:随着患者上肢功能的进步,可以用圆柱形滚筒代替球体。要求患者将前臂置于滚筒之上,并向前滚动滚筒。滚动圆柱形滚筒与推动球体的不同之处在于上肢不完全依靠重力放置在桌面上,而是要略微抬起前臂,使前臂放在滚筒上,再通过肘关节的屈伸运动向前后滚动滚筒

（续表）

流　程	说　明
上肢功能的作业训练：必须根据患者的实际情况，选择最有效、最适合患者的作业训练项目	（3）地面上推动巴氏球阶段：可用健侧手掌压在患侧手掌上面，或双手呈 Bobath 握手状态，进行推动巴氏球的活动，护士可协助患者稳定关节与保持平衡。随着肩关节的稳定性逐步提高，并开始出现肩关节随意运动阶段，就可以进行患侧单手训练，以促进肩关节随意运动的进一步恢复 2. 木钉板作业训练：在一个方形的底座内，设置若干个圆形凹槽，再做若干个与圆形凹槽相应规格的小圆柱体。木钉板圆柱的直径从数厘米至数毫米，木钉板底座的规格也随木钉的直径大小而变化。进行木钉板作业训练时，在 Bobath 握手状态下，以健手带动患手，将底座内的木钉向上拔起，逐一移至其他容器内。在木钉全部拔除后，再以同样的方法，将木钉逐一插回底座上。当患手的肌力有了一定的提高可进行抓握训练时，还可以利用木钉板进行患侧肢体的抓握训练
健康宣教	1. 告知患者训练的目的和注意事项及方法 2. 康复训练艰苦而漫长，需要有信心、耐心、恒心，应在家属的支持下循序渐进，长期持之以恒的训练才可以逐渐恢复 3. 训练过程中要注意安全，防止意外损伤
评估效果及记录	观察患者训练的情况、生命体征变化，及时记录

【护理要点】

（1）护士为患者设计该项训练时，应根据作业训练的目的来选择木钉的直径，木钉板摆放的位置、高度、人体的姿势、肢位等多种因素。

（2）随着上肢功能的恢复，应该选择一些能进一步提高速度与协调性，即接近于日常生活、能够锻炼多肌肉协调性的作业进行训练，在提高协调性的基础上提高完成速度。

（3）制订完成动作组合的时限，难度逐渐加大。

三、日常生活活动的训练

（一）穿戴训练

【目的】 提高偏瘫患者生活自理能力，减轻对陪护人员的依赖，让患者获得尊严，从而建立和增强回归家庭、重返社会的信心。

【适应证】 脑卒中后偏瘫不能自行穿脱衣裤患者。

【禁忌证】 认知功能障碍者、疾病处于急性期、坐位平衡功能障碍者。

【操作前准备】

（1）用物准备：医嘱单、洗手液。

（2）环境准备：周围环境安全，安静、整洁，光线充足。

（3）护士准备：着装整洁、规范，素质符合要求。

（4）患者准备：着轻便衣服，知情同意，能配合。

【操作流程】 见表 3-3-3。

表 3-3-3　日常生活活动的训练操作流程

流　程	说　明
操作前准备	环境安静、整洁、舒适，温度适宜；操作者衣帽整洁、规范；患者身着轻便衣服，处于安静状态

（续表）

流　　程	说　　明
操作前解释、评估	1. 说明操作的目的、意义和方法 2. 评估患者的意识和配合度 3. 评估患者的生命体征、功能障碍部位 4. 评估患者的症状和体征
操作用物准备	医嘱单、洗手液
核对身份	按照患者身份识别制度进行身份核对
穿脱衣裤的训练	1. 穿上衣需取坐位，将衣服内面朝上平铺在双膝之上；用健手抓住衣领及对侧肩部，将袖口自患侧上肢穿过，并将领口部分拉至肩部健侧手沿衣领从头后绕过，并将健侧上肢穿进袖口；系纽扣、拉拉链或黏上尼龙搭扣，并将衣服各部整理平整 2. 脱上衣时先将患侧衣服自肩部褪至肘部以下，再自肩部褪下健侧的衣服，然后用完全脱下衣袖的健侧上肢脱掉患侧的衣服 3. 穿脱裤子取长坐位，用健侧手先将患侧下肢穿进裤腿，并拉至膝部上方；健侧下肢穿入另一侧裤腿；改长坐位为仰卧位，健侧膝关节屈的准确性和稳定性
穿袜子的训练	患者叉握双手，将患侧下肢抬起交叉放置在健腿上；用健侧拇指和食指张开袜口，套袜子之前患者要使自己的患侧手臂向前，肩前伸并伸肘，向前倾斜身体把袜子套在脚上；穿健侧下肢时用同样的程序
健康宣教	1. 告知患者训练的目的和注意事项及方法 2. 康复训练艰苦而漫长，需要有信心、耐心、恒心，应在家属的支持下循序渐进，长期持之以恒的训练才可以逐渐恢复 3. 训练过程中要注意安全，防止意外损伤
评估效果及记录	观察患者训练的情况、生命体征变化，及时记录

【护理要点】

（1）遵循一个简单的原则，即每种方法都以患侧肢体开始。

（2）选择宽松的开襟衫、套头衫，便于患者穿脱，必要时更换衣物，如将纽扣换成挂钩、拉锁或尼龙搭扣、魔术贴、拉锁，不穿带拉链的衣服，或将需要系皮带的裤子改成松紧口休闲式裤子等。

（3）陪护人员做好监护和指导工作，选择稳定性好的坐凳，以增加其稳定性，防止跌倒。

（4）鼓励患者应持之以恒地完成，增强患者的信心。

（5）应协助和监督患者正确穿脱衣、穿脱袜子，尤其应注意顺序。患者在完成穿衣的过程中无须过度用力，也不要出现联合反应。

（二）进食训练

【目的】 提高偏瘫患者自行进食的能力，锻炼手的握力和协调性，让患者获得尊严。

【适应证】 脑卒中后偏瘫不能自行进食的患者。

【禁忌证】 认知功能障碍者，疾病处于急性期患者，有误吸、呛咳等不能经口进食的患者。

【操作前准备】

(1) 用物准备：医嘱单、洗手液、镜子、气球、蜡烛、吸管、水杯、毛巾、橡皮垫。

(2) 环境准备：周围环境安全,安静、整洁,光线充足。

(3) 护士准备：着装整洁、规范,素质符合要求。

(4) 患者准备：着轻便衣服,知情同意,能配合。

【操作流程】 见表3-3-4。

表3-3-4 进食训练操作流程

流　　程	说　　明
操作前准备	环境安静、整洁、舒适、温度适宜;操作者衣帽整洁、规范;患者身着轻便衣服,处于安静状态
操作前解释、评估	1. 说明操作的目的、意义和方法 2. 评估患者的意识和配合度 3. 评估患者的生命体征、功能障碍部位、言语能力 4. 评估患者的症状和体征
操作用物准备	医嘱单、洗手液、镜子、气球、蜡烛、吸管、水杯、毛巾、橡皮垫
核对身份	按照患者身份识别制度进行身份核对
进食训练	1. 患者进食时的姿势是影响进食的最重要因素。如果患者能坐位平衡,应让患者坐起进食。躯干的屈曲和不习惯的食物摆放及手的操作使进食活动更加困难 2. 患者可对着镜子,在陪护人员辅助下进行口颜面功能训练 3. 进行头、颈、肩部的放松和呼吸训练。如让患者前后左右活动颈部,或做颈部的左右旋转及提肩、沉肩运动。让患者练习深吸气、呼气,平时可让患者吹气球或吹蜡烛,或让患者用吸管向水里吹气泡,可以刺激软腭的活动 4. 患者进食时,陪护人员应帮助其做好就餐前的准备工作,要尽量让患者在安静、舒适的环境下专心进食,选择合适的食物性状和餐具,降低吞咽训练中发生危险的可能性
健康宣教	1. 告知患者训练的目的和注意事项及方法 2. 康复训练艰苦而漫长,需要有信心、耐心、恒心,应在家属的支持下循序渐进,长期持之以恒的训练才可以逐渐恢复 3. 训练过程中要注意安全,防止意外损伤
评估效果及记录	观察患者训练的情况、生命体征变化,及时记录

【护理要点】

(1) 按照评估结果,找出导致不能完成进食的原因,针对性地制订进食训练计划。

(2) 如果患者不能坐在桌边,应帮助患者在进食期间从床上坐起或坐在床边。

(3) 借助自助具用患手进食时,健手固定食具;使用健手进食时,用带吸盘的碗或碗下垫湿毛巾、橡皮垫等,以免食具移动而导致食物撒到桌面。

(4) 进食训练应持之以恒地完成,要求陪护人员做好监护和指导工作。

(5) 护士每天应观察进食动作完成情况,及时向主管医生反馈。

(三) 洗漱活动的训练 洗漱训练是包括每天例行的洗脸、刷牙、洗手、洗澡等动作。

【目的】 提高脑卒中患者的生活自理能力,减轻对陪护人员的依赖,提高其生活质量。

【适应证】 脑卒中后导致个人卫生不能完成或部分不能完成者。

【禁忌证】 认知功能障碍者、疾病处于急性期患者、皮肤有伤口创面患者。

【操作前准备】

（1）用物准备：医嘱单、洗手液、水温计、肩带。

（2）环境准备：周围环境安全，安静、整洁，光线充足，地面清洁、干燥。

（3）护士准备：着装整洁、规范，素质符合要求。

（4）患者准备：着轻便衣服，知情同意，能配合。

【护理要点】

（1）训练前要评估患者的坐位、站立平衡能力及上肢与手指的运动和感觉功能，并与患者实际生活环境相结合制订合理、具体的训练措施。使用轮椅的患者，建议洗脸池离地高度为70～80 cm，水池下方有足够的空间方便轮椅进出，以便患者贴近水池。

（2）训练时护士应在旁保护，落实安全防护措施。使用热水时，注意水温不高于40 ℃，防止烫伤。转移时防止跌倒。洗澡时间不宜过长，以免发生意外。

（3）伴有肩关节半脱位的患者在进行训练时应注意做好保护措施，可用肩带或同类辅助器具固定患肩。

（4）如果是利用轮椅完成室内活动的患者，应该考虑洗手池的高度及其安装是否适合轮椅的进入，才能保证患者身体贴近洗手池独立完成洗漱动作。

（四）如厕的训练

【目的】 提高偏瘫患者的自理能力，减轻对照顾者的依赖，提高患者的生活质量。

【适应证】 脑卒中后导致个人卫生不能完成或部分不能完成者。

【禁忌证】 认知功能障碍者、疾病处于急性期患者、皮肤有伤口创面患者。

【操作前准备】

（1）用物准备：医嘱单、洗手液、轮椅。

（2）环境准备：周围环境安全，安静、整洁，光线充足，地面清洁、干燥。

（3）护士准备：着装整洁、规范，素质符合要求。

（4）患者准备：着轻便衣服，知情同意，能配合。

【护理要点】

（1）注意患者如厕动作的主要程序及从轮椅到坐便器上的转移动作。如厕动作的主要程序是从轮椅转移到坐便器上，穿、脱裤子，擦拭，冲洗，以及洗手等一系列动作。

（2）为尽最大努力帮助患者独立完成如厕动作，经常需要对卫生间的环境和设施进行调整和改造。

（3）使用坐便器：坐便器选择有一定高度、有利于患者起坐的规格。

（4）在需要的部位安装横向或纵向的扶手。

（5）冲水马桶的扳手种类很多，选择离身体较近、规格较大、无须太用力就可控制的品种。

（五）日常家务训练　日常家务训练的内容涉及许多方面的活动，为了方便患者从事日常家务活动，应适当地改造家庭环境和尽可能地简化活动的方式。

【注意事项】

（1）训练之前应与患者交谈，让患者明确训练目的，以取得患者及照顾者的理解与合作。

（2）训练之前，评估患者的病情、日常生活能力、康复愿望，还应考虑患者生活的社会环境、反应性、依赖性等，做到具体情况具体分析，防止训练方法公式化。

（3）训练设计的内容较多，护士要先选出患者可能完成的活动，再根据活动的重要性和难易程度决定训练的顺序，首先训练最常用的、较易掌握的；选定训练内容后，再分析患者进行日常生活活动的每一个动作,找出妨碍活动完成的主要原因,有针对性地将训练项目分解为若干个阶段性动作进行练习,待患者熟练后,再结合起来进行整体训练。

（4）遵循先促进功能恢复,后代偿辅助的训练原则。训练中,鼓励患者多使用患侧上肢完成日常生活活动,在患手开始训练前不进行"利手交换训练";对完成日常生活活动困难者及重症障碍者,可借助自助具或辅助器具,使患者尽量减少生活依赖。

（5）训练内容具有实用性,训练必须与病房和家庭生活密切结合,应用于患者的日常生活中。

（6）训练过程中注意患者的安全,避免发生意外。

第二节　运动功能训练

对于脑卒中患者的肢体功能训练,应根据受损功能不同选择不同的锻炼方式,制订康复训练计划,确立阶段性康复目标。训练按照运动发育的顺序和不同姿势反射水平进行,即翻身→坐→坐位平衡→双膝立位平衡→单膝立位平衡→坐到站→站立平衡→步行。

【训练原则】　上肢多锻炼伸肌,下肢多锻炼屈肌。活动幅度由小到大,由健侧到患侧,由大关节到小关节,循序渐进。

一、急性期康复

【目的】　预防并发症和继发损害,同时为下一步功能训练做准备。

【适应证】　中枢神经系统损伤所致存在运动及控制功能障碍的偏瘫患者。

【禁忌证】　严重意识障碍、认知功能障碍、各种原因所致的关节不稳定和/或未愈合、严重疼痛或偏瘫功能分级评定未达到相应阶段。

【操作前准备】

（1）用物准备:医嘱单、洗手液、枕头。

（2）环境准备:周围环境安全,安静、整洁,光线充足。

（3）护士准备:着装整洁、规范,素质符合要求。

（4）患者准备:着轻便衣服,知情同意,能配合。

【操作流程】　见表3-3-5。

表3-3-5　急性期康复运动功能训练操作流程

流　　程	说　　明
操作前准备	环境安静、整洁、舒适,温度适宜;操作者衣帽整洁、规范;患者身着轻便衣服,处于安静状态
操作前解释、评估	1. 说明操作的目的、意义和方法 2. 评估患者的意识和配合度 3. 评估患者的生命体征、功能障碍部位 4. 评估患者的症状和体征
操作用物准备	医嘱单、洗手液、枕头
核对身份	按照患者身份识别制度进行身份核对

（续表）

流　程	说　明
健肢位：床上健肢位是早期康复治疗中及其重要的一个方面，健肢位能预防和减轻上肢屈肌、下肢伸肌典型痉挛模式的发生。这种痉挛模式妨碍上肢的日常活动及步行时形成划圈步态	1. 健侧卧位(图3-3-1)。患者在胸前放一枕头，使肩前伸，患侧肘关节伸展，腕、指关节伸展放在枕上。患腿屈曲向前，放在身体前面另一枕上，髋、膝关节自然屈曲，支撑枕高低适宜，以舒适为度，健侧自然放置 2. 患侧卧位(图3-3-2)。在该体位时，患臂前伸、前臂外旋，将患肩拉出，防止肩受压和后缩。患腿放置舒适位，膝关节微屈，健腿屈曲向前，于体前支持枕上 3. 仰卧位(图3-3-3)。重症患者多采用此体位。仰卧位时应让肩关节前伸，手臂伸直、外旋、稍抬高，患臂放在体旁枕上，掌心向上，手指稍分开。骨盆前挺，大腿稍向内夹紧并稍内旋，膝关节稍弯曲，膝下放一低枕头支撑
被动运动	患者昏迷时间过久或因严重的并发症在数天后仍不能开始主动床上训练，则需维持被动的运动。活动顺序由大关节到小关节，循序渐进，缓慢进行，多做与痉挛相反的活动，如肩外展、外旋，肘关节伸展，踝关节背伸和腕指关节的伸展活动
健康宣教	1. 告知患者训练的目的和注意事项及方法 2. 康复训练艰苦而漫长，需要有信心、耐心、恒心，应在家属的支持下循序渐进，长期持之以恒的训练才可以逐渐恢复 3. 训练过程中要注意安全，防止意外损伤
评估效果及记录	观察患者训练的情况、生命体征变化，及时记录

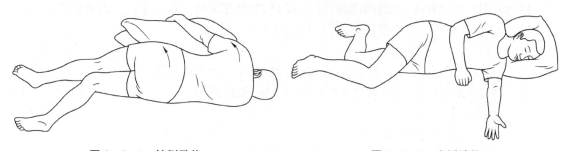

图3-3-1　健侧卧位　　　　　　　　　　图3-3-2　患侧卧位

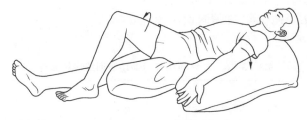

图3-3-3　仰卧位

【护理要点】

（1）训练前应详细评估患者的功能情况。

（2）训练前应先结合患者的护理评估结果，并依据主管医生的意见制订详细的训练计划并打印，选择合适的训练场地。

（3）训练前应与患者、陪护人员交谈，讲解训练的目的、方法、动作步骤、训练时间、频次、次数、潜在的安全风险及需要配合的注意点，以取得患者或陪护人员的理解和配合。

（4）训练动作应反复示范，讲解每个动作的注意点，直至患者和陪护人员能规范掌握。

（5）训练时观察患者的实际操作能力，询问患者的主观感觉，心肺功能障碍者训练前应进行生命体征监测，结果异常时立即停止训练并告知护士。

（6）为使患者及陪护人员达到规范掌握，应将训练计划单打印好张贴在患者床头，便于随时查看。

（7）各项训练任务应在照顾者的监护下完成，护士应每天了解患者的训练任务有无落实，动作质量是否得到保证。

（8）告知患者及陪护人员在训练过程中注意安全，避免发生意外；训练以微感疲劳为度。病情不稳定或训练感疼痛加重、肿胀等时应停止训练并及时告知护士。

（9）应详细记录患者的训练完成情况、主观感觉及照顾者帮助，必要时记录训练时及训练前后生命体征测量值。

（10）护士应阶段性地对患者进行功能评估，依据功能进展情况及时调整训练计划。

（11）护士应与主管医生及时沟通，汇报患者在病房训练的情况，确保团队训练目标保持一致。

二、恢复期康复

【目的】　利用躯干肌的活动，通过联合反应、共同运动、姿势反射等活动促进肩胛带和骨盆带功能的部分恢复，达到床上翻身、卧坐转换和坐位平衡的目标。鼓励患者做主动运动即可预防痉挛的发生，又能增强患者恢复的信心。

【适应证】　发病在1～3周内（脑出血2～3周、脑梗死1周左右），患者意识清楚或有轻度意识障碍，生命体征稳定但患肢肌力、肌张力均很低，腱反射低。

【禁忌证】

（1）病情过于严重，意识不清，颅内压过高、血压过高、严重精神障碍。

（2）伴有严重的肺部感染、糖尿病酸中毒、急性心肌梗死等。

【操作前准备】

（1）用物准备：医嘱单、洗手液。

（2）环境准备：周围环境安全，安静、整洁，光线充足。

（3）护士准备：着装整洁、规范，素质符合要求。

（4）患者准备：着轻便衣服，知情同意，能配合。

【操作流程】　见表3-3-6。

表3-3-6　恢复期康复运动功能训练操作流程

流　　程	说　　明
操作前准备	环境安静、整洁、舒适，温度适宜；操作者衣帽整洁、规范；患者身着轻便衣服，处于安静状态
操作前解释、评估	1. 说明操作的目的、意义和方法 2. 评估患者的意识和配合度 3. 评估患者的生命体征、功能障碍部位 4. 评估患者的症状和体征

（续表）

流　　程	说　　明
操作用物准备	医嘱单、洗手液
核对身份	按照患者身份识别制度进行身份核对
翻身训练：要求患者从仰卧位向两侧翻身。仰卧位是引起伸肌痉挛的最强体位，亦可加重肩胛骨的后突，因此不应总保持仰卧位，应尽快学会向两侧翻身	1. 向患侧辅助翻身。患者仰卧位，嘱患者抬起健侧腿向患侧伸，健侧上肢也向前摆，辅助者一手放在患膝上辅助患腿外旋，另一手可辅助患侧上肢处于前伸位置。向患侧翻身比向健侧翻身相对容易，但要注意不要使患侧肩部受损 2. 向患侧独立翻身。患者仰卧位，双手交叉握住，由健侧上肢带动患侧上肢伸直，健侧下肢屈曲；用健侧上肢将患侧上肢置于外展位，以防翻身后受压 3. 向健侧辅助翻身。患者仰卧位，双手交叉握住，辅助者屈曲患者下肢，双手放于患者臀部和足部，辅助患者向健侧翻身并摆放好肢体 4. 向健侧独立翻身。患者仰卧位，健腿插入患腿下方，双手交叉，向上伸展上肢，左右摆动，加大幅度，摆至健侧时顺势翻向健侧，同时用健腿带动患腿翻身
桥式运动：在床上进行翻身训练的同时，必须加强患侧的伸髋练习	1. 双侧桥式运动（图3-3-4）。护士帮助患者将双腿屈曲，双足在臀下平踏床面，让患者伸髋将臀抬离床面。如患髋外旋外展不能支持时，护士帮助将患膝稳定位 2. 单侧桥式运动。当患者完成双桥动作后，可让患者伸直健腿，患腿完成屈膝、伸髋、抬臀的动作 3. 动态桥式运动。为了获得下肢内收和外展控制能力，患者仰卧屈膝，双足踏住床面，双膝平行并拢，健腿保持不动，患腿做交替的幅度较小的内收和外展动作，并学会控制动作的幅度和速度。然后患腿保持中立位，健腿做内收外展练习，并与双桥运动结合起来
坐位及坐位平衡训练：早期采取坐位，可以提供有关的视觉输入，增加患者的活动范围，并增强患者战胜疾病的信心，消除抑郁症。而且能防止肺部感染，改善心肺功能	1. 从健侧坐起的训练。对于脑卒中早期患者，床边坐起比较有效的方法是帮患者先转向健侧，然后坐起。这样可避免患者试图从仰卧位拉自己坐起时对健臂的过度使用 （1）辅助坐起：嘱患者将健足插到患足下，护士立于健侧床边，将患者患侧上肢搭在肩上，用双手扶住患者双肩向上抬，患者用健侧上肢撑起上身，用健腿将患腿带至床下呈坐位 （2）独立坐起：步骤基本同辅助坐起，嘱患者翻身至半侧卧位，用健腿将患腿移至床边，垂下小腿，再用健侧肘撑起上身，伸直上肢至坐位 2. 从患侧坐起的训练 （1）辅助坐起：首先将患者移至床边，患侧靠近床沿，将患膝屈曲，小腿垂在床边外。令患者用健手支撑起上身至床边坐位 （2）独立坐起：嘱患者侧移至床边，将健腿插入患腿下，用健腿将患腿移至床外，使患膝呈屈曲状，然后抬头向患侧旋转身体，健手在患侧撑床呈坐位，同时摆动健腿下床
肩的控制与肩胛带的运动：是上肢功能恢复的重要部分，即帮助肩部运动，也可预防肩痛和肩关节挛缩	1. 肩胛带运动。患者仰卧位，护士用双手托住患肩，保持伸展外旋位，然后推患者的肩胛向上向前。当肩胛带活动不再有阻力时可逐渐加大肩关节屈曲的角度，直到不痛为止 2. 肩关节运动。护士一手握住患侧上肢做肩关节的屈曲、伸展、内旋、外旋、内收、外展等活动，另一手固定肩关节加以保护

（续表）

流　程	说　　明
肩的控制与肩胛带的运动：是上肢功能恢复的重要部分，即帮助肩部运动，也可预防肩痛和肩关节挛缩	3. 肘关节运动。患者仰卧位，上肢放在体侧，护士一手握住肘关节后部，另一手握住手腕，做屈肘或伸肘运动 4. 腕、手指关节运动。被动做腕、手指关节的屈曲和伸运动。控制好拇指的外展功能。双手抓握上举法是让患者双手交叉抓握，掌面接触，用健手带动患手上举，伸直患臂。在坐位或仰卧位，患者均可多次重复地做，增加肩部活动，改善伸肘伸腕能力
下肢控制能力训练：被动提高偏瘫下肢运动及控制能力	1. 踝背屈练习。当患者可以控制一定角度的屈膝动作后，脚踏住支撑面，进行主动的踝背屈练习。患者坐直，双膝屈曲，双足平放地上。护士用一手放在患膝上并用力向下压，使足跟着地，用另一手握住患侧足趾使踝充分背屈，反复练习 2. 学习用正常模式对偏瘫腿的控制。患者坐位，慢慢屈髋抬起患腿，抬起时防止外旋、外展，尽量保持踝关节背伸。患者的控制能力改善后进一步训练膝关节的屈伸动作，最后训练患腿充分提起并交叉到健腿上 3. 下肢内收外展控制训练。患者仰卧屈膝，双足踏住床面，双膝平行并拢，健腿保持不动，患腿做交替的幅度较小的内收和外展动作，并学会控制动作的幅度和速度。然后患腿保持中立位，健腿做内收外展练习，并与双桥运动结合起来
健康宣教	1. 告知患者训练的目的和注意事项及方法 2. 康复训练艰苦而漫长，需要有信心、耐心、恒心，应在家属的支持下循序渐进，长期持之以恒的训练才可以逐渐恢复 3. 训练过程中要注意安全，防止意外损伤
评估效果及记录	观察患者训练的情况、生命体征变化，及时记录

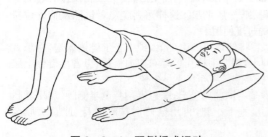

图 3-3-4　双侧桥式运动

【护理要点】

（1）长期卧床会引起一系列不良的生理效应，脑卒中患者在身体条件允许的情况下，应尽早开始学习如何从床上坐起。先从半坐位开始，如患者无头昏等不适症状，可加大角度、延长坐位时间。可让患者坐到床上或椅子上。

（2）开始时，可让陪护人员帮助患者，或在患者前放桌子辅助移动。可根据患者不同能力选择不同的高度，如椅子、沙发、床等站起，以适应日常生活需要。

（3）陪护人员在对患者提供帮助的过程中，一定要让其参加到完成的动作中，让患者从被动运动逐步过渡到主动完成运动。对早期的患者及重症患者，可以在被动运动的过程中不断予以口头命令，逐渐让患者了解、掌握运动要领，达到主动运动的目的。

三、痉挛期康复

一般持续 3 个月左右，以上肢的屈肌和下肢的伸肌为重，是联合反应和共同运动发展的结果。

（一）坐姿训练及坐站转移、坐位平衡训练、站立平衡训练

【目的】 控制痉挛和异常运动模式，促进分离运动的出现。

【适应证】 痉挛的控制贯穿于整个治疗过程中，软瘫期的抗痉挛体位仍可使用。

【禁忌证】 病情过于严重或进行性加重、神经病学症状仍在进行性发展。

【操作前准备】

（1）用物准备：医嘱单、洗手液、桌椅。

（2）环境准备：周围环境安全，安静、整洁，光线充足。

（3）护士准备：着装整洁、规范，素质符合要求。

（4）患者准备：着轻便衣服，知情同意，能配合。

【操作流程】 见表 3-3-7。

表 3-3-7 痉挛期康复运动功能训练操作流程

流　　程	说　　明
操作前准备	环境安静、整洁、舒适，温度适宜；操作者衣帽整洁、规范；患者身着轻便衣服，处于安静状态
操作前解释、评估	1. 说明操作的目的、意义和方法 2. 评估患者的意识和配合度 3. 评估患者的生命体征、功能障碍部位 4. 评估患者的症状和体征
操作用物准备	医嘱单、洗手液、桌椅
核对身份	按照患者身份识别制度进行身份核对
坐姿训练	患者头、颈、躯干应保持左右对称，躯干无扭转现象，躯干伸直；髋、膝、踝关节均应保持90°屈曲位；患侧的小腿与地面应保持垂直，这样可避免患侧髋关节外展、外旋及踝关节的内翻和足下垂（图3-3-5）
坐站转移（图3-3-6）、坐位平衡训练及站立平衡训练：患者坐站转换之前，要求训练坐位屈膝，即在足跟不离地面向后拉至座椅前缘下，以便为转移站立做准备。让患者双手交叉，套在护士颈后，双膝抵住患者的患膝，指导患者屈髋、身体前倾，双腿负重，当重心由坐骨结节移到双脚时，让患者伸膝、伸髋、挺胸直立。完成坐站转移后可进入扶站、平行杠间站立、徒手站立及站立平衡训练	1. 头转向健侧牵张患侧躯干：坐位达到一级平衡后，患者可反复将头颈转向健侧以充分牵张患侧颈与躯干肌肉，躯干可同时向健侧旋转以加强抑制患侧躯干肌力作用 2. 坐位下躯干的屈曲运动：患者于坐位中反复做屈伸腰椎的活动，护士在患者伸腰时以一手放在患肩上防止其后缩，另一手放其腰部帮助伸展并屈髋；患者屈曲时护士一手在胸前固定胸椎，另一手刺激腹肌的收缩，并要求患者主动收腹 3. 双手向前触地运动：患者双脚平放地上，双手分开或叉握，护士在前面指导患者尽量屈髋，用手指向前接触自己的足趾。重心前移时双脚不要用力向下蹬，重心恢复原位时足跟不要离地 4. 向偏瘫侧转移：患者双脚平放在地上以协助臀部对重心的支持。护士坐在患者的患侧手握住患者腋下，另一手放在患者健侧腰部，帮助患者将重心移向患侧臀部。此时患侧躯干牵张，健侧躯干缩短。平衡改善后，患者单独自己学习双脚离地或健腿交叉到患腿上同样完成该项运动

（续表）

流　程	说　明
健康宣教	1. 告知患者训练的目的和注意事项及方法 2. 康复训练艰苦而漫长，需要有信心、耐心、恒心，应在家属的支持下循序渐进，长期持之以恒的训练才可以逐渐恢复 3. 训练过程中要注意安全，防止意外损伤
评估效果及记录	观察患者训练的情况、生命体征变化，及时记录

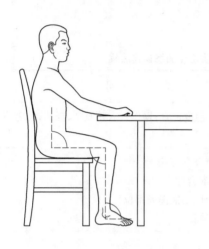 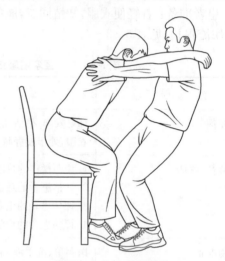

图 3 - 3 - 5　正确坐姿　　　　　　图 3 - 3 - 6　坐站转移

（二）步行训练

【目的】　进一步提高患者的基础能力，加强患者负重能力训练。使患者恢复步行能力，还能改善步态量。使患者恢复健康、尽快达到生活自理。

【适应证】

（1）卒中损伤影响运动功能的患者。

（2）患肢负重达体重的 3/4，并达Ⅲ级站立平衡。

【禁忌证】　站立平衡功能障碍的患者。

【操作前准备】

（1）用物准备：医嘱单、洗手液。

（2）环境准备：周围环境安全，安静、整洁，光线充足。

（3）护士准备：着装整洁、规范，素质符合要求。

（4）患者准备：着轻便衣服，知情同意，能配合。

【操作流程】　见表 3 - 3 - 8。

表 3 - 3 - 8　步行训练操作流程

流　程	说　明
操作前准备	环境安静、整洁、舒适，温度适宜；操作者衣帽整洁、规范；患者身着轻便衣服，处于安静状态

（续表）

流　　程	说　　明
操作前解释、评估	1. 说明操作的目的、意义和方法 2. 评估患者的意识和配合度 3. 评估患者的生命体征、功能障碍部位 4. 评估患者的症状和体征
操作用物准备	医嘱单、洗手液、桌椅
核对身份	按照患者身份识别制度进行身份核对
基本训练	1. 向患侧迈步：护士位于患者健侧后方，一手放于患侧髂嵴上使患侧躯干延长，另一手放于对侧骨盆使体重移至患腿，健腿从患腿前面侧跨，患足平放在地上，护士在活动过程中始终帮助髋关节充分前伸，避免膝过伸 2. 向健侧迈步：护士在健侧，一手扶住患侧骨盆帮助患侧骨盆向前下运动，另一手放于健侧肩部，患者向健侧迈步使患腿从健腿前面跨过，在动作中保持双足平行。训练时，要注意观察分析患者的对线情况，找出问题，改善其行走的姿势
分期训练	1. 患腿支撑期—避免膝过伸：患腿负重时为避免膝过伸以引起全伸模式，患者一定要主动选择性伸髋。如果需要帮助，当患者将重心转移至患腿上时，护士应用手帮助其使骨盆向前以确保伸髋，或在卧位时训练抬患侧臀部以引出伸肌活动。训练支撑期膝控制时取坐位，伸膝，护士从足跟部向膝部加压，通过0°～15°屈膝和伸膝练习股四头肌离心和向心收缩及保持膝关节伸展练习等长收缩，以改善股四头肌对膝部控制。还可先让患肢负重，健腿向前、后迈步，再将重心移至健腿，在负重不多的情况下练习小范围的膝屈伸控制，护士可以在患者健腿向前迈步后，将手放于患者患侧腘窝处，用拇指刺激膝关节屈肌 2. 患腿摆动期—放松髋膝踝痉挛：训练时，在指导患者放松髋膝的同时，护士可站在患者后面用手沿股骨线向前、向下施压骨盆，帮助骨盆向前下运动。或站其患侧，一手握住患侧上肢使其前伸至肩关节屈曲80°，在患腿启动摆动期时用另一手快速拍打髋屈肌，直到足跟着地为止。训练足跟着地时的患侧伸膝和足背屈，让患者健腿站立，护士帮助将患腿放于伸膝和足背屈位，患者前移其体重至足跟处。练习摆动初期屈膝时可让患者取俯卧位，护士帮助屈患膝＜90°，通过小范围屈伸活动来练习屈肌群的离心和向心收缩；维持膝关节在不同角度并计算时间，使膝关节在各个角度都得到良好控制
健康宣教	1. 告知患者训练的目的和注意事项及方法 2. 康复训练艰苦而漫长，需要有信心、耐心、恒心，应在家属的支持下循序渐进，长期持之以恒的训练才可以逐渐恢复 3. 训练过程中要注意安全，防止意外损伤
评估效果及记录	观察患者训练的情况、生命体征变化，及时记录

（三）吊带支持跑台上行走训练　吊带支持跑台上行走训练是一种有效的步态训练方法。患者开始时每次在跑台上行走5～10分钟，5天后可逐步增加至20分钟。

【目的】　耐力行走增加速度、步频、跨距。

【适应证】

（1）脑卒中影响运动功能的患者。

（2）患肢负重达体重的3/4，并达Ⅲ级站立平衡。

【禁忌证】　站立平衡功能障碍的患者。

【临床意义】

(1) 行走练习没有危险或不怕摔倒。

(2) 在患者有足够的肌力支持全部体重之前就可以练习。

(3) 可消除运用适应运动的需要上肢支持和平衡以补偿下肢肌力弱。

(4) 可根据患者情况逐步增加跑台速度。

(5) 可迫使迈步。

(6) 让患侧下肢负重以练习整个步行周期。

(7) 患者可自己练习或少量监护。

(8) 如果练足够长的时间,跑台行走具有增加耐力的作用。

(9) 促进技术的应用,以降低痉挛。

(四) 躯干控制能力训练

【目的】 进一步提高患者的基础能力,加强患者负重能力训练。

【适应证】 脑卒中所致躯干存在运动及控制功能障碍的患者。

【禁忌证】 严重意识障碍、严重痴呆、疾病处于急性期、各种原因所致的不稳定未愈合等患者。

【操作前准备】

(1) 用物准备:医嘱单、洗手液、桌椅。

(2) 环境准备:周围环境安全,安静,整洁,光线充足。

(3) 护士准备:着装整洁、规范,素质符合要求。

(4) 患者准备:着轻便衣服,知情同意,能配合。

【操作流程】 见表3-3-9。

表3-3-9 躯干控制能力训练操作流程

流　程	说　　明
操作前准备	环境安静、整洁、舒适,温度适宜;操作者衣帽整洁、规范;患者身着轻便衣服,处于安静状态
操作前解释、评估	1. 说明操作的目的、意义和方法 2. 评估患者的意识和配合度 3. 评估患者的生命体征、功能障碍部位 4. 评估患者的症状和体征
操作用物准备	医嘱单、洗手液、桌椅
核对身份	按照患者身份识别制度进行身份核对
躯干控制能力训练	1. 治疗时将患者双下肢屈曲,护士的双手固定患者的膝关节,让患者头肩向左,下肢与髋向右进行反方向的运动 2. 取健侧卧位,护士一手置于患者的肩部,另一手置于患者髋关节处,双手做反方向运动,停留片刻后再做反方向运动,重复数次 3. 手指与腕关节控制能力训练。护士一手握住患手四指,另一手控制患手拇指,并将五指及腕关节均置于伸展位
健康宣教	1. 告知患者训练的目的和注意事项及方法 2. 康复训练艰苦而漫长,需要有信心、耐心、恒心,应在家属的支持下循序渐进,长期持之以恒的训练才可以逐渐恢复 3. 训练过程中要注意安全,防止意外损伤
评估效果及记录	观察患者训练的情况、生命体征变化,及时记录

（五）上肢控制能力训练

【目的】　进一步提高偏瘫上肢主动运动及控制能力，降低肌张力。

【适应证】　中枢神经系统损伤所致上肢存在运动及控制功能障碍的患者。

【禁忌证】　严重意识障碍、认知功能障碍、疾病处于急性期、各种原因所致的不稳定和/或未愈合、上肢严重疼痛、急性肿胀等患者。

【操作前准备】

（1）用物准备：医嘱单、洗手液。

（2）环境准备：周围环境安全，安静、整洁，光线充足。

（3）护士准备：着装整洁、规范，素质符合要求。

（4）患者准备：着轻便衣服，知情同意，能配合。

【操作流程】　见表3-3-10。

表3-3-10　上肢控制能力训练操作流程

流　　程	说　　　　明
操作前准备	环境安静、整洁、舒适，温度适宜；操作者衣帽整洁、规范；患者身着轻便衣服，处于安静状态
操作前解释、评估	1. 说明操作的目的、意义和方法 2. 评估患者的意识和配合度 3. 评估患者的生命体征、功能障碍部位 4. 评估患者的症状和体征
操作用物准备	医嘱单、洗手液
核对身份	按照患者身份识别制度进行身份核对
上肢控制能力训练	1. 以抗痉挛模式负重。患者坐在治疗床上，偏瘫手臂伸直，掌面放在体侧稍后床面上，手指向外后方展开。护士坐在偏瘫侧指导患者将重心移向该侧手臂，这种负重可以促进肩胛上提、肘伸直、腕背伸和手指伸展 2. 各种角度的上肢肢位保持训练。仰卧位、伸肘并前屈肩关节（上肢伸向前方），在0°～90°之间各角度位置保持上肢不动。开始时易发生肘屈曲和肩关节不稳定，护士应注意进行辅助 3. 肘关节分离运动。坐位或仰卧位，保持上肢举过头、要求患者屈肘时用手摸头顶，范围由小到大，并随着主动性增加，逐渐减少辅助量 4. 四肢支撑位的训练。通过前面的训练，上肢已具有相当的伸展力量时，便可进行四肢支撑位的训练。训练时取四肢支撑位，固定手指，移动上半身重心，让患侧充分负重 5. 改善腕部伸展功能练习（图3-3-7）。双手交叉，手掌朝前，手背朝脚，然后伸展上肢超过头，再回到胸前或顶住墙上下滑动
健康宣教	1. 告知患者训练的目的和注意事项及方法 2. 康复训练艰苦而漫长，需要有信心、耐心、恒心，应在家属的支持下循序渐进，长期持之以恒的训练才可以逐渐恢复 3. 训练过程中要注意安全，防止意外损伤
评估效果及记录	观察患者训练的情况、生命体征变化，及时记录

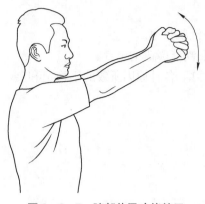

图 3-3-7 腕部伸展功能练习

（六）下肢控制能力训练

【目的】 进一步提高偏瘫下肢主动运动及控制能力，降低肌张力。

【适应证】 脑卒中所致下肢存在运动及控制功能障碍的患者。

【禁忌证】 下肢控制能力很差的患者及误用综合征患者。

【操作流程】 见表 3-3-11。

表 3-3-11 下肢控制能力训练操作流程

流 程	说 明
操作前准备	环境安静、整洁、舒适,温度适宜;操作者衣帽整洁、规范;患者身着轻便衣服,处于安静状态
操作前解释、评估	1. 说明操作的目的、意义和方法 2. 评估患者的意识和配合度 3. 评估患者的生命体征、功能障碍部位 4. 评估患者的症状和体征
操作用物准备	医嘱单、洗手液
核对身份	按照患者身份识别制度进行身份核对
下肢控制能力训练	1. 下肢屈曲、伸展的控制训练:护士一手控制住患足,保持患足背屈、外翻;另一手控制膝部,辅助患者屈曲、伸展;逐渐加大自主运动范围,最后达到可在不同角度停留,训练下肢控制能力的目的 2. 屈髋屈膝训练(图 3-3-8)。患者采取仰卧位,护士一手托住患足,患者屈膝并将患肢放到床下,在髋伸展状态下,由护士协助患者将患脚抬至床面,并反复练习 3. 踝背屈训练(图 3-3-9)。患者取仰卧位,患脚支撑在床上,护士一手固定患者踝关节,另一手协助患者踝关节做背屈、外翻
健康宣教	1. 告知患者训练的目的和注意事项及方法 2. 康复训练艰苦而漫长,需要有信心、耐心、恒心,应在家属的支持下循序渐进,长期持之以恒的训练才可以逐渐恢复 3. 训练过程中要注意安全,防止意外损伤
评估效果及记录	观察患者训练的情况、生命体征变化,及时记录

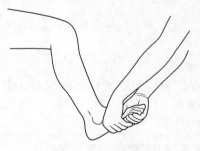

图 3-3-8 屈髋屈膝训练

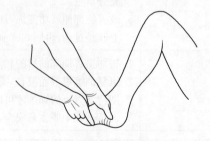

图 3-3-9 踝背屈训练

四、相对恢复期康复

（一）促进技术的应用及手的训练

【目的】 产生正确运动模式，改善精细活动能力和速度，除延续部分痉挛期的治疗外主要进行改善手功能和改善步态。

【适应证】 肌张力降低或已恢复正常的患者。

【操作前准备】

（1）用物准备：医嘱单、洗手液。

（2）环境准备：周围环境安全，安静、整洁，光线充足。

（3）护士准备：着装整洁、规范，素质符合要求。

（4）患者准备：着轻便衣服，知情同意，能配合。

【操作流程】 见表 3-3-12。

表 3-3-12 促进技术的应用及手的训练操作流程

流　　程	说　　明
操作前准备	环境安静、整洁、舒适，温度适宜；操作者衣帽整洁、规范；患者身着轻便衣服，处于安静状态
操作前解释、评估	1. 说明操作的目的、意义和方法 2. 评估患者的意识和配合度 3. 评估患者的生命体征、功能障碍部位 4. 评估患者的症状和体征
操作用物准备	医嘱单、洗手液
核对身份	按照患者身份识别制度进行身份核对
促进技术的应用	1. 患者前臂旋后，护士将其拇指外展并保持这一位置 2. 被动屈掌指关节及指间关节以牵拉伸指肌，并在伸指肌皮肤上给予刺激以促进伸指
手的训练	1. 伸腕：坐位，前臂放在桌上采用中立位，腕伸出到桌前沿的前方，让患者握住一个杯子，护士固定前臂，让患者用手腕将杯子举向上，然后放到原位，再重复 2. 指掌对合训练：拇指与其他指的对掌前臂旋后，练习拇指与各指在掌对合，成功后让患者用拇指分别与各指拾起桌子上的物品，放在盒内
健康宣教	1. 告知患者训练的目的和注意事项及方法 2. 康复训练艰苦而漫长，需要有信心、耐心、恒心，应在家属的支持下循序渐进，长期持之以恒的训练才可以逐渐恢复 3. 训练过程中要注意安全，防止意外损伤
评估效果及记录	观察患者训练的情况、生命体征变化，及时记录

（二）改善步态的训练

【目的】 进一步练习站立平衡、负重、重心转移，以及屈髋、屈膝、踝背屈、患腿支撑、健腿向前后迈步等训练。

【适应证】

（1）脑卒中所致行走功能障碍的患者。

（2）患肢负重达体重的 3/4，并达Ⅲ级站立平衡。

【禁忌证】 站立平衡功能障碍的患者。

【操作前准备】

(1) 用物准备：医嘱单、洗手液。

(2) 环境准备：周围环境安全，安静、整洁，光线充足。

(3) 护士准备：着装整洁、规范，素质符合要求。

(4) 患者准备：着轻便衣服，知情同意，能配合。

【操作流程】 见表 3 - 3 - 13。

表 3 - 3 - 13 改善步态的训练操作流程

流　　程	说　　明
操作前准备	环境安静、整洁、舒适，温度适宜；操作者衣帽整洁、规范；患者身着轻便衣服，处于安静状态
操作前解释、评估	1. 说明操作的目的、意义和方法 2. 评估患者的意识和配合度 3. 评估患者的生命体征、功能障碍部位 4. 评估患者的症状和体征
操作用物准备	医嘱单、洗手液
核对身份	按照患者身份识别制度进行身份核对
训练患者独立站起	正确的站姿是站立时头要向前直视、躯干挺直、臀部前挺，以保持伸髋、膝微屈、足跟触地，下肢同等负重。练习站起时，患者先坐直，双脚平放地上，足尖与膝盖成一直线。双手叉握带动躯干充分前伸，髋关节尽量屈曲，然后重心从臀部慢慢转移到双脚上而站立。低头弯腰会使伸髋困难，膝过伸会引起髋回缩，足跟离地会加重足趾跖屈。让患者的臀部移向椅子的前部，髋关节、膝关节屈曲90°，双膝并拢，双足跟着地，嘱患者双手 Bobath 方式握手，双上肢上举至肩关节屈曲90°，起立时嘱患者躯干前屈、重心前移、髋关节上提、伸展下肢和躯干缓慢站起
训练患者独立坐下：练习坐下时，护士帮助患者前移肩和膝，让患者向下、向后移动臀部并坐下。开始时可让患者双上肢向前放在桌子上来练习抬高臀部和前移肩部，或坐较高椅子练习站起和坐下都比较容易，可改善对站立的控制	1. 训练患者坐起。脑卒中患者初次起坐或长期卧床后缓慢坐起时，为避免产生体位性低血压，采用逐步增加起坐的角度。利用枕头或靠垫，垫在患者后腰，患者约成15°坐起5～10分钟，休息3～5分钟，然后再增加10°～15°延长坐位时间5～10分钟。力争经过2～3天的训练，使患者床上坐姿达到90°，并保持30分钟，再开始练习独立坐位或转移动作 2. 训练患者达到90°辅助坐起。让患者不要再依靠床头和靠垫，独立保持坐姿。患者可以先用手拉住床档保持平衡，逐渐达到不用借助床档而独自坐位 3. 辅助患者从健侧或患侧坐起。让患者用健康一侧的手掌支撑起上身到床边上坐，家属辅助患者将躯干抬起，练习坐姿
坐位平衡的训练	1. 坐位前后方向的平衡训练。患者取坐位，护士站在前方，用双手诱导患者向前方屈曲躯干，然后再恢复原位 2. 坐位侧方的平衡训练。患者取坐位，护士从左、右侧分别向相反方向施加一定力量，指导患者抵抗阻力并自主地恢复原位
手膝位平衡的训练	指导患者向前、后、左、右各个方向移动重心，再恢复原位，同时保持平衡
跪位平衡的训练（图3 - 3 - 10）	护士位于患侧，通过对患侧上肢的支持，诱导患者向左右转移重心，并尽可能让患侧负重同时保持平衡

（续表）

流　　程	说　　明
立位平衡的训练（图3-3-11）	站立位平衡是正常步行的必要条件,需要具备单腿独立负重。嘱患者双足平行,与肩膀同宽,双下肢必须均等负重,不加入躯干及上肢的任何运动,护士立于患侧加以保护。达到静态下的站立平衡以后,可指导患者用健手或患手支撑扶手,进行站立位的平衡训练
健康宣教	1. 告知患者训练的目的和注意事项及方法 2. 康复训练艰苦而漫长,需要有信心、耐心、恒心,应在家属的支持下循序渐进,长期持之以恒的训练才可以逐渐恢复 3. 训练过程中要注意安全,防止意外损伤
评估效果及记录	观察患者训练的情况、生命体征变化,及时记录

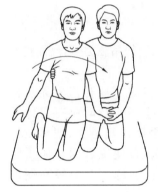

图3-3-10 跪位平衡的训练

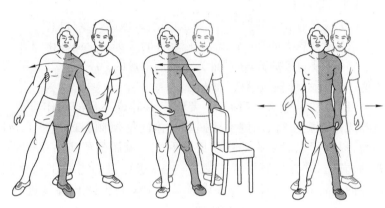

图3-3-11 站立位平衡训练

【护理要点】

（1）对于长期卧床的脑卒中患者,应根据患者的具体情况帮助其每天站立一定时间,防止长期卧床导致并发症发生。练习立位初期,先进行静态下的站立。开始时,可在2人扶持下,逐渐过渡到1人扶持,再过渡到持辅助器具站立,最后让患者单独站立。应注意让患者保持正确的站姿。待患者能单独站立时可进行一些增加难度的训练,如让患者身体向左右两侧活动,或做下蹲、站立等活动。对于已能独立站立的患者,应训练其患侧下肢持重的能力。

（2）开始进行站立训练时,必须在护士的帮助下进行。治疗当中,应逐渐减少对辅助、平行杠和扶栏的依赖,努力做到自行站立。需要帮助时,护士站在患者偏瘫侧,一手放在患者膝上,重心转移时帮助把患膝向前拉,另一手放在对侧臀部帮助抬起体重,同时防止起立时躯干向后或向偏瘫侧倾倒。

（3）站立平衡可在接地弧形的平衡板上进行,初期进行平衡治疗时护士需监控患者踝关节的位置,练习膝踝屈曲时,可让患者健足在前站着,然后令其迈步,将髋关节移至健足上方,此时患足背屈加大,但不让足跟离地,反复练习。

（三）步行训练

【适应证】 独立维持立位平衡30秒,髋关节和膝关节有一定选择性控制能力,双下肢能完成重心转移。

【禁忌证】

(1) 血压在 200/120 mmHg(1 mmHg=0.133 kPa)以上或 80/50 mmHg 以下。

(2) 经常有头痛、头晕。

(3) 心律不齐、心力衰竭或合并肺部感染。

(4) 合并下肢静脉血栓者。

(5) 肾功能不全或全身严重衰弱者。

【操作前准备】

(1) 用物准备:医嘱单、洗手液。

(2) 环境准备:周围环境安全,安静、整洁,光线充足。

(3) 护士准备:着装整洁、规范,素质符合要求。

(4) 患者准备:着轻便衣服,知情同意,能配合。

【注意事项】

(1) 应在有经验的护士指导下循序渐进地进行步行训练。

(2) 依据患者的具体情况,条件允许时应进行早期强化训练。

(3) 不要过度疲劳,运动量为正常运动量的 70%~80%。若每天练得精疲力竭,反而痉挛加重,强化了痉挛模式,有害而无益。

(4) 在协助患者步行时,不要让患者养成不良的动作习惯,尤其是不要让患者无意识地养成用健腿步行、用健手抓握及身体向健侧倾斜的习惯。帮助患者步行时维持身体的平衡,以利于患者正确地移动身体重心。家属位于患者患侧,一手握住其患手,使手指伸展、腕背屈,并使患肩保持外旋位,另一手通过患者腋下放于其胸前,使患者保持躯干竖直并向前行走。家属也可在患者后方,双手扶持其骨盆进行步行训练。不要轻易使用手杖。

(5) 患者步行训练时,应选择皮底或胶底的低跟鞋子。

(6) 患者出现以下情况应立即止步或减少活动量:① 安静时心率达 100 次/分钟,运动后出现心慌、气短、胸闷、发绀者。② 运动后心率达 135~140 次/分钟,或伴有心律不齐。③ 运动后出现面色苍白、出汗、严重虚弱者。

【护理要点】

(1) 训练中,应随时观察患者反应,若出现面色苍白、出冷汗、头晕应马上恢复平卧,测量血压、脉搏,如血压上升 40 mmHg 以上或下降 20 mmHg 以下、脉搏增加 30% 或达 120 次/分钟以上,或出现直立性低血压,均应终止练习,防止发生意外。

(2) 量力而行,不可操之过急,并做好防护。

(四) 上下楼梯训练

(1) 上楼梯(图 3-3-12):一般以健腿先上为原则,患者把重心前移至患腿上,为了克服健腿开始迈步时的伸肌痉挛,护士可将手放在胫骨前面帮助患腿屈髋、屈膝并将患足带至第 2 台阶上,同时防止患者用力上提骨盆。然后把重心转移至健腿上,用患足上同一台阶。患者健腿向前迈时护士帮助患膝向前下方运动。

(2) 下楼梯(图 3-3-13):下楼梯比上楼梯困难。患腿迈下第 1 个台阶时,指导骨盆向前运动,同时防止患腿内收。当患足放在台阶上时,护士应帮助患者重心前移而无膝过伸。之后健腿迈下同一台阶时,护士需要指导患膝重心向前充分屈曲。这样可以使患腿总是处于持重的位置,通过训练提高其技能。

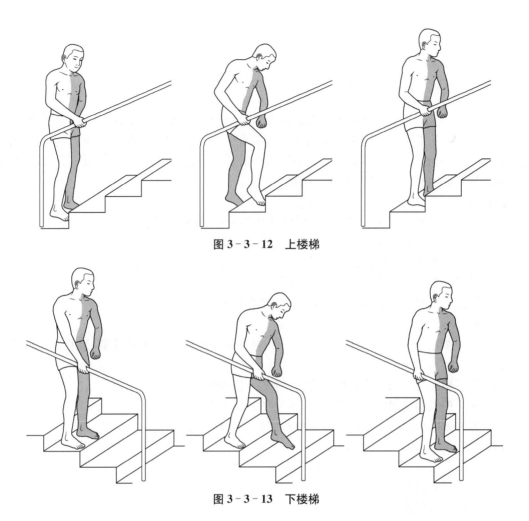

图 3-3-12 上楼梯

图 3-3-13 下楼梯

【护理要点】

遵照"健足先上，患足先下"的原则上下楼梯。上楼梯的顺序：应先迈健侧足—拐杖（或健手）—健侧下肢—患侧下肢。下楼梯的顺序：应先迈患侧足—拐杖（或健手）—患侧下肢—健侧下肢。同时要扶好扶手。

五、后遗症期康复

【目的】 继续训练和利用残余功能，防止功能退化，并尽可能改善患者的周围环境，争取最大程度的生活自理。

【适应证】 偏瘫经过各种临床和康复治疗，仍有部分患者留有不同程度的各种后遗症，如痉挛、关节挛缩畸形、姿势异常等。

【禁忌证】 病情过于严重、深昏迷、颅内压过高、血压过高、严重精神障碍，伴有严重的感染、糖尿病酸中毒、急性心肌梗死等。

【康复方式】

（1）维持性训练：进行维持功能的各种训练，即仍延续痉挛期、恢复期的康复治疗手段。

（2）辅助器具的应用：正确使用手杖、步行器、轮椅，补偿患肢的功能。充分训练健侧的代偿功能。

第三节 感觉功能训练

脑卒中后感觉障碍是机体对各种形式的刺激(如疼痛、温度、触、压、振动等)无感知、感知减退或异常的一组综合征。感觉功能和运动功能有密切关系,感觉障碍会严重影响运动功能。故在运动功能的治疗过程中,同时加大患者的感觉输入,可提高受损神经结构的兴奋或促进新的通路形成,从而有利于患者恢复正常功能。

【目的】

(1)帮助发现患者有无感觉障碍及感觉障碍的分布、性质、程度。

(2)确保患者安全,预防出现继发损害(如压疮、烫伤等)。

(3)帮助患者选择适当的辅助工具和指导正确的使用以保证安全。

(4)增强患者对异常感觉区对触觉的耐受力。

(5)提高患者的日常生活活动能力、运动功能和平衡功能。

【适应证】

(1)手外伤、上肢神经损伤、烧伤、脑卒中、脑外伤等存在手部感觉过敏、感觉减退和感觉异常者。

(2)中枢神经系统病变如脑血管病变、脊髓损伤或病变者。

(3)周围神经病变如臂丛神经麻痹、坐骨神经损害患者。

(4)各种原因引起的外周神经损伤所致皮肤感觉障碍患者。

【禁忌证】

(1)病情不稳定、昏迷或严重认知障碍不能配合者。

(2)局部皮肤破损、感染者。

(3)有精神疾患者。

【操作前准备】

(1)用物准备:医嘱单、洗手液、大头针或棉签若干个、冷热测试管及试管架、音叉、软毛笔、笔、纸、圆规、积木等。

(2)环境准备:病室环境安静、整洁、舒适,温度适宜,关闭门窗或拉上窗帘,请无关人员回避,注意保护患者隐私。

(3)护士准备:着装整洁、规范,剪指甲、洗手、戴口罩。

(4)患者准备:患者身着轻便衣服,处于安静状态。

【操作流程】 见表3-3-14。

表3-3-14 感觉功能训练操作流程

流　　程	说　　明
操作前准备	环境安静、整洁、舒适,温度适宜;操作者衣帽整洁、规范;患者身着轻便衣服,处于安静状态
操作前解释、评估	1.说明操作的目的、意义和方法 2.评估患者的意识和配合度 3.评估患者的生命体征、功能障碍部位、语言能力 4.评估患者的症状和体征

（续表）

流　　　程	说　　　明
操作用物准备	医嘱单、洗手液、大头针或棉签若干个、冷热测试管及试管架、音叉、软毛笔、笔、纸、圆规、积木等
核对身份	按照患者身份识别制度进行身份核对
浅感觉障碍的训练：皮肤施加感觉性刺激为重点，刺激的种类有叩打、轻拍、摩擦、轻擦等。对感觉严重障碍患者应实施较强烈的刺激。但注意不要由于刺激过强而导致患者出现痉挛	1. 触觉刺激：让患者指出存在感觉障碍的皮肤区域，用棉签或软毛刷对其体表的不同部位依次接触，询问患者有无感觉，并且在身体双侧对称的部位进行对比。在治疗部位的皮肤上做 3～5 秒来回刷动；在相应肌群的脊髓节段皮区刺激，如 30 秒后无反应，可以重复 3～5 次；也可轻触摸刺激患者手指、脚趾的背侧皮肤及掌心、足底。反复刺激可引起交叉性反射性伸肌反应。注意刺激的动作要轻柔，刺激不要过频，检查四肢时刺激的方向应与长轴平行，检查胸腹部的方向应与肋骨平行，检查顺序为面部、颈部、上肢、躯干、下肢 2. 温度刺激：温度觉包括冷觉和温觉，冷觉用装有 5～10 ℃的冷水试管，温觉用 40～50 ℃的温水试管，让患者闭眼，冷热交替接触患者的皮肤，让患者说出冷热的感觉。反复刺激可以增加感觉输入、刺激肢体的回缩反应、提高运动能力。注意选用的试管管径要小，试管底面积与皮肤接触面积不要过大，与皮肤的接触时间以 2～3 秒为宜，检查身体双侧部位对比。同时一定要掌握好适宜的温度，感觉障碍的患者皮肤对冷热变化不敏感，以免引起烫伤的发生 3. 压觉检查：让患者紧闭双眼，护士用拇指或笔使劲按压肌肉或者肌腱，压力大小应足以使皮肤下陷以刺激深感受器，请患者指出按压的部位及感觉。注意按压的顺序从有障碍的部位到正常的皮肤 4. 痛觉检查（图 3-3-14）：让患者紧闭双眼，用棉签轻轻刺激患者皮肤，让患者立即陈述具体的感受及部位。先检查面部、上肢、下肢，然后进行上下和左右比较，确定刺激的强弱。对痛觉减退患者要从有障碍的部位向正常的部位检查，而对痛觉过敏患者要从正常的部位向有障碍的部位检查，这样容易确定异常感觉的范围
深感觉障碍的刺激：感觉障碍严重影响康复预后，感觉功能的训练可以利用正常的感觉输入来调节肌张力，诱发正常的运动反应输出，从而改善运动功能	1. 位置觉：让患者闭眼，护士将患者手指、脚趾或一侧肢体被动摆在一个位置上，让患者说出肢体所处的位置，或用另一侧肢体模仿出相同的角度。动作中的感觉是掌握这一动作的基础，有助于反射性地诱发出对运动的控制 2. 运动觉：让患者闭眼，护士以手指夹住患者手指或足趾两侧，上下两侧，左右移动 5°左右，让患者辨别是否有运动及移动方向，如不明确可加大幅度或测试较大关节，让患者说出肢体运动的方向，患肢做 4～5 次位置的变化。注意护士的手指要放在移动方向的两侧，动作要缓慢，否则患者可能以压觉间接判断指（趾）移动的方向，造成运动觉无障碍的假象。记录准确回答的次数，将检查的次数作为分母，准确辨别出关节运动方向或模仿出关节位置的次数作为分子，记录（如上肢运动觉 4/5） 3. 震动觉：让患者闭眼，用 128 Hz 或 256 Hz 的振动音叉置于患者骨骼突出部位上，请患者指出音叉有无震动和持续的时间，并做两侧、上下对比。检查时常选择的骨突部位有胸骨、锁骨、肩峰、鹰嘴、桡骨小头、尺骨小头、棘突、髂前上棘、股骨粗隆、腓骨小头、内外踝等
皮质复合感觉障碍的训练：皮质感觉障碍者主要以实体觉训练为主，训练效果受多种因素影响，诸如年龄智力、文化、背景和职业及内在动机和积极性等，故其训练过程中要求遮蔽患者双眼	1. 两点辨别觉（图 3-3-15）：让患者闭目，用分开的两脚规刺激两点皮肤，询问患者感觉 2 点还是 1 点的感觉，测出 2 点间最小的距离。注意 2 点施加的压力要一致，若患者有两点感觉，再缩小两脚规的距离，直到两接触点被感觉为一点为止，测出两点间最小距离。正常时全身各处敏感程度不同，指尖、手掌、手背分别为 2～4 mm、8～12 mm、20～30 mm，前胸和背部、上臂和大腿分别为 40～50 mm、70～80 mm

（续表）

流　　程	说　　明
皮质复合感觉障碍的训练：皮质感觉障碍者主要以实体觉训练为主，训练效果受多种因素影响，诸如年龄智力、文化、背景和职业及内在动机和积极性等，故其训练过程中要求遮蔽患者双眼	2. 图形觉：让患者闭目，用铅笔或火柴棒在患者皮肤上写上数字或画上图形（如圆形、方形、三角形等），询问患者是否感觉并辨认，应进行双侧对照 3. 定位觉：让患者闭目，护士用手指或棉签轻触一处皮肤，让患者说出或指出受轻触的部位，然后测量并记录与刺激部位的距离。正常误差手部<3.5 mm，躯干部<1 cm。回答不正确时让患者睁眼学习，让患者按闭眼→睁眼→闭眼的过程反复训练直至重新建立感觉信息处理系统，恢复原有的定位觉 4. 识别物品：患者闭目，护士从不同的积木中选出 1 个放在患者手中，让其尽可能描述手中物品的特征，如它是扁的、光滑的、冷的、正方形的等。然后让患者睁开眼睛，如有遗漏，补充描述其特点。可用健手重复上述训练，然后再进行患手训练。记录正确识别所需时间，触摸识别应从形状简单、体积较大且质地相同的目标开始，逐渐过渡到形状复杂、体积较小且质地不同的目标。开始可将物品放到患者手中，以后可要求患者从许多物品中摸索出指定物品进行匹配。在选择或匹配作业中，应逐渐增加物品的数量 5. 识别物品的质地：让患者首先选择形状相同但质地不同的物品（如皮子、毡子、砂纸、塑料等）进行识别比较。从差异明显的材料开始比较，如丝绒和粗砂纸的比较。随着触觉识别能力的提高，再识别两者质地差别细微、分辨难度较大的物品，如比较天鹅绒、棉絮、砂纸、金属片、软木、毛皮等是治疗中常用的材料 6. 识别日常生活用品：让患者从识别较大的物品开始，如电插销、火柴盒、羽毛球等，逐步过渡到识别小巧的物品，如硬币、大头针、曲别针、纽扣等。可以将这些物品混合放在一只盛有豆子或沙子的盒里，以增加识别难度。此外，在此阶段应增加识别速度的训练。正常人在 5 秒钟以内（常用 2 秒）即可做出正确地识别
健康宣教	1. 告知患者训练的目的和注意事项及方法 2. 康复训练艰苦而漫长，需要有信心、耐心、恒心，应在家属的支持下循序渐进，长期持之以恒的训练感觉功能才可以逐渐恢复 3. 训练过程中要注意安全，防止意外损伤
评估效果及记录	观察患者训练的情况、生命体征变化，及时记录

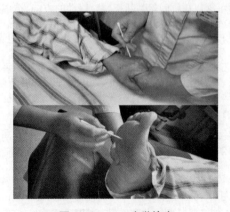

图 3-3-14　痛觉检查

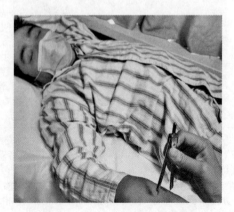

图 3-3-15　两点辨别觉检查

【护理要点】

(1) 向患者讲解感觉训练的意义和注意事项,如避免皮肤破损、伤口感染等继发损伤。

(2) 训练时周围环境安静,温度适宜,要防止声音及视觉干扰。

(3) 患者必须意识清晰,认知状态良好。保持放松、舒适的体位,检查部位应充分暴露。

(4) 告知患者训练过程的长久性,避免出现倦怠。

(5) 告知患者感觉训练的时间、频率、次数等,每天 3～4 次,每次 10 分钟。

(6) 皮肤增厚、瘢痕、老茧部位的感觉将有所下降,护士应注意区别。

(7) 护士应仔细、全面告知患者训练方法。禁忌对患者进行暗示性提问。

(8) 护士应耐心、细致,动作缓慢、轻柔,便于患者接受。

(9) 首次评定和再次评定应由同一操作者完成。

第四节　认知功能训练

认知功能障碍是指脑卒中对知觉、记忆、思维等认知功能产生损害,进而导致患者对外界环境感知和适应困难,发生生活和社会适应性障碍,影响生活质量。利用各种教学方法、计算机、手机等多媒体手段对脑损伤所致的认知障碍患者进行一系列的功能性指导训练,从而提高患者的生活质量。

【目的】

(1) 认知功能训练可以改善或提高患者处理问题的能力。

(2) 应用获取的信息加强日常生活的功能性活动。

(3) 减轻或改善脑损伤所致的认知障碍。

【适应证】

(1) 脑损伤、脑血管疾病、缺血缺氧性脑损伤、中毒性脑病、脑瘫等患者。

(2) 老年人、各种类型的痴呆患者、智力低下或智力障碍者。

【禁忌证】

(1) 严重意识障碍不能配合检查者。

(2) 无训练动机、不能言语的患者。

(3) 不能耐受检查者,如病情严重、全身状态差等。

(4) 正在服用影响精神活动药物者。

(5) 严重的心肺功能不全患者。

(6) 严重痴呆、病情处于急性期患者。

【操作前准备】

(1) 用物准备:洗手液、卡片、积木、书籍、算式本、地图、笔、物品清单等。

(2) 环境准备:病室环境安静、整洁、舒适,光线充足,关闭门窗或拉上窗帘,请无关人员回避,注意保护患者隐私。

(3) 护士准备:着装整洁、规范,剪指甲、洗手、戴口罩。

(4) 患者准备:患者身着轻便衣服,处于安静状态,训练宜在饭前或饭后 2 小时进行。

【操作流程】　见表 3 - 3 - 15。

表 3-3-15　认知功能训练操作流程

流　　　程	说　　　明
操作前准备	环境安静、整洁、舒适,温度适宜;操作者衣帽整洁,符合要求;患者身着轻便衣服,处于安静状态
操作前解释、评估	1. 说明训练前的目的、项目、必要性和方法,取得患者的配合 2. 评估患者基本病情:意识障碍程度、生命体征情况等 3. 评估患者智能言语情况:注意力、记忆力、计算力、定向力、执行能力等 4. 评估患者肢体功能情况:肌力、控制能力、精细活动、协调、平衡等
准备用物	洗手液、卡片、积木、书籍、算式本、地图、笔、物品清单等
核对身份	按照患者身份识别制度进行身份核对
记忆力训练	1. 卡片训练(图 3-3-16):准备卡片 10 张,包括水果、动物、植物、风景、人物、字母卡等。护士利用手势、实物对照、解说物品特征等方法教导患者认识 10 张卡片。让患者用 5 分钟观察卡片,通过复述、朗读、联想、抄写等方式记住卡片。随机抽查卡片让患者回答,回答正确的卡片放一边,回答错误的卡片放另一边,重复以上步骤再学习卡片。逐渐增加图片的数量,缩短患者记忆时间,增加训练难度 2. 文章训练:先给患者阅读短篇文章,要求患者先预习该内容。给患者提出文章里相关问题,为了回答问题,要求患者仔细阅读,患者熟悉内容后再反复读多次。再要求患者回答所提问题,根据回答情况来检验其记忆效果。不能回答就再重复阅读背诵直到记住此内容 3. 积木训练(图 3-3-17):护士先向患者演示积木拼搭图案,指导患者用积木按照排列顺序拼搭积木。如不正确,护士再演示,提示记忆重复练习,如正确再加大拼搭图案难度 4. 地图作业训练:护士准备一张大的、标有街道和建筑物而无文字标明的城市地图,护士用手指从某处出发,沿其小街道走到某一点停住,让患者将手指放在停住处,从该处再找回到出发点,反复多次,如不正确再反复训练,正确再加大难度(路程更长、线路更曲折等)
注意力训练	1. 猜测游戏训练:护士取 2 个透明玻璃杯和 1 个弹球,在患者注视下将杯子扣在弹球上,让患者指出有弹球的杯子,反复数次,成功后就改用不透明的杯子,重复上述过程。成功后改用 3 个或更多的不透明杯子和弹球,方法同前 2. 删除作业训练:护士在纸中央写几个大写的英文字母(如 ACDEBTHR),让患者指出并删去指定的字母(如 D),回答正确后改变字母的顺序再删除规定的字母,成功之后将字母写小些或改为 3 行,或用更多的字母再进行删除 3. 时间感训练:给患者一个秒表,要求按口令启动并于 10 秒内停止,然后将时间由 10 秒逐渐延长至 1 分钟,当误差小于 1～2 秒时改为不让患者看表,启动后让患者心算到 10 秒停止,然后将时间延长到 2 分钟时停止,当每 10 秒误差不超过 1.5 秒时,改为一边与患者讲话,一边让患者进行上述训练
思维训练	1. 指出报纸中的消息:护士准备一张报纸,首先问患者关于报纸首页的信息,如大标题、日期、报纸的名称等。如回答无误,再请他指出报纸中的专栏,如体育、人物专栏、商业广告等,回答无误后再训练他寻找特殊的消息,可问他 2 个球队比赛的比分如何,或当日的气象预报如何,回答无误后再训练他寻找一些需要做出决定的消息。例如患者想购物,取出购物广告的报纸,让他从报上找出接近他想购买物品的广告,再问他是否打算去购买 2. 数字作业:给患者准备 3 张数字卡,让他由低到高按顺序排列好,然后每次给他 1 张数字卡,根据数字的大小插进已排好的 3 张卡内,正确无误后再给他几张数字卡,问他其中有什么共同之处,如有些是奇数、偶数,有些可以互为倍数

（续表）

流　程	说　明
思维训练	3. 物品分类：给患者准备一张列有30项物品名称的清单，并告知这30项物品都分别属于3类（如食品、衣服、文具）物品中的一类，要求患者给予分类，如不能进行可帮助他完成。训练成功后，进而要求对上述清单中的某类物品进行更细的分类，如初步分为食品后，再细分为零食、肉、奶品等；成功后另外给患者一张清单，列有成对的、有某些共同之处物品的名称，如裙子和裤子、牛排和猪肉、书和字典等，让患者分别回答出每一对中的共同之处。答案允许多于1个，必须有共同之处 4. 从一般到特殊的推理：让患者从工具、动物、国家、食品、职业、运动等内容中随便指出一项，如运动，让患者尽量多想出与运动有关的细节。如回答顺利，可对一些项目给出一些限制条件，让患者想出符合这些条件的项目。如谈到运动时，可向患者提出哪些需要跑步，哪些需要用球，哪些运动员之间有身体接触等
空间定向力训练	指导患者把地点、楼层、方向找出来。如食堂、换药室、病房等。根据方向画简易地图。让患者用3分钟观察此图并记住。合上图1分钟不看，把地点从第一个到最后一个回想一遍。让患者独立找到该楼层和该房间。不断练习直到患者能准确找到地方，再逐渐增加寻找地方数量，加大练习难度。随机抽取物品，让患者形容方向
时间定向力训练	利用日历指导患者记住当前日期、纪念日、各种节假日、亲人生日等。让患者用3分钟感知时间先后，并记住。每天随机询问患者6个日期或时间，如劳动节、国庆节、妈妈生日等。回答错误时再提示、再学习。不断增加练习数量
计算力训练	将10以内加、减法算式10组写在小本子上。指导患者用数手指、小木棒、画图数数等方法帮助患者计算，将答案写在计算本上。护士检查算式答案，将错误的重复练习直到掌握。加大难度到50以内的加法和减法计算，用纸和笔教导患者列竖式练习，先算个位，再算十位。最后可指导患者不用辅助工具计算，口算练习
网络辅助训练	在计算机或手机上下载各软件如拼图游戏、拼字游戏、记忆大师、迷宫游戏等，护士告诉患者游戏得分规则，并向患者演示一遍。患者在规定的时间内按照护士要求完成游戏。护士将游戏完成结果统计出来，如通过前一关卡可加大难度到下一关
知觉训练	1. 躯体失认（图3-3-18）：指导患者正确使用左、右手，左、右下肢，完成左向右转体的动作。训练中，结合任务反复使用左和右的口令。护士指向患者某一部位，让患者说出该部位的名称，也可以利用人体拼图，让患者按部位名称指图或指图上的部位让患者命名 2. 视觉失认：患者对熟悉的场所、周围的事物、各种容貌（甚至亲人的容貌）、颜色的鉴别都变得困难甚至不能。例如，患者看到手表但不知为何物，可让其用触摸手表外形和听时针走动的声音，从而辨认出手表。又如，患者看到牙刷但不认识，可让其用牙刷刷牙。从而辨认出牙刷。同时，对环境加以改造，将衣服分类存放，每一抽屉中仅放几种衣服，在轮椅的刹车把上贴上色带，将常用的物品贴上标签。也可使用语言性提示和触摸，多次重复进行练习，并练习从多种物体中找出特定的物体。练习对外形相似的物体进行辨认，并示范其用途 3. 相貌失认：虽然患者视力保留，但不能通过面貌辨认自己的照护者、亲戚、朋友及名人，而通过听其声音却可以辨认出是谁。对于相貌失认者，可以用家人、亲戚、名人等的照片，描述照片上人物的面部特征（如头发、身形等），播放照片上人物的说话和唱歌的录音，再让患者说出人物的姓名 4. 色彩失认：给患者呈现红苹果、黄香蕉、绿黄瓜，让患者找出红苹果，患者虽然不认识颜色，但可以根据苹果的形状来找到红色的苹果 5. 同时失认：描述图画，画面内容从简单到复杂，描述复杂图画（风景、叙事）的局部特征，根据语言总结的画面各个部分特征，叙述整幅画所要表现的主要内容或故事

（续表）

流　程	说　明
听觉认知训练	听觉认知障碍是指听力保留,但对所能听到的原本知道的声音的意义不能辨别和确定的一种状态。训练方法为给予患者一种听觉刺激,让其将听到的内容与相应实物进行匹配。在进行喂水、喂饭、护理操作等活动时,护士尽可能地在患者的患侧操作,让其更多地向患侧转头或转动眼睛,增强对患侧的注意力。将患者日常需要的物品故意放在其忽略侧,让患者用另一只手越过中线去取它,经常触摸、拍打、按摩其忽略一侧的身体。教会患者进食时转动碟子,将食物转到他不忽略的一侧,以避免漏吃
触觉认知训练	让患者闭目,用手感觉和分辨不同的材料、形状,或命名物品,先睁眼后闭眼,将前面触摸过的物品放入不透明的箱子内,让患者按护士的指令从箱内摸出相应的物品。触摸的同时结合观看,说出物品的材料、形状和物品名称
失用症康复训练	1. 意念运动性失用:患者虽然能理解命令的含意,却不能将指令传达到动作执行器官的一种状态,即不知怎样才能完成的一种状态。训练方法:以刷牙为例,若患者不能完成,让他假装刷牙或模仿刷牙,都不能完成时,可以将牙刷放在患者手中,通过触觉提示其完成刷牙的一系列动作。在实际训练前,要求患者进行流畅、准确、协调的运动模式的想象 2. 意念性失用:可通过视觉暗示帮助患者。例如,让患者倒一杯茶,患者会出现顺序上的错误,这时可以把动作一个个分解开来,演示给患者看,然后分步进行训练,上一个动作要结束时,提醒下一个动作,启发患者有意识的活动,或动手帮助患者进行下一个运动,直到有改善或基本正常为止 3. 肢体运动性失用:先训练粗大运动,再逐步练习精细动作 4. 结构失用:训练患者对常用物品进行排列、堆放等,也可让患者进行图表对拼,完成图形组合等。护士可先做示范,再让患者模仿练习。开始练习时,护士可一步一步给予较多的暗示、提醒,患者有进步后,逐步减少暗示和提醒,并逐步增加难度 5. 穿衣失用:建立一个容易让患者本人识别衬衫袖子左右关系的场景,例如将衬衫平铺于床面,尽量展平,让患者能够更容易地判断、确认衣服的左右、前后、表里等各个部位;让患者先穿麻痹侧的袖子,并拉到肩部;在保持衣服不掉的情况下,将健侧手臂入袖中;系纽扣时,让患者对着镜子,边看边系,注意不要上下错位。如果患者出现操作错误,指导其重新再来,否则在错误的状态下,继续进行反复的更衣动作,会使患者变得更加糊涂 6. 口颜面失用:可以通过指令让患者做口颜面动作、复述等训练,也可以利用镜子让患者进行有目的的面部动作模仿练习
音乐疗法	护士根据患者的病情和当时的实际情况选择音乐作为康复训练背景音乐,让其聆听或演唱与当前时间、季节、环境、事件有关的歌曲,从而改变患者思维混乱的现象。另外,音乐能够刺激患者长期记忆,改善短期记忆和其他认知功能。音乐康复治疗可以贯穿整个治疗中
健康宣教	1. 告知患者训练的注意事项,如有不适及时告知 2. 实施心理治疗及护理,多与患者沟通交流,并引导患者与周围患者建立良好的关系 3. 鼓励亲属多探视,热情关怀,细心观察,防止意外发生
评估效果及记录	观察患者训练的情况、生命体征变化,及时记录

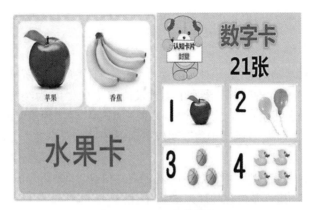

图 3 - 3 - 16　卡片训练

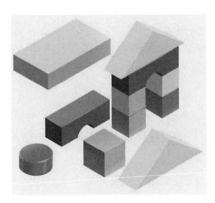

图 3 - 3 - 17　积木训练

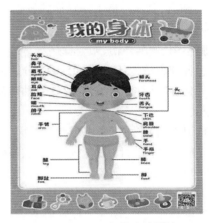

图 3 - 3 - 18　躯体失认训练

【护理要点】

（1）患者意识清楚,情绪稳定,训练场所安静,注意保护患者隐私。

（2）根据患者认知发展水平决定训练频率,一般每次 30 分钟。

（3）卡片训练数量应适当,选材应丰富多样、趣味性强,有助于患者配合。

（4）训练中要对患者正确的反应及进步情况予以鼓励,避免直接否定患者的错误。

（5）在患者进行训练时,护士应在旁监护,防止跌倒摔伤等意外发生。

（6）无法单独顺利完成某一项训练时,可给予一定的帮助,然后继续训练下一个项目。

（7）患者在帮助下才可完成某种活动时,要对帮助的方法与帮助量予以详细记录。

（8）训练应长期坚持,护士应每天检查训练疗效。

第五节　吞咽功能训练

吞咽障碍是急性脑卒中常见的症状,患者可因舌和咽喉部肌的运动控制障碍导致吞咽障碍;进而引起误吸、误咽,甚至窒息,也可引起坠积性肺炎和呼吸困难等;也可因进食困难而引起营养物质摄入不足,水、电解质及酸碱平衡失调等,从而影响患者康复。早期进行吞咽功能训练,可防止咽下肌群发生失用性萎缩,加强舌和咀嚼肌的按摩和运动,提高吞咽反射的灵活性,又可以减少并发症的发生,提高患者生活质量。

一、间接吞咽训练

间接吞咽训练又称基础训练,是针对与摄食、吞咽活动有关的器官所进行的功能训练。从预防失用性功能低下、改善摄食吞咽相关器官的运动及协调动作入手,为经口腔摄食做必要的功能性准备。由于间接训练不使用食物,安全性好,因此适用于从轻度到重度的各类吞咽困难患者。患者意识清楚后即可开始训练,如脑卒中急性期或中、重度吞咽障碍患者进食训练前的预备训练。

【目的】

(1) 恢复和提高患者的吞咽功能,逐步恢复正常经口进食,提高身体的营养状况。

(2) 改善吞咽生理功能,提高吞咽反射的敏感性。

(3) 消除因不能经口进食所产生的心理恐惧与抑郁,增加进食的安全性,减少食物误咽,减少误吸性肺炎、营养不良等并发症的发生。

【适应证】

(1) 脑卒中、颅脑外伤、帕金森病等神经系统疾病患者。

(2) 患者神志清楚、GCS 评分≥12 分、吞咽反射存在、咳嗽力量好。

(3) 进食吞咽困难、饮水、呛咳等吞咽障碍者。

【禁忌证】

(1) 意识不清、严重呼吸困难者。

(2) 安静时脉搏在 120 次/分钟以上、舒张压在 120 mmHg(1 mmHg=0.133 kPa)以上或收缩压在 200 mmHg 以上者。

(3) 训练前有心悸、气短者。

(4) 严重心律失常、明显充血性心衰者。

(5) 心绞痛发作、1 个月内有心肌梗死发作者。

(6) 严重痴呆,病情处于急性期者。

(7) 严重心肺功能不全,极度衰弱不能配合者。

(8) 不能配合治疗,有精神疾病的患者。

【操作前准备】

(1) 用物准备:医嘱单、洗手凝胶、压舌板、棉签、冰棍、吸管、20 mL 空针、纱布、手电筒、口哨。

(2) 环境准备:病室环境安静、整洁、舒适,光线充足,关闭门窗或拉上窗帘,请无关人员回避,注意保护患者隐私。

(3) 护士准备:着装整洁、规范,剪指甲、洗手、戴口罩。

(4) 患者准备:患者身着轻便衣服,处于安静状态,训练宜在饭前或饭后 2 小时进行。

【操作流程】 见表 3-3-16。

表 3-3-16 间接吞咽训练操作流程

流　　程	说　　明
操作前准备	环境安静整洁、舒适,操作者衣帽整洁,患者身着轻便衣服
操作前解释、评估	1. 说明操作的目的、意义和方法 2. 评估患者的意识和配合度 3. 评估患者的生命体征、吞咽器官功能、姿势控制、口腔卫生情况 4. 评估患者的症状和体征

（续表）

流　　程	说　　　　明
操作用物准备	医嘱单、洗手凝胶、棉签、冰棍、压舌板、纱布、20 mL 空针、手电筒、口哨
核对身份	按照患者身份识别制度进行身份核对

针对口腔期的训练	1. 唇部运动训练：加强唇的运动控制、力量及协调，从而改善吞咽时食物或水从口中溢出的情况，提高进食吞咽的功能，同时也是触发进一步吞咽动作的重要条件之一	上下唇紧压 5 秒，然后放松；用上下唇夹紧舌板，尽量不让别人用手拔出，维持 5 秒，然后放松；嘴角尽量拉向两边，维持 5 秒，然后放松；嘴唇紧闭向前伸，维持 5 秒，然后放松，快速轮流做以上动作。可以让患者面对镜子训练抿嘴动作，对无法主动完成动作的患者，可予以辅助。也可以让患者做鼓腮练习，并在鼓腮的同时使用适当阻力挤压两腮。另外还有吹口哨、做鬼脸或夸张表情等方式进行训练（图 3 - 3 - 19）
	2. 下颌、面部及颊部运动训练：加强上下颌的运动控制、稳定性及协调、力量，从而提高进食咀嚼的功能	把嘴尽量张大，维持 5 秒，然后放松；鼓起腮帮，维持 5 秒然后放松；鼓起腮帮，使嘴里的空气快速轮流的在左右面颊内移动。以上每个动作做 10 次，每天重复做 3 次，患者可以照着镜子来做。当咬肌高度紧张，咬反射残留时，可对痉挛肌肉进行冰棍刺激或轻柔按摩，也可在局部进行温热理疗，使咬肌放松。当咬肌肌张力低下时，可对咬肌进行振动刺激和轻拍，或通过自动、他动运动让患者体会开合下颌的感觉。对于存在颞下颌关节功能紊乱的患者会伴有下颌运动时的疼痛，应避免过度忍痛训练（图 3 - 3 - 20）
	3. 舌体运动训练：加强舌及软腭的运动控制、力量及协调，促进舌部形成食块及控制、输送食块的能力，从而提高进食及吞咽的功能	把舌头伸出，维持 5 秒，然后放松；把舌头向后回缩，维持 5 秒，然后放松；快速轮流做以上两个动作。把舌头伸向上，维持 5 秒，然后放松；把舌头伸向后移动，维持 5 秒，然后放松。把舌头向左边或右边，维持 5 秒，然后放松；快速轮流地把舌头伸向左边和右边。把舌头伸出与压舌板相抵抗，维持 5 秒，然后放松；把舌头向上伸与压舌板相抵抗，维持 5 秒，然后放松；把舌头伸向左边或右边与压舌板相抵抗，维持 5 秒，然后放松。需要注意的是，有许多患者的舌体在开始吞咽治疗时已经萎缩，必要时可在纱布保护下进行适度的舌体牵拉，但始终强调患者主动活动的重要性（图 3 - 3 - 21）
针对咽部期的训练	1. 冰刺激：提高食块知觉的敏感度；减少口腔过多的唾液分泌；通过刺激，给予脑皮质和脑干一个警戒性的感知刺激，提高对进食吞咽的注意力	先用 1～2 根筷子将纱布缠在一头，直径约 1 cm，湿润后冷冻制成冰棍。使用时先蘸少许凉开水，使冰棍上的冰凌溶化，避免划伤或冻伤口腔黏膜，用冰棍刺激软腭、咽腭弓、舌根及咽后壁，然后嘱咐患者做吞咽动作。也可在做吞咽动作的同时刺激双颊部以及甲状软骨与下颌之间的皮肤，促进吞咽动作的产生。如出现呕吐反射则应终止刺激。如患者流涎过多，可对患者颈部唾液腺进行冷刺激。每天 3 次，每次 10 分钟，可在进食前训练，每次训练至局部皮肤稍发红为宜。尤其注意的是，不熟练或暴力操作容易造成口角部位或口腔黏膜的损伤，也有可能会导致患者门齿受损。在操作之前要进行详细的口腔检查
	2. 改良声门吞咽训练：对于一些同时存在口腔转运期吞咽障碍的患者，可以采用改良声门吞咽训练	先吸气后屏气→向口腔中放入 5～10 mL 液体→继续屏气的同时将头部后仰，从而将液体流入咽部→继续屏气的同时吞咽 2～3 次或更多次数，以尽可能将液体全部咽下→放开气管，咳嗽数次以清除残留液体
	3. 声门闭锁训练：该方法是声门关闭时防止误吸的一种有效措施，此运动不仅可以训练声门的闭锁功能，增强肌力，防止食物进入气管，而且有助于除去残留于咽部的食物	患者可以通过练习发声"i"，发声时间由短逐渐延长，音质保持一致；患者也可坐在椅子上深吸气后屏气，同时，双手掌面用力支撑椅面，憋气 5 秒，此时胸廓固定，声门紧闭，继之突然松手，声门突然打开，能够强化声门的闭锁训练功能。做此练习时应注意患者血压的变化，注意防止患者出现头晕症状

（续表）

流　程	说　明
针对食管期的吞咽训练	
1. 门德尔松吞咽训练法：具有代偿和改善吞咽功能的作用，有研究报道，该手法能减少吞咽后食物的残留和误吸的发生	当患者吞咽唾液时，让患者的食指置于甲状软骨上方，中指置于环状软骨上，感受喉上抬。当患者感觉到有喉向上提的动作时，要在最高处维持数秒。对于上抬无力的患者，护理人员用手推其喉部来促进吞咽。即只要患者的喉部开始抬高，护理人员即可用置于环状软骨下方的示指与拇指上推喉部并固定
2. 沙克训练法：是使颈前部肌肉等长收缩，从而改善牵拉喉部上抬的肌肉的力量，并使得食管上括约肌更容易在喉部上抬时松弛	患者去枕平卧，利用颈部力量头抬离床面，直到正好看到自己脚趾的高度，同时要保证肩部不离开床面。这种颈部肌肉的等长收缩运动每次持续约1分钟，每组3次，每天3组，6周为1个疗程
3. 海姆利希手法：是用于食物落入气管后患者无法自行咳出而采用的急救手法，又称为横膈下腹部推挤术	护士首先以前腿弓，后腿登的姿势站稳，然后使患者坐在自己弓起的大腿上，并让其身体略前倾。然后将双臂分别从患者两腋下前伸并环抱患者。左手握拳，右手从前方握住左手手腕，使左拳虎口贴在患者胸部下方，肚脐上方的上腹部中央，形成"合围"之势，然后突然用力收紧双臂，用左拳虎口向患者上腹部内上方猛烈施压，迫使其上腹部下陷。这样由于腹部下陷，腹腔内容上移，迫使膈肌上升而挤压肺及支气管，这样每次冲击可以为气道提供一定的气量，从而将异物从气管内冲出。施压完毕后立即放松手臂，然后再重复操作，直到异物被排出
其他间接训练方法	
1. 构音训练：吞咽障碍和构音障碍的程度并不一定等同，但往往并存。通过构音训练可以改善吞咽有关器官的功能。有计划、有步骤地进行构音动作、语音产生、身调等各种训练	训练下颌的抬高、下降、前伸和后缩是控制口腔闭合的关键，也是控制流涎的关键；训练唇的展开、闭合、前突、后缩运动都可以影响患者的发音；可用压舌板协助患者完成舌的前伸、后缩、上抬、左右移动等运动；通过对口周和口腔内的按摩，棉棒的刺激、冷热的刺激改善口腔及周围的感觉，以利于口腔的协调运动；软腭功能训练用吹蜡烛、吹口哨来集中和引导气流，发舌根音"卡"来加强软腭肌力
2. 呼吸训练：是控制摄食吞咽时的呼吸，通过学习腹式呼吸来缓解颈部肌肉（呼吸辅助肌）过度紧张；改善胸廓可动性	训练腹式呼吸：卧位屈膝，护士两手分别置于患者的上腹部和胸部，让患者以鼻吸气、用口呼气，呼气结束时上腹部的手稍加压于上方膈部的方向，患者以此状态吸气。单独练习时，可在腹部放上1～2 kg的沙袋，体会吸气时腹部膨胀、呼气时腹部凹陷的感觉。缩口呼吸：缩紧口部时压力增大，有助于增大一次换气量，减少呼吸次数和每分钟换气量。这种方法能调节呼吸节奏，延长呼气时间，使呼气平稳。呼气与吸气比率以1：（2～5）为标准
3. 咳嗽训练：吞咽困难患者肌力下降、声带麻痹，咳嗽会变得无力，痰液不易排出。进行专项训练有利于排出痰液、吸入食物等，并能够促使喉部闭锁。可以配合腹部加压辅助咳嗽，并同时增加腹肌肌力训练	护士在患者的后方两腋下将双手向前交叉于患者胸腹部，令患者深吸气后屏气，然后猛然向外呼气，此时置于患者胸腹前的双手用力向内上方挤压，帮助患者增加胸腹部压力，完成咳嗽动作
4. 促进吞咽反射训练	用手指上下摩擦甲状软骨至下颌下方的皮肤，可引起下颌的上下运动和舌部的前后运动，继而引发吞咽。此方法可用于口中含有食物却不能产生吞咽运动的患者

（续表）

流 程	说 明
健康宣教	1. 告知患者训练的注意事项,如有不适及时告知 2. 耐心讲解吞咽训练的相关知识和训练要点,告知家属相关注意事项,保证训练的安全和有效性 3. 做好患者的心理护理,是训练成功的基本保障,在进行吞咽训练时应针对不同患者的性格特点、文化程度和社会阅历等进行针对性的心理疏导 4. 做好患者和家属的思想工作,康复训练是一个长期渐进的过程,日常生活中要坚持训练,持之以恒
评估效果	患者配合训练,吞咽功能改善

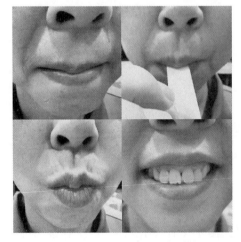

图 3 - 3 - 19 口唇肌闭合训练

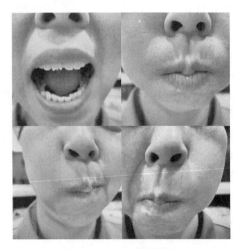

图 3 - 3 - 20 颊肌训练

【护理要点】

（1）保持训练环境安静,避免患者受到过多干扰。

（2）训练前应与患者交谈,让患者明确训练目的,以取得患者的理解与配合。

（3）开始训练时时间不宜过长,防止患者急躁和疲劳,以后视情况逐渐延长时间。

（4）训练时患者取坐位,调整坐姿,对着镜子练习,通过视觉反馈,提高训练效果。

（5）训练过程中注意患者的安全,应在空腹或进食 1 小时后训练,以免引起呕吐。

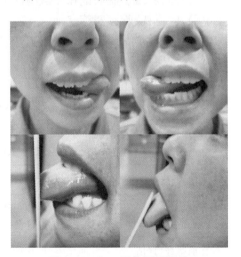

图 3 - 3 - 21 舌体运动训练

二、直接训练

又称摄食训练,是实际进食活动的训练,以安全管理和口腔卫生为基础,随着间接训练带来的功能改善,以阶梯式推进,是一种综合性训练。直接训练开始的基本指征包括神志清醒、内科情况稳定、吞咽反射能引出、少量误咽或误吸物能通过随意咳嗽咳出。需注意的事项为进食体位、食物形态、餐具的选择、食团性质、一口量的变化、食团入口的位置、进食速度和进食环境等,并注意进食前后口腔的清洁和痰液的排出。

【目的】

(1) 改善患者吞咽功能,逐步恢复正常经口饮食。

(2) 降低患者营养不良的概率。

(3) 有利于其他功能障碍和机体的恢复。

(4) 增加有口进食的能力和安全性,预防因误吸导致的肺部感染。

【适应证】

(1) 意识状态清醒,舌头活动度好,全身状态稳定。

(2) 能产生吞咽反射、存在随意性或发射性咳嗽,没有明显误吸。

【禁忌证】

(1) 意识不清、严重呼吸困难的患者。

(2) 训练前有心悸、气短者。

(3) 严重心律失常、有明显充血性心衰者。

(4) 心绞痛发作、1 个月内有心肌梗死发作者。

(5) 严重痴呆、病情处于急性期者。

(6) 严重心肺功能不全、极度衰弱不能配合者。

(7) 不能配合治疗、有精神疾病的患者。

(8) 对外界刺激迟钝、认知严重障碍者。

(9) 处理唾液能力低、口部功能严重受损者。

【操作前准备】

(1) 用物准备:医嘱单、洗手液、碗、食物 1 份、温水 1 杯、勺子、5 mL 注射器、喂食器各 1 个、无菌棉签 1 包、血氧饱和度监测仪 1 个、吸痰装置及用物、水杯、牙刷、纸巾、毛巾、压舌板、手电筒,体位枕、听诊器等。

(2) 环境准备:病室环境安静、整洁、舒适,光线充足,关闭门窗或拉上窗帘,请无关人员回避,注意保护患者隐私。

(3) 护士准备:着装整洁、规范,剪指甲、洗手,戴口罩。

(4) 患者准备:患者身着轻便衣服,处于安静状态,训练宜在饭前或饭后 2 小时进行。

【操作流程】 见表 3-3-17。

表 3-3-17 直接训练操作流程

流 程	说 明
操作前准备	环境安静整洁、舒适,操作者衣帽整洁,患者身着轻便衣服,忌边看电视边进食
操作前解释、评估	1. 说明操作的目的、必要性和方法 2. 患者的意识和配合度 3. 患者的生命体征、吞咽器官功能、姿势控制、咳嗽力量、餐具、进食环境、口腔卫生检查 4. 患者的症状和体征

（续表）

流　　程		说　　明
操作用物准备		医嘱单、洗手液、碗、食物 1 份、温水 1 杯、勺子、5 mL 注射器、喂食器各 1 个、无菌棉签 1 包、血氧饱和度监测仪 1 个、吸痰装置及用物、水杯、牙刷、纸巾、毛巾、压舌板、手电筒、体位枕、听诊器等
核对身份		按照患者身份识别制度进行身份核对
体位选择	1. 床上半坐卧位	由于口腔阶段及咽腔阶段同时存在功能障碍的患者较多，因此进食的体位因患者而异。方法：选择使患者既能安全进食，又能有利于产生保护性反射和代偿吞咽动作的体位。对于不能坐起的患者，一般至少取躯干 30°～45°仰卧位、头部前屈、肩背部垫高、健侧喂食。偏瘫患者取 30°～45°健侧卧位，健侧在下，患侧在上，将枕头垫于患侧。喂食者站在患者健侧，患者佩戴血氧饱和度监测仪。该体位进行进食训练，食物不易从口中漏出，有利于食团向舌根运送，便于食物的摄入和吞咽；同时也可使颈前肌群放松，有利于吞咽；健侧喂食有利于将食物从健侧送入，减少食物的残留或误入气管
	2. 坐位	坐位进餐时，患者髋、膝、踝关节屈曲 90°，上肢放在餐桌上，食物放在餐桌上，使患者能看到食物，促进患者的食欲。患者在进食时的体位及习惯很重要，能坐起来就不要躺着，能在餐桌边进食就不要躺在床上进食
食物选择		由于患者吞咽不同食物的能力不一，因此需要对食物的黏稠度和质地进行调整。黏稠度是指食物对剪切力的耐受力，其可以通过黏稠度检测仪来得到客观检测标。质地是指可以通过舌部感觉到的与食物结构有关的一系列物理特性。因此食物的给予顺序通常是黏稠度方面为半流质→流质→水，质地为软食→半固体→固体。但是从另一个角度来看，固体食物有利于训练患者咀嚼和舌部研磨搅拌功能，而液体则有利于水分的摄入。因此，采取什么性质的食物应随不同的治疗需求和风险程度有所不同。对大多数吞咽障碍患者，容易吞咽的理想食物性质通常有以下特征：① 柔软、密度均匀；② 有一定的黏性不易松散，在口腔内容易形成食团；③ 能够变形，以利于顺利通过口腔和咽部，且很少在黏膜上残留；④ 稠的食物比稀的安全，因为它能较满意地刺激触觉，压觉和唾液分泌，使吞咽变得容易；⑤ 兼顾食物的色、香、味及食物的温度。因此，可将食物调成糊状或通过烹调时勾芡使食物易于形成食团以便吞咽
勺子的选择		最好选用匙面小、凹陷部分小(容量 5～10 mL)、难以粘上食物，柄长或柄粗，边缘圆钝，易于送入口腔的汤匙(图 3 - 3 - 22)，便于患者稳定握持餐具，又不会损伤患者的口腔黏膜
杯子的选择		使用带有缺口的杯子，使用时有助于防止颈部过于伸展；还可使用奶瓶、吸管、注射器等，目的是改善口腔内食团的转运以及提高患者进食的能力
碗的选择		选择广口、平底最好碗底带有吸盘或防滑垫的碗(图 3 - 3 - 23)，预防患者舀食物时碰翻碗具
食量选择	1. 一口量	最适于患者吞咽的每次进食量，称为一口量。一口量过多，食物易从口中溢出或在咽部滞留，增加误咽和误吸危险；一口量过少，则难以触发吞咽反射，容易引起误吸。应从小口量(3～4 mL)逐步增加，酌情掌握合适的一口量

（续表）

	流　程	说　明
食量选择	2. 食团在口中的位置	进食时应把食物放在口腔最能感觉到食物的位置,最适宜在口腔中保持及运输。最好把食物放在健侧舌后部或健侧颊部,这样有利于食物的吞咽。这种做法不仅适合部分或全部舌、颊、口、面部感觉障碍的患者,也适合所有面、舌肌力量弱的患者
	3. 进食速度	进食速度应以较常人缓慢的进食速度进行摄食、咀嚼和吞咽。为减少误咽的危险,应调整适合的进食速度,前一口吞咽完成后再进行下一口,避免2次食物重叠入口的现象。通常一般每餐进食的时间控制在45分钟左右为宜。但是有许多患者无法坚持45分钟,则可以采取少量多次的方式进行训练,逐步延长每餐进食时间,减少用餐次数。为了防止口咽部食物残留或进食后反流造成误吸,应在进食后检查口咽部是否有食物残留,并继续保持喂食体位15～30分钟
吞咽姿势调整	1. 空吞咽	每次吞咽食物后,再反复做几次空吞咽,使滞留的食物全部咽下,然后再进食(图3-3-24)
	2. 交替吞咽	让患者交替吞咽固体食物和流食,或每次吞咽后饮少许水(1～2 mL),这样既有利于激发吞咽反射,又能达到去除咽部滞留食物的目的
	3. 仰头吞咽	让患者头后仰,由于重力的作用,食物易通过口腔到达舌根部,适用于食团在口内运送慢的患者(图3-3-25)
	4. 侧方吞咽	吞咽两侧的梨状隐窝是最容易残留食物的地方,当头部向健侧倾斜时,使食团因重力作用移向健侧,患者头部向患侧倾斜时,使患侧梨状隐窝变浅,挤出残留食物。适用于一侧舌肌及吞咽麻痹的患者(图3-3-26)
	5. 点头样吞咽	会厌处是另一个容易残留食物的部位。点头样吞咽即吞咽时,配合头前屈、下颌内收如点头样的动作,颈部后仰时会厌谷变窄,可挤出滞留食物,随后低头并做吞咽动作,反复数次,可加强对气管的保护,清除并咽下滞留的食物(图3-3-27)
	6. 转头吞咽	头颈部向患侧旋转可以关闭患侧梨状隐窝,食团移向健侧,并且有利于关闭单侧气道。头前倾并向患侧旋转,是关闭气道最有效的方法。此法有利于食团随重力进入口腔和咽部的健侧,适用于单侧舌部功能障碍和单侧咽部麻痹的患者(图3-3-28)
	7. 屈颈缩下颌吞咽	让患者做屈颈,同时头部后伸的动作,即通常所做的挤出双下巴的动作。这个动作缩短了舌根部与咽后壁的距离,也就增加了咽部期向下的推挤食物的力量。同时,该动作还使气管更为狭窄,并且增加会厌部的空间,使食物可以在会厌部停留更长的时间,有利于吞咽反射迟缓的患者产生充分的吞咽,从而减少食物进入气管的可能性
	8. 声门上吞咽	也称为屏气吞咽训练,即由鼻腔深吸一口气,然后屏住呼吸进行吞咽,吞咽后立即咳嗽。这一方法的原理是屏气动作可使声门闭锁,声门部位气压增大,吞咽时食团不易进入气管;吞咽后咳嗽可以清除滞留在咽喉部的食物残渣。该动作用于实际吞咽食物的前提是患者仅存在咽部期吞咽障碍,而口腔的准备期和运转期障碍轻微,从而在经鼻吸气后屏气状态下能够经口将食物下咽。如果患者无法达到上述要求,则可以采用屏气后做空吞咽的动作作为训练,而不实际进食,从而称为声门上吞咽训练

（续表）

流　　程	说　　明
进食前后清洁口腔、排痰	正常人每2分钟左右会自然吞咽1次,把口腔及咽部分泌物吞入食管,进食后,口腔、咽部如有残留物能反射性地咳出及清除。但是吞咽障碍的患者口腔、咽部的感觉和反射差,唾液或残留在口腔或咽喉部的食物容易随呼吸进入呼吸道,导致肺部感染。所以,进食前后患者应用清水清理口腔,保持口腔的湿润和清洁,在进食过程中,应用交互吞咽,及时清理残留物。对于口腔分泌物异常增多的患者,在进食前需清理分泌物后再进食,进食过程中如果分泌物影响吞咽,也应及时清理,保持进食过程的顺畅
健康宣教	1. 告知患者训练的注意事项,如有不适及时告知 2. 吞咽障碍患者由于不同程度的吞咽障碍症状,严重影响患者的生活质量,常常出现焦虑、恐惧、悲观、自卑、依赖等各种心理问题。护士、照顾者及家人应给予其更多的关心和照顾,多与患者沟通,取得患者的信任,能以积极的心态配合治疗,尽快适应日常生活,减轻家庭和社会的负担
评估效果	观察患者生命体征变化、吞咽进食效果及血氧饱和度情况

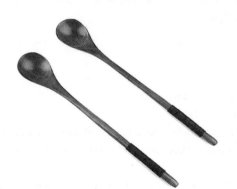

图 3-3-22　长柄勺

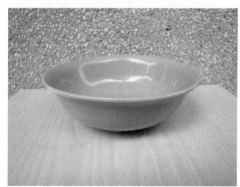

图 3-3-23　平口碗

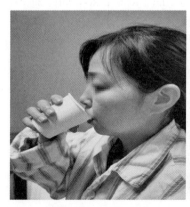

图 3-3-24　正常吞咽

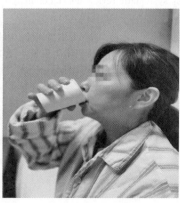

图 3-3-25　仰头吞咽

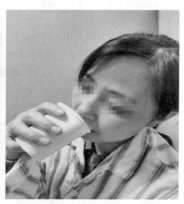

图 3-3-26　侧方吞咽

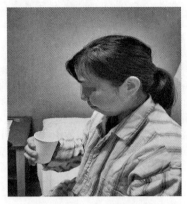
图 3-3-27 点头吞咽

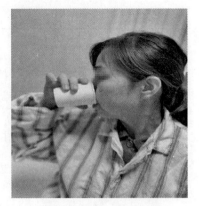
图 3-3-28 转头吞咽

【护理要点】

（1）训练前应与患者交谈，让患者明确训练目的，以取得患者的理解与配合。

（2）训练前应了解患者的基本情况，神志不清、疲劳或不配合患者忌喂食。

（3）进食过程中出现呛咳、血氧饱和度下降＞3％，应停止进食。

（4）对患者及照顾者进行进食注意事项、误吸急救处理培训。

（5）进食时，老人注意力要集中，忌边吃饭边看电视。吃饭时应避免与患者过多交谈。

（6）操作过程中注意患者的安全，避免发生意外。

参考文献

[1] 陈立典.卒中社区康复[M].北京：中国中医药出版社,2010：89-108.

[2] 陈东银,易晓阳.脑卒中后遗症家庭康复指南[M].北京：金盾出版社,2014：112-159.

[3] 马凌.康复护理技术操作规范[M].广州：广东科技出版社,2018：120-125.

[4] Winstein C J, Stein J, Arena R, et al. Guidelines for adult stroke rehabilitation and recovery: a guideline for healthcare professionals from the American Heart Association/American Stroke Association[J]. Stroke, 2016, 47(6): e98-e169.

[5] Almhdawi K A, Mathiowetz V G, White M, et al. Efficacy of occupational therapy task-oriented approach in upper extremity post-stroke rehabilitation[J]. Occup Ther Int, 2016, 23(4): 441-456.

[6] Etoom M, Hawamdeh M, Hawamdeh Z, et al. Constraint-induced movement therapy as a rehabilitationintervention for upper extremity in stroke patients: systematic review and meta-analysis[J]. Int J Rehabil Res, 2016, 39(3): 197-210.

[7] 张振香.社区脑卒中患者康复护理技术[M].北京：人民卫生出版社,2014：203-220.

[8] 常红,宋海庆.脑卒中居家照护指导手册[M].北京：人民卫生出版社,2019：108-110.

[9] 李红玲,许晓冬,王文清.脑卒中康复[M].北京：科学技术文献出版社,2011：231-233.

第四章　血　糖　管　理

近年来,随着我国社会经济条件的改善、居民生活水平的提高,糖尿病的患病率也逐年上升。相应地,科学技术的发展也带来我们对糖尿病认识和诊疗上的进步,血糖监测从只能在医院检测血糖,发展到持续葡萄糖检测,糖尿病药物注射方式也更多样,饮食和运动治疗也更人性化、个体化。当然糖尿病管理工作任重道远,需要医务人员掌握血糖管理的技术,与患者、家属共同合作,才能达到最好的血糖控制目标。

第一节　糖尿病药物注射术

糖尿病药物注射是控制血糖最有效的手段之一,如胰岛素及其类似物、新型控糖的 GLP-1 受体激动剂。掌握药物注射技术是用好此类药物的重要环节、重中之重。常用的注射模式为皮下间断注射模式(胰岛素注射笔、胰岛素专用注射器、无针注射器)和皮下持续注射模式(胰岛素泵)。

一、胰岛素注射笔

胰岛素笔注射为临床糖尿病患者采用胰岛素治疗中应用最多的注射器具,常用的是耐用型注射系统(胰岛素笔芯＋注射笔)、预填充型注射系统(胰岛素笔芯与注射笔合二为一)(图3-4-1)。

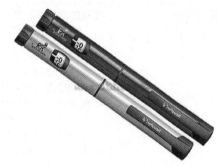

图 3-4-1　胰岛素注射笔

【目的】

(1) 适用于需笔芯胰岛素注射治疗方案的患者。

(2) 注射剂量调节更为精准,最小注射量可为1U。

(3) 配备的注射针头规格细小,疼痛感弱,减少注射带来的疼痛顾虑。

(4) 过程简单方便易操作,患者易接受。

(5) 携带方便,注射隐蔽,保护患者隐私。

【适应证】

(1) 生活起居不规律、经常出差的患者。

(2) 对常规胰岛素注射器针头有恐惧感的患者。

(3) 对疼痛比较敏感的患者。

(4) 独居无人照顾的老人。

(5) 使用的胰岛素制剂已固定治疗方案为1种或2种的患者。

【禁忌证】

(1) 不能配合治疗,有认知功能障碍、精神疾病的患者。

(2) 经评估患者全身状况及血糖情况不适宜胰岛素笔注射的患者。

(3) 对胰岛素过敏的患者。

【操作前准备】

(1) 用物准备：医嘱单、洗手液、胰岛素笔及注射针头、75％乙醇、棉签。

(2) 患者准备：询问评估患者的进食状态，是否符合胰岛素注射要求，了解患者的身体状况、选择合适的注射时间及注射部位。

(3) 医护人员准备：仪表端庄、服装整洁、洗手、戴口罩。

(4) 环境准备：患者身着轻便衣服以便于操作，请无关人员回避，遮挡窗帘，保护患者隐私。

【操作流程】 详见表3-4-1、图3-4-2。

表3-4-1 胰岛素笔使用操作流程

流　　程	说　　　明
操作前准备	1. 按要求着装，衣帽整洁，患者身着轻便衣服 2. 用物准备齐全，检查胰岛素笔性能装置
操作前解释、评估	1. 说明操作的目的和必要性，取得配合 2. 评估患者身心状况以及情绪状态 3. 评估患者注射部位皮肤是否良好、近期是否有低血糖及食欲差进食量减少的情况 4. 评估判断患者是否符合属于胰岛素笔注射要求
操作用物准备	医嘱单、洗手液、胰岛素笔及注射针头、75％乙醇、棉签
核对身份	按照患者身份识别制度进行身份确认
操作流程	1. 洗手、戴口罩 2. 协助患者取合适的体位 3. 选择合适的注射部位 4. 正确用乙醇消毒皮肤，待干 5. 预混胰岛素将胰岛素笔上下颠倒摇匀 6. 迅速进针，进针角度及深度适宜 7. 注药速度适宜，药量准确 8. 用力按下注射推键，直到听到"咔哒"提示音，剂量显示应为"0"，将针头置于皮下至少10秒 9. 正确拔针，按压 10. 再次核对
操作整理	1. 穿刺后局部按压1~2分钟 2. 正确处理针头 3. 告知宣教，观察患者有无不适 4. 处理用物，洗手并记录
健康宣教	告知患者胰岛素笔注射后的注意事项，正常进食，避免发生低血糖，如有不适及时告知
评估效果	观察患者药物注射后血糖波动情况，做好记录

【注意事项】

(1) 安装胰岛素时仔细检查胰岛素笔的性能，确保螺旋杆与推注部分连接完好，推注灵活。

使用方法

1、开始使用

使用时，将笔帽拔出，把诺和笔笔芯架旋开

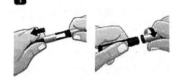

2、推回活塞杆

活塞杆可直接回推，且采用金属材质制造，更加耐用

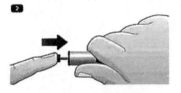

3、插入笔芯

笔芯架和笔身之间改成了卡口设计，连接更方便

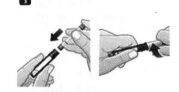

4、混匀操作

如果笔芯内含有胰岛素制剂，先水平混动10次，然后再上下晃动10次

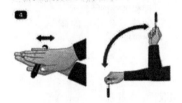

5、套上诺和针

拧上一个信的诺和针头，依次去掉外针帽和内针帽

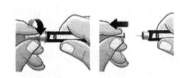

6、检查胰岛素

拔出注射推键，调取（新笔芯4个单位、已经开始使用的笔芯1个单位）

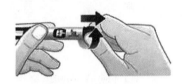

7、检查胰岛素（排气）

竖起笔身，用手指联系轻弹笔芯架，完全按下注射推键，剂量显示应回到零，针尖出现胰岛素液滴

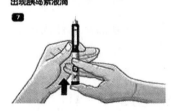

8、选择剂量

剂量直接回调；剂量调节视窗更大，读数更清晰

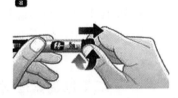

9、实施注射

注射完毕有"咔嗒"提示音提醒注射完毕

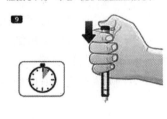

10、诺和针的处理

戴上针帽，按图示捏住笔芯架，旋下针头，妥善处理废气的针头，注射后将笔帽盖紧

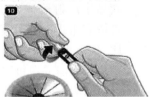

图3-4-2 胰岛素笔安装流程

（2）调节胰岛素剂量后请第2人仔细核对，防止调节错误。

（3）安装针头时动作轻柔，避免针头弯曲，正确排气。

（4）注射前上下混匀装有预混胰岛素的胰岛素笔，勿剧烈晃动。

（5）用乙醇消毒皮肤后，要待皮肤乙醇完全挥发后再进行注射，以免引起注射部位疼痛。

（6）注射时要选择合适的部位及深度（图3-4-3），勿注入血管内或肌肉内。

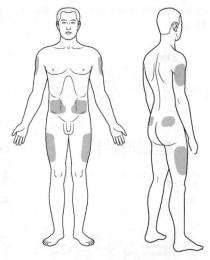

上臂
　上臂侧面或者后侧部位：皮下组织较厚，导致肌肉注射的概率较低

腹部
　以肚脐为中心，半径2.5 cm外的距离。越靠近腰部两侧（即使是肥胖患者），皮下组织的厚度也会变薄，容易导致肌肉注射

臀部
　臀部上端外侧部位；即使是少儿患者还是身材偏瘦的患者，该部位的皮下组织仍然丰富，最大限度降低肌肉注射的危险性

大腿
　大腿外侧；皮下组织较厚，离大腿血管和坐骨神经较远，针头导致外伤的概率较低

图3-4-3　胰岛素笔注射部位

注：不同注射部位的药物吸收速度。① 腹部，吸收率100%，优先选择部位，吸收快。距肚脐3～5 cm两侧的一个手掌的距离内注射，越往两侧或外侧皮下层越薄，越容易扎到肌肉层。使用短效或与中效混合的胰岛素时，优先选择腹部。② 大腿较适合自我注射，吸收率70%，吸收速度慢，只能在大腿前面或侧面进行注射。③ 手臂不宜进行自我注射，吸收率85%，吸收速度稍快（比腹部稍慢）。④ 臀部较少使用，因吸收率低，速度慢，所以适合注射中长效胰岛素

（7）注射时向下匀速推注到底，切勿旋转到底，确保有效注射。

（8）因胰岛素针头极细，注射完毕后停留10秒以上再拔除针头，确保胰岛素均注入皮下，胰岛素笔针头每次更换。

（9）胰岛素笔注射操作要规范。

二、胰岛素注射器（图3-4-4）

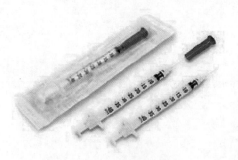

图3-4-4　胰岛素注射器

　目前，在世界范围内有许多糖尿病患者仍将注射器作为主要的注射装置。在临床治疗过程中，胰岛素注射器是抽吸胰岛素的主要器具，固定针头的胰岛素注射器减小死腔体积，剂量准确度较高，还可按需求混合胰岛素。此外，与胰岛素注射笔相比，胰岛素专用注射器价格便宜，患者较易接受。其缺点是需要在每次注射前抽取胰岛素、携带和注射也较为不便。

【目的】

（1）一次性胰岛素注射器用于抽吸瓶装胰岛素，进行治疗操作注射技术。

（2）病情需要使用进行胰岛素预混注射治疗。

（3）静脉滴注胰岛素时，抽吸胰岛素进行药物配置。

（4）价格便宜，患者易接受。

【适应证】

(1) 生活经济条件一般的患者。

(2) 长期使用抽吸瓶装胰岛素进行治疗的患者。

(3) 使用的胰岛素制剂已固定治疗方案的患者。

【禁忌证】

(1) 不能配合治疗,有认知功能障碍、精神疾病的患者。

(2) 对胰岛素药物过敏的患者。

(3) 经评估患者全身状况及血糖情况不适宜胰岛素注射器注射的患者。

【操作前准备】

(1) 用物准备: 医嘱单、洗手液、无菌盘、注射器、待用胰岛素、75%乙醇、棉签。

(2) 患者准备: 询问评估患者进食状态,评估是否符合胰岛素注射器的注射要求,了解患者的身体状况、选择合适的注射时间及注射部位。

(3) 医护人员准备: 仪表端庄、服装整洁,洗手、戴口罩。

(4) 环境准备: 患者身着轻便衣服以便于操作,请无关人员回避,遮挡窗帘,保护患者隐私。

【操作流程】 见表 3-4-2、图 3-4-5。

表 3-4-2 胰岛素注射器操作流程

流　程	说　明
操作前准备	1. 操作者按要求着装,衣帽整洁,患者身着轻便衣服 2. 用物准备齐全,正确检查药物(有效期、剂型,有无破裂)检查注射器(有效期、刻度、针栓活动度)正确抽吸药液
操作前解释、评估	1. 说明操作的目的和必要性,取得配合 2. 评估患者身心状况及情绪状态 3. 评估患者注射部位皮肤是否良好、近期是否有低血糖及食欲差进食减少的情况 4. 评估判断患者是否符合属于胰岛素注射器使用要求、剂型是否准确
操作用物准备	医嘱单、洗手液、无菌盘、注射器、待用胰岛素、75%乙醇、棉签
核对身份	按照患者身份识别制度进行身份确认
操作过程	1. 洗手、戴口罩 2. 协助患者取合适的体位 3. 选择正确的注射部位 4. 正确用乙醇消毒皮肤,备干棉签 5. 预混胰岛素将胰岛素笔上下颠倒摇匀 6. 消毒皮肤,捏起注射部位,与皮肤成 90°或 45°角进针 7. 注药速度适宜,药量准确 8. 回抽无回血,注药,停留 5~10 秒 9. 正确拔针,按压、观察 10. 再次核对
操作整理	1. 穿刺后局部按压 1~2 分钟 2. 做好告知宣教 3. 用物按医院管理规范要求处理 4. 洗手并记录
健康宣教	告知患者胰岛素注射后的注意事项,正常进食,避免低血糖,如有不适及时告知
评估效果	观察患者胰岛素注射后血糖波动情况

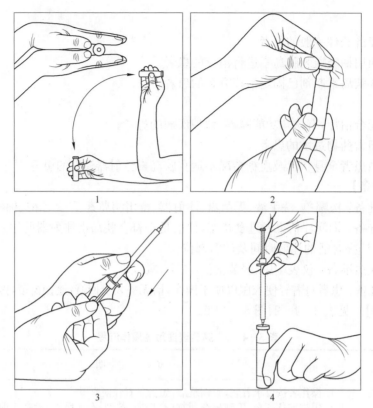

图 3‐4‐5　胰岛素注射器抽吸流程

【注意事项】

（1）胰岛素注射器刻度要保持清晰,活塞杆灵活。

（2）用乙醇消毒皮肤后,要待皮肤乙醇完全挥发后再进行注射,以免引起注射部位疼痛。

（3）2 种胰岛素合用时,先抽吸短效、正规胰岛素后抽取鱼精蛋白胰岛素。

（4）注射前评估患者有无皮下脂肪增生,避免注射至增生部位。

（5）注射时选择合适的部位及深度,勿注入血管内或肌肉内。

（6）注射时避免疼痛应注意更换注射部位,进针和拔针时不要改变方向。

（7）注射完毕后立即拔除针头会发生漏液,针头在皮肤内应继续停留至少 10 秒后拔除。

（8）胰岛素注射器不可重复使用。

（9）胰岛素注射器抽吸药液要规范。

三、无针注射器(图 3‐4‐6)

无针注射又称射流注射,是利用动力源产生的瞬时高压使药管内药物（液体或冻干粉）通过喷嘴形成高速、高压的喷射流（流速一般大于 100 m/s）。无针注射器内部的压力装置产生的压力,推动药管中的药液经过微孔形成极细的药液柱,使药液瞬间穿透人体表皮到达皮下,药液在皮下呈直径3～5 cm 的弥散状被吸收。

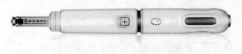

图 3‐4‐6　无针注射器

相对于有针注射,无针胰岛素注射器在皮下构成的药液"团"更涣散,弥散度更高,更有利于吸收(图3-4-7)。

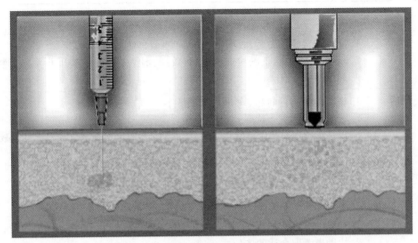

图3-4-7　有针注射与无针注射效果对比图

【目的】

(1) 使用无针注射器可以使胰岛素吸收更快,能够改善胰岛素的模拟曲线,使其更接近内源性胰岛素。

(2) 使用无针注射胰岛素的起效时间比有针注射胰岛素快很多,这样可以防止进餐时高血糖的发生。

【适应证】

(1) 适应糖尿病儿童或惧怕注射针的患者。

(2) 对疼痛比较敏感的糖尿病患者。

(3) 操作简便,适用于对药物注射流程较难理解的文化程度低的患者。

(4) 适应于皮肤较易过敏或皮肤较差的患者。

(5) 适用于需长期注射胰岛素的患者。

【禁忌证】

(1) 不能配合治疗,有认知功能障碍、精神疾病的患者。

(2) 注射部位皮肤有硬结、肿块。

(3) 对胰岛素过敏的患者。

(4) 患者及其家属缺乏无针胰岛素注射器使用相关知识,接受培训后仍无法正确掌握如何使用者。

【操作前准备】

(1) 用物准备:医嘱单、洗手液、无菌盘、无针胰岛素注射器、75%乙醇、棉签。

(2) 患者准备:评估患者注射部位皮肤状态,是否符合的注射要求,了解患者的身体状况、选择合适的注射时间及注射部位。

(3) 医护人员准备:仪表端庄、服装整洁,洗手、戴口罩。

(4) 环境准备:患者身着轻便衣服以便于操作,请无关人员回避,遮挡窗帘,保护患者隐私。

【操作流程】 见表 3-4-3。

表 3-4-3 无针注射器操作流程

流 程	说 明
操作前准备	1. 操作者按要求着装,衣帽整洁,患者身着轻便衣服 2. 用物准备齐全,正确检查药物(有效期、剂型及有无破裂),并妥善安装于无针注射器中
操作前解释、评估	1. 说明操作的目的和必要性,取得配合 2. 评估患者的身心状况及情绪状态 3. 评估患者注射部位皮肤是否良好、近期是否有低血糖及食欲差进食量减少的情况 4. 评估判断患者是否符合属于无针胰岛素注射要求
操作用物准备	医嘱单、洗手液、无菌盘、无针胰岛素注射器、75%乙醇、棉签
核对身份	按照患者身份识别制度进行身份确认
操作流程	1. 洗手、戴口罩 2. 协助患者取合适的体位 3. 选择正确的注射部位 4. 正确用乙醇消毒皮肤,备干棉签 5. 握紧注射器并将药管的头部垂直按压在消毒后的注射部位并用力压紧 6. 食指按下安全锁,用拇指按压注射按钮。当听到清脆的响声,药品已经被注射到体内,注射完毕后仍将药管压紧皮肤并保持注射状态至少 3 秒,然后将注射器移开 7. 观察患者有无局部不适,注射部位皮肤有无异常 8. 再次核对
操作整理	1. 做好告知宣教 2. 用物按医院管理规范要求处理 3. 洗手并记录
健康宣教	告知患者药物注射后的注意事项,做好自我观察,如有不适及时告知
评估效果	观察患者药物注射后血糖波动情况,做好记录

【注意事项】

(1) 在安装药管的时候,不要让任何物品接触药管的头部,避免污染。

(2) 加压是将注射器调整到可注射的状态。

(3) 当听到注射按钮弹起的声音后,不可再继续旋转注射器,否则将导致注射器的损坏。

(4) 插入时一定要将药管插紧并卡在取药接口内,然后适当旋转药瓶确保取药接口的针刺破药瓶的胶塞与药液贯通。

(5) 使用预混合胰岛素,请在吸药前将胰岛素摇匀。在吸取药液时,为了避免吸入空气,尽量使药管竖直向上。

(6) 无针注射器的最大注射剂量为 35 单位(IU),如果在调整剂量时超过了 35 单位(IU),将导致注射器的严重损坏。如果需要注射超过 35 单位,请分 2 次注射,每次注射 35 单位(IU)以下。

(7) 为避免取药排气后药量不足造成重复取药,建议每次取药的剂量应超过注射剂量,使得排气后达到准确的注射剂量。一定要使注射器垂直于皮肤表面,并用力将药管头顶住皮肤,使药管头部与皮肤紧贴。

（8）整个过程要保持腹部肌肉放松状态。为了保护注射器和产生误操作造成的对人的危害，请在注射完毕后不要将药管旋下。在下次使用前更换新的药管。

（9）无针胰岛素注射器安装使用要规范（图3-4-8）。

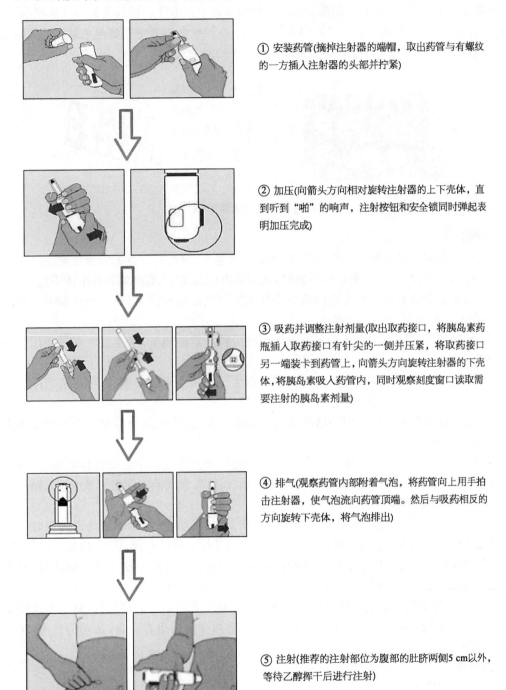

① 安装药管(摘掉注射器的端帽，取出药管与有螺纹的一方插入注射器的头部并拧紧)

② 加压(向箭头方向相对旋转注射器的上下壳体，直到听到"啪"的响声，注射按钮和安全锁同时弹起表明加压完成)

③ 吸药并调整注射剂量(取出取药接口，将胰岛素药瓶插入取药接口有针尖的一侧并压紧，将取药接口另一端装卡到药管上，向箭头方向旋转注射器的下壳体，将胰岛素吸入药管内，同时观察刻度窗口读取需要注射的胰岛素剂量)

④ 排气(观察药管内部附着气泡，将药管向上用手拍击注射器，使气泡流向药管顶端。然后与吸药相反的方向旋转下壳体，将气泡排出)

⑤ 注射(推荐的注射部位为腹部的肚脐两侧5 cm以外，等待乙醇挥干后进行注射)

图 3-4-8 无针胰岛素注射器安装使用流程

四、胰岛素泵

胰岛素泵治疗是采用人工智能控制的胰岛素输入装置,通过持续皮下输注胰岛素模拟生理性胰岛素的分泌模式,从而控制高血糖的一种胰岛素治疗方法。胰岛素泵因其体积小、便于携带、操作简便、易学易用、剂量调节更精确和稳定,在糖尿病患者中得到越来越广泛的应用和推广。现以 MiniMed 泵 712 型举例说明(图 3-4-9)。

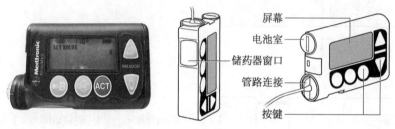

屏幕
电池室
储药器窗口
管路连接
按键

图 3-4-9　胰岛素泵示意图

【目的】

(1) 控制糖尿病患者的高血糖,减少糖尿病患者急性、慢性并发症的发生危险。

(2) 可以更长期平稳、安全地控制血糖,减少低血糖的发生,提高患者的生活质量。

(3) 根据患者的血糖水平灵活地调整餐前大剂量及基础输注量,有效地控制餐后高血糖和黎明现象,降低糖化血红蛋白水平。

(4) 控制体重的增加。胰岛素泵治疗可以减少胰岛素的用量,避免过大剂量使用胰岛素导致的体重增加。

(5) 减少低血糖发生的风险。胰岛素泵模拟生理性胰岛素分泌模式,可以适当减少或调整夜间胰岛素输注的基础量,避免夜间出现低血糖。

(6) 灵活地调整患者运动期间胰岛素的基础输注量,减少因运动后胰岛素敏感性增强而引起的低血糖风险。

(7) 减少胰岛素吸收的变异。多次皮下注射胰岛素治疗采用中长效胰岛素制剂,而该类制剂在同一个体上,吸收率的差异可导致血糖波动;而胰岛素泵治疗使用短效或速效胰岛素制剂,较中长效胰岛素吸收稳定。

(8) 多次皮下注射治疗,注射部位易产生硬结、局部脂肪萎缩,影响胰岛素的吸收。胰岛素泵使用者输注部位基本固定,避免了胰岛素在不同部位吸收的差异,更利于胰岛素的吸收。

(9) 加强糖尿病患者围手术期的血糖控制。术后患者禁食期间给予基础输注量,既有利于控制高血糖,又减少低血糖的发生风险,有利于患者术后恢复。

(10) 提高患者生活质量。胰岛素泵的使用可提高患者对治疗的依从性,减少多次皮下注射来的痛苦和不便。提高患者自我血糖管理能力,增加糖尿病患者进食、运动的自由,减轻糖尿病患者的心理负担。

【适应证】

● 短期适用患者如下:

(1) 1 型糖尿病患者和需要长期强化胰岛素治疗的 2 型糖尿病患者,在住院期间可通过胰岛素泵治疗稳定控制血糖、缩短住院天数,并为优化多次胰岛素注射的方案提供参考。

(2) 需要短期胰岛素治疗控制高血糖的 2 型糖尿病患者。

（3）糖尿病患者的围手术期血糖控制。

（4）应激性高血糖患者的血糖控制。

（5）妊娠糖尿病或糖尿病合并妊娠者。

（6）不宜长期应用胰岛素泵治疗者，如酮症酸中毒、高渗性非酮症性昏迷、伴有严重循环障碍的高血糖者。

● 长期适用患者如下：

（1）血糖波动大，虽采用胰岛素多次皮下注射方案，血糖仍无法得到平稳控制的糖尿病患者。

（2）无感知低血糖者。

（3）频发低血糖者。

（4）黎明现象严重导致血糖总体控制不佳者。

（5）作息时间不规律，不能按时就餐者。

（6）要求提高生活质量者。

（7）胃轻瘫或进食时间长的患者。

（8）不宜短期应用胰岛素泵治疗者。

【禁忌证】

（1）不需要长期胰岛素治疗者。

（2）对皮下输液管过敏者。

（3）不愿长期皮下埋置输液管或不愿长期佩戴泵者。

（4）患者及其家属缺乏胰岛素泵使用相关知识，接受培训后仍无法正确掌握如何使用胰岛素泵者。

（5）有严重的心理障碍或精神异常者。

（6）无监护人的年幼或年长患者，以及生活无法自理者。

【操作前准备】

（1）用物准备：医嘱单、洗手液、胰岛素泵、短效胰岛素或超短效胰岛素类似物、助针器、储药器和输注管路、乙醇（酒精）棉签及胶布、透明贴膜（5.3 cm×7 cm）。

（2）环境准备：病室环境安静、整洁，光线充足，关闭门窗（或拉窗帘），请无关人员回避，注意保护患者隐私。

（3）医护人员准备：仪表端庄、服装整洁，洗手、戴口罩。

（4）患者准备：评估患者注射部位皮肤状态，是否符合注射要求，了解患者的身体状况、选择合适的安装时间（准备就餐前注射餐前大剂量时）及注射部位（避开系腰带部位）。

【操作流程】 见表3-4-4。

表3-4-4 胰岛素泵操作流程

流　　程	说　　明
操作前准备	环境安静、整洁，操作者衣帽整洁，手消毒，患者身着轻便衣服，置入泵部位无异常
操作前解释、评估	1. 说明操作的目的和必要性，取得配合 2. 评估患者的身心状况及情绪状态 3. 评估患者注射部位皮肤是否良好、近期是否有低血糖及食欲差进食量减少的情况 4. 评估判断患者是否符合属于胰岛素泵注射要求

(续表)

流　程	说　明
操作用物准备	胰岛素泵、短效胰岛素或超短效胰岛素类似物、助针器、储药器和输注管路、乙醇（酒精）棉签及胶布、透明贴膜（5.3 cm×7 cm）
核对身份	按照患者身份识别制度进行身份确认
操作流程	1. 洗手、戴口罩 2. 评估选择置针部位，一般选择腹部，此处胰岛素的吸收比较稳定，避开脐周5 cm内区域、硬结、瘢痕处、毛发较多处、皮带下或其他容易被衣服摩擦诱发感染的部位。也可以选择上、下肢脂肪组织较厚，且不影响患者活动的部位。另外，置管部位避开监测血压部位，以免袖带反复充气影响胰岛素吸收。不要选择运动及锻炼伸拉的部位，避免运动时皮下软管刺破毛细血管引起出血，小血块堵塞皮下软管 3. 向患者做好解释工作，取得配合 4. 按无菌操作原则将储药器充液。将胰岛素提前 2～6 小时置于室温（约 25 ℃）下，避免因胰岛素遇热产生气泡，造成剂量不准或阻塞输注装置 5. 泵马达复位 6. 安装储药器 7. 泵充盈 8. 清除泵内设置 9. 遵医嘱设置基础率 10. 置针（图 3 - 4 - 10），患者取平卧位或坐位，选择脐部两侧为穿刺点。消毒皮肤，将软管置式插头放置于持针器上，左手捏紧皮肤，右手持针，按下开关，针头即快速刺入皮下，拔除针芯，用贴膜固定 11. 激活胰岛素泵，观察运行情况 12. 检查胰岛素泵穿刺部位皮肤情况，查看有无红肿、硬结，管路是否通畅，有无赌塞、折叠 13. 再次核对
操作整理	1. 妥善放置胰岛素泵 2. 洗手并记录
健康宣教	告知患者置入胰岛素泵的注意事项，做好自我观察，如有不适及时告知
评估效果	观察患者置入胰岛素泵期间的血糖波动情况，做好记录

【注意事项】

（1）胰岛素泵必须保持处于良好备用状态，定期检测。

（2）合理胰岛素浓度：胰岛素泵治疗使用的胰岛素是短效胰岛素或超短效胰岛素类似物，不能使用中、长效鱼精蛋白锌胰岛素或超长效胰岛素类似物。胰岛素的浓度是100 U/mL，与人胰岛素笔芯的浓度相同，普通瓶装胰岛素的浓度是 40 U/mL，不能用于胰岛素泵。

（3）置泵时间：安装胰岛素泵最好选择在患者需要注射餐前大剂量时，安装后马上输注大剂量胰岛素，可避免埋针时针尖刺破毛细血管引起出血，小血块堵塞皮下软管。

（4）导管护理：置泵后妥善固定导管，防止管道的过度扭曲、折叠、脱出。长期带泵者约3～5 天（冬天可延长至 5～7 天）更换一次注射部位及导管，更换时严格无菌操作，预防皮肤感染。新充注部位与原充注部位应相隔 2～3 cm 以上。充注软管皮下保留 3～5 天后，连同旧装置一起拔除丢弃。

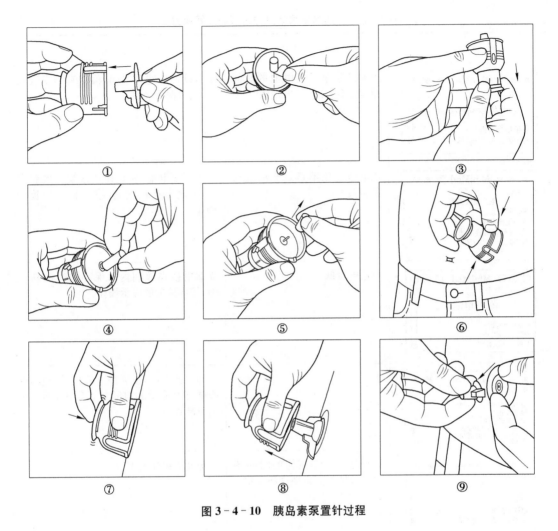

图 3-4-10　胰岛素泵置针过程

（5）皮肤护理：每天检查置管处皮肤情况，如果有红肿、水疱、硬结及贴膜过敏现象，应立即更换储药器、连接管及输注部位，并注意轻轻将原穿刺点里面的组织液挤出，以 75% 乙醇消毒后涂红霉素软膏加以保护。

（6）严密监测血糖：置泵后须严密监测末梢血糖，每天 7 次（三餐前、三餐后 2 小时、睡前），必要时加测凌晨 3:00 血糖，为医生调整胰岛素用量提供依据。注意及时发现高血糖和低血糖反应，并遵医嘱做相应处理。

（7）置泵后避免剧烈运动，防止针头滑出。沐浴或游泳时可使用快速分离器处理胰岛素泵，但不应＞1 小时，沐浴完毕应立即装上。高温和撞击可损坏胰岛素泵的电子设备，不应将泵置于气温高于 45 ℃或低于 0 ℃的环境中，防止胰岛素失效。特殊检查时应注意避免将胰岛素泵直接置于 X 线下，如患者需行 CT、磁共振成像及其他放射性检查时，应使用快速分离器将泵取下，检查结束后再接上。

（8）熟悉泵常见警报原因，掌握报警处理方法（表 3-4-5）。

（9）加强胰岛素泵患者及家属心理护理及泵的健康教育，使血糖控制稳定，减少并发症的发生，提高患者生活质量。

表 3-4-5　胰岛素泵常见报警原因及解决方案

屏幕显示	报警原因	解决方案
⊙⊙⊙ MiniMed ⊙⊙⊙ 12:00 更换电池超过时限 更换电池太慢 按ESC，ACT键清除	当胰岛素泵拆下电池的时间超过5分钟时，将出现该警报	重新设置日期和时间,检查基础率等设置,需要时重新设置
⊙⊙⊙ MiniMed ⊙⊙⊙ 8:35A 电池测试失败 输注停止 现在更换电池 使用1AAA碱性电池 按ESC，ACT键清除	如电池电压不足就会出现这条警报	必须更换电池,应该使在效期内的新电池,电池保存在室温,按屏幕上的提示操作
○○○ MiniMed ○○○ 10:00A 低量电池 请立即更换电池 使用1AAA碱性电池 按ESC，ACT键清除	电池电量低	立即更换在效期内的保存适当的新电池,按屏幕上的提示操作
⊙⊙⊙ MiniMed ⊙⊙⊙ 04:42A 电池没电 电池寿命已尽 输注停止 现在更换电池 使用1AAA碱性电池 按ESC，ACT键清除	电源耗尽	立即更换电池,按屏幕上的提示操作,检查屏幕上显示的时间是否正确,不正确需重新设定
⊙⊙⊙ MiniMed ⊙⊙⊙ 10:05A 按键错误 按键 超过3分钟 按ESC，ACT键清除	持续按住一个按钮的时间超过3分钟就会出现这条警报	避免此类操作发生
⊙⊙⊙ MiniMed ⊙⊙⊙ 8:36A 检测设置 输注停止重新设置泵 按ESC，ACT键清除	设置故障	必须检查并重新设置胰岛素泵(包括日期与时间)
⊙⊙⊙ MiniMed ⊙⊙⊙ 3:36P 注射器空 输注停止 更换注射器 按ESC，ACT键清除	储药器内无胰岛素	立即更换储药器
⊙⊙⊙ MiniMed ⊙⊙⊙ 4:36P 无注射器 输注停止 更换输注器 按ESC，ACT键清除	储药器插入不正确,或没有插入储药器	重新检查储药器安装情况

（续表）

屏 幕 显 示	报 警 原 因	解 决 方 案
◉ ◉ ◉ MiniMed ◉ ◉ ◉ 8:35A **大剂量输注停止** 电池帽松动? 泵被跌过或被碰过? 测查大剂量历史 如需要请您重新设置大剂量 按ESC，ACT键清除	1. 电池盖松开 2. 胰岛素泵掉落或受到碰撞时 3. 胰岛素泵受到静电冲击	1. 如果胰岛素泵掉落，则目视检查是否损坏 2. 查看大剂量历史，需要时重新设置剩余大剂量输注
◉ ◉ ◉ MiniMed ◉ ◉ ◉ 3:25P **最大量输注** 超过1小时最大输注量 检测血糖 按ESC，ACT键清除	已经输注的胰岛素量超过了使用大剂量输注最大剂量和最大基础率计算出的基值时，就会出现这条警报	检查胰岛素泵，检测血糖，必要时重新设置
◉ ◉ ◉ MiniMed ◉ ◉ ◉ 11:17A **无输注** 输注停止 更换全套管路 检测血糖 请见用户手册 诊断与处理故障 按ESC，ACT键清除	1. 胰岛素输注停止 2. 当胰岛素泵检查到管路阻塞时就会出现这条警报	1. 检查血糖，必要时皮下注射胰岛素 2. 检查注射器内是否有胰岛素，输液管是否扭结 3. 如管路扭结，排除，按ESC和ACT清除警报。屏幕将显示2个选项：恢复输注和马达复位，选择恢复 4. 如胰岛素用尽，则按动ESC和ACT清除警报，选择马达复位，更换注射器和输注管路 5. 排除了上述问题后反复报警，需进行分段检测
◉ ◉ ◉ MiniMed ◉ ◉ ◉ 12:05A **马达错误** 输注停止 断开管路 按ESC，ACT键清除	1. 马达复位过程中按动ESC键 2. 充盈时暂停 3. 胰岛素泵被摔或碰撞 4. 管路连接问题 5. 胰岛素泵被暴露在强磁场中	通过马达位移测试且为以下情况时暂不需退回服务部检测：① 取消报警，重新马达复位，不再出现"马达错误"；② 能通过自检且"马达错误"报警在30天内未超过1次；③ 更换储药器及输注管路并正确连接，手动充盈后给5 U定量充盈，未再出现"马达错误"报警。如不为以上情况，需退回服务部检测

第二节　血 糖 监 测 术

　　血糖监测是糖尿病管理中的重要组成部分，其结果有助于评估糖尿病患者糖代谢紊乱的程度，有助于制订合理的降糖方案，也可以反映降糖治疗效果并作为治疗方案调整的重要依据。目前临床上常用的血糖监测方法主要有血糖仪进行的毛细血管血糖监测、动态血糖监测、糖化血红蛋白和糖化血清白蛋白。糖化血红蛋白和糖化血清白蛋白需在临床实验室检测，其余2项均可由医护人员及患者自行检测。目前临床上糖尿病患者广泛应用的血糖监测技术为末梢血糖监测技术。

一、末梢血糖监测技术

　　末梢血糖监测是目前临床及家庭使用最为广泛的血糖检测手段。通过仪器监测，糖尿病患

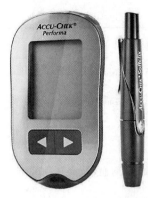

图 3 - 4 - 11 便携式血糖仪

者能够及时了解血糖指标。末梢血糖监测常用的仪器是便携式血糖仪,其形状小巧、操作简单、出结果快速、携带方便(图 3 - 4 - 11)。其主要功能是通过一定的化学反应将血液中的葡萄糖转化成可测量的物质,最终将测量结果显示在仪器屏幕上供人们识读。

【目的】

(1)及时反映血糖波动情况及控制水平,帮助患者随时发现问题,及时到医院就医。

(2)反映饮食控制、运动治疗和药物治疗的结果,对调整治疗方案提供依据,改善治疗状况。

(3)血糖监测及时可以降低糖尿病患者低血糖及其他并发症的风险。

(4)控制好血糖,提高生活质量,改善患者身体状况。

【适应证】

(1)适用于所有人群,尤其是血糖异常者。

(2)适用于糖尿病危重症者,需及时了解血糖指标者。

【禁忌证】

(1)肢体末梢循环严重不良者。

(2)有严重的心理障碍或精神异常者。

【操作前准备】

(1)用物准备:医嘱单、血糖仪、采血针、血糖试纸、75%乙醇棉球、无菌棉签、记录单、笔、快速手消毒液、锐器盒。

(2)环境准备:病室环境安静、整洁,光线充足、安全。

(3)医护人员准备:仪表端庄,服装整洁,洗手、戴口罩。

(4)患者准备:评估患者采血部位血运情况,了解患者的身体状况,查看皮肤有无红肿、破损、硬结、瘢痕,是否清洁,评估进餐时间情况,符合空腹或餐后2小时血糖测定的要求。

【操作流程】 见表 3 - 4 - 6。

表 3 - 4 - 6 便携式血糖仪使用操作流程

流　　程	说　　明
操作前准备	操作环境安静、整洁,操作者衣帽整洁,手消毒,患者处于安静状态、血糖仪性能良好
操作前解释、评估	1. 说明操作的目的和必要性,取得患者配合 2. 评估患者意识状态、自理能力及配合程度 3. 评估患者采血部位皮肤是否良好,是否清洁,必要时给予协助 4. 判断患者是否符合属于末梢血监测要求
用物准备	医嘱单、血糖仪、采血针、血糖试纸、75%乙醇棉球、无菌棉签、记录单、笔、快速手消毒液
身份识别	按照身份识别制度进行患者身份确认
操作流程	1. 洗手,戴口罩,向患者做好解释工作,取得配合 2. 携带用物至床旁,核对患者身份信息,确定患者是否符合空腹或餐后2小时血糖测定的要求,评估皮肤情况,必要时协助患者做好皮肤清洁,按摩指尖 3. 血糖仪开机,仔细检查屏幕所有显示的符号,核对代码,血糖仪代码必须与试纸代码相符

（续表）

流　　程	说　　明
操作流程	4. 取出试纸,避免用手触摸试纸吸测试孔,并查看试纸有无受潮或污染,正面朝上插入仪器 5. 采血手臂下垂 10～15 秒 6. 以乙醇棉球消毒预采血手指,待干 7. 按无菌原则采血,将采血针紧靠指尖一侧刺入,将血滴入试纸测试孔,以干棉签轻压采血处 1～2 分钟 8. 待仪器显示测试值,记录测试结果 9. 取出试纸并丢弃,关闭血糖仪 10. 再次核对患者身份信息,告知患者及家属血糖数,患者取舒适体位
操作整理	1. 污试纸丢入感染性医疗废物垃圾中 2. 采血针弃入锐器盒里 3. 洗手,将血糖结果记录在血糖记录单上
健康宣教	告知患者末梢血糖监测的注意事项,注意更换指尖采血部位,做好自我观察记录,如有不适及时告知
评估效果	查看患者末梢血糖变化趋势,及时发现高血糖及低血糖,并做好相关处理

【注意事项】

（1）测血糖前,血糖仪上的号码与试纸号码必须一致,血糖试纸要在有效期内。

（2）血糖试纸勿暴露空气中过久,以免氧化或污染。

（3）测试之前保持患者情况稳定,避免紧张情绪引起血糖值。

（4）避免用力挤血和过分按摩,因为用力挤血时会挤出较多的组织液而将血液稀释,导致所测值假性偏低。

（5）为输液患者测定血糖时,选择未输液肢体,保证血糖值的准确性。

（6）采血时要注意无菌操作,并做到"一人一针一丢弃"。

（7）血糖仪及试纸要妥善放置,试纸使用后要立即盖紧盖子,避免受潮,影响检测值。

（8）熟练掌握血糖仪操作方法(图 3-4-12)及常见报警处理(表 3-4-7),操作要规范。

表 3-4-7　便携式血糖仪常见报警原因及解决方案

屏幕显示	报　警　原　因	解　决　方　案
E1	试纸损坏	拔出试纸后重新插入,如果试纸损坏则要进行更换。如果此信息重复出现,联系血糖仪厂家客服中心
E2	密码牌有误	关闭血糖仪后插入新的密码牌。如果问题仍未解决,联系血糖仪厂家客服中心
E3	检测中发生错误	丢弃试纸后重复测试
E4	试纸吸入血液或质控液样本量不足或检测启动后滴加样本	丢弃试纸后重复测试
E5	密码牌来自过期试纸	确认血糖仪预设的时间和日期正确
E6	出现滴血符号前,已经在试纸上滴加了血液或质控液	丢弃试纸后重复测试

（续表）

屏幕显示	报 警 原 因	解 决 方 案
E7	发生电子错误	重新启动血糖仪,或取出电池数秒后重新插入。进行血糖或质控检测。如仍有问题,联系血糖仪厂家客服中心
E8	环境问题低于或超过血糖仪的适当工作温度(6~44 ℃)	请移至温度为6~44 ℃的环境中,等待5分钟后重新检测,不要自行加热或冷却血糖仪
E9	电池电量即将耗尽	更换电池
E7	时间和日期的设置可能有误	请确认已设置为正确的时间和日期,必要时调节

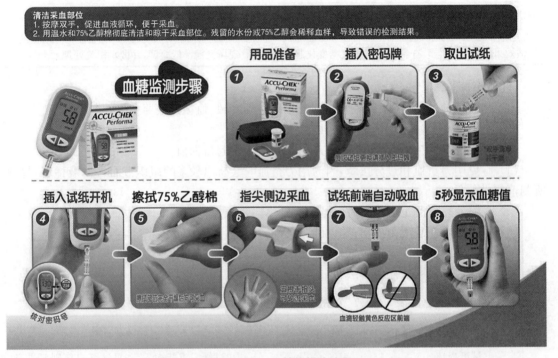

图 3-4-12　血糖仪操作流程

二、扫描式的葡萄糖监测技术

现在临床上还有一种扫描式的葡萄糖监测系统,其包括 2 个部分:扫描检测仪和传感器(图 3-4-13)。该系统俗称"瞬感",是指一种简单便捷的监测方式,不同于传统的血糖检测,其独特之处在于用扫描检测仪轻松扫描传感器即可得出葡萄糖数值。其原理是通过葡萄糖感应器监测皮下组织间液的葡萄糖浓度从而反映血糖水平的一种监测技术(图 3-4-14)。

"瞬感"可直观地发现血糖状况和饮食、运动、胰岛素的关系,使患者更好地做好自我管理;也可直观地发现患者恢复规律作息后的血糖是否稳定,使患者了解影响血糖变化的具体因素、改善生活习惯。其有以下优点。

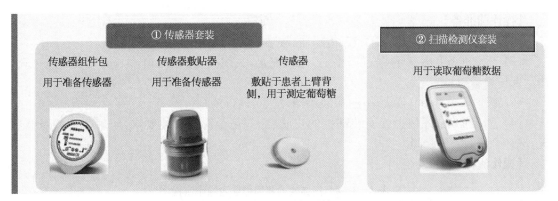

图 3-4-13 瞬感系统示意图

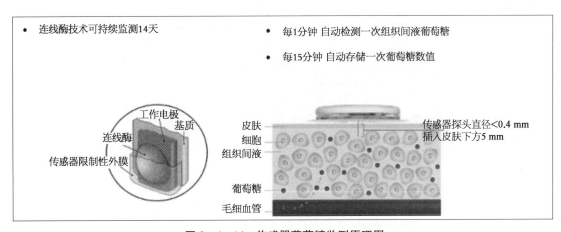

图 3-4-14 传感器葡萄糖监测原理图

（1）测血糖不用从手指取血，通过佩戴传感器，任意时间通过扫描，即可测出血糖值。传感器且为防水设计，不受洗澡、游泳影响，均可佩戴。

（2）可以提供连续、全面、可靠的 24 小时血糖情况，每 15 分钟生成一个报告，并能连续监测 14 天。

（3）连续显示血糖变化，通过全面的血糖信息，医生可以更加精准、有效地调整治疗方案。

（4）有利于观察血糖波动并及时发现不易被传统监测方法检出的高血糖和隐匿性低血糖。

【目的】

（1）全面反映血糖波动情况及控制水平。

（2）减少患者其他监测仪针刺操作时产生的疼痛感。

（3）实时监控、全程评估患者的病情变化。

【适应证】

（1）用于 18 岁以上成人组织间液中葡萄糖水平，不适用于儿童。

（2）适用于对疼痛较敏感者。

【禁忌证】

（1）文化程度低、接受仪器培训后仍无法正确掌握如何使用的患者。

（2）有严重的心理障碍或精神异常者。

（3）从事剧烈运动的患者。

【操作前准备】

（1）用物准备：医嘱单、洗手液、传感器、敷贴器、扫描仪、乙醇（酒精）棉签。

（2）环境准备：病室环境安静、整洁，光线充足，关闭门窗（或拉窗帘），请无关人员回避，注意保护患者隐私。

（3）医护人员准备：仪表端庄、服装整洁，洗手、戴口罩。

（4）患者准备：评估患者安装部位的皮肤状态，是否符合安装要求，了解患者的身体状况，选择合适的安装时间。

【操作流程】　见表 3-4-8。

表 3-4-8　扫描式的葡萄糖监测操作流程

流　程	说　明
操作前准备	环境安静、整洁，操作者衣帽整洁，手消毒，患者身着轻便衣服，置入泵部位无异常
操作前解释、评估	1. 说明操作的目的和必要性，取得配合 2. 评估患者的身心状况及情绪状态 3. 评估患者安装部位的皮肤是否良好 4. 判断患者是否符合属于安装要求
用物准备	医嘱单、洗手液、传感器、敷贴器、扫描仪、乙醇（酒精）棉签
身份识别	按照身份识别制度进行患者身份确认
操作流程	1. 洗手，戴口罩，向患者做好解释工作，取得配合 2. 准备好传感器与敷贴器，两者按要求对齐，听到"咔哒"声后，按压提起传感器敷贴器，准备就绪 3. 用乙醇消毒安装处皮肤（建议大臂后部），待干后将传感器敷贴器对准敷贴部位，用力按下敷贴传感器，轻轻移开 4. 设置扫描检测仪（时间、日期、目标葡萄糖范围） 5. 激活传感器（用扫描仪靠近传感器，60分钟后可使用） 6. 检测葡萄糖（扫描仪靠近传感器，显示葡萄糖读数） 7. 检查传感器安装部位皮肤情况 8. 再次核对患者身份
操作整理	1. 妥善放置扫描仪 2. 洗手并记录
健康宣教	告知患者瞬感血糖检测仪的注意事项，做好自我观察记录，如有不适及时告知
评估效果	查看每天葡萄糖图表，观察血糖变化趋势

【注意事项】

（1）传感器敷贴部位选择时避免瘢痕、硬结等异常皮肤部位。

（2）安装传感器部位乙醇消毒要待干后再安装。

（3）传感器具有抗水性能，但浸入水中不要超过 30 分钟。扫描仪不具有抗水性，不能浸入水中。

（4）传感器不可佩戴超过 14 天。

（5）避免大幅度活动戴传感器的手臂，以免传感器松动。

（6）传感器与相关配件储存温度为 4~25 ℃，扫描检测仪为 -20~60 ℃。

（7）正确安装瞬感传感器血糖监测系统（图 3-4-15）。

（8）传感器第 1 次使用时需激活，正确检测葡萄糖（图 3-4-16、图 3-4-17）。

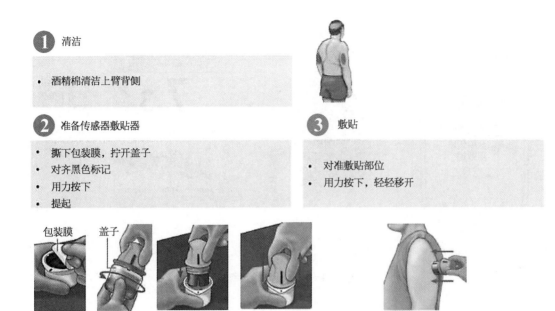

图 3 - 4 - 15　传感器安装流程

传感器第1次使用需用扫描仪激活，60分钟后可正常使用

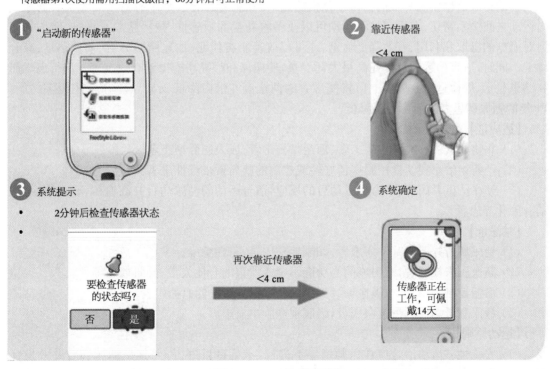

图 3 - 4 - 16　传感器激活

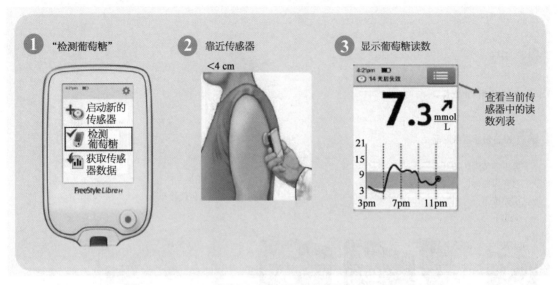

图 3 - 4 - 17 检测葡萄糖

第三节 运动疗法

运动疗法是糖尿病有效的治疗干预措施之一,在患者综合管理中有着重要意义。糖尿病与运动之间关系密切,有研究显示运动可以改善胰岛素的敏感性、减轻胰岛素抵抗,能增加肌肉对血糖的摄取和利用、有效降低血糖,还可以改善脂类代谢、加速脂肪分解、消耗热量、减轻体重。同时,适宜的运动可以提高最大耗氧量,使循环和呼吸功能得到有效改善。流行病学研究结果显示,规律运动 8 周以上可将使患者的糖化血红蛋白降低 0.66%,坚持规律运动 12~14 年的糖尿病患者病死率显著降低。

【适应证】

(1) 非胰岛素依赖性糖尿病患者、糖耐量异常者、成人肥胖型患者。

(2) 经药物治疗和饮食控制病情好转或控制的胰岛素依赖性患者。

(3) 经评估患者病情、耐力和运动后的反应,适合运动的糖尿病合并高血压、心血管疾病、动脉硬化等患者。

【禁忌证】

(1) 糖尿病合并严重并发症患者,如酮症酸中毒、急性感染。

(2) 高血压未控制者,有明显的心功能不全或严重的心律失常、心肌梗死等。

(3) 血糖控制不稳定,空腹血糖>16.7 mmol/L 及频发低血糖患者。

(4) 糖尿病肾病伴大量蛋白尿者,眼底视网膜出血患者。

【运动原则】

(1) 安全性:运动治疗应在医师指导下进行,不可盲目进行,尤其是糖尿病合并并发症者,在运动前要进行身体状况评估,特别是心肺功能和运动功能的医学评估(如运动负荷试验等)。空腹血糖>16.7 mmol/L,反复低血糖或血糖波动较大,有酮症酸中毒等急性代谢并发症、合并急性感染、增殖性视网膜病变、严重肾脏疾病、严重心脑血管疾病(不稳定型心绞痛、严重心律失常、一过性脑缺血发作)等情况下禁忌运动,病情控制稳定后方可逐步恢复运动。

(2) 科学性、有效性:选择合适的有氧运动,可安排每周运动 5 天,每次 30 分钟,中等强度(50%~70%最大心率,运动时有点用力,心跳和呼吸加快但不急促)。研究发现即使 1 次进行短时的体育运动(如 10 分钟),累计每天 30 分钟,也是有益的。运动间隔时间不超过 3 天,时间以餐后 1~3 小时为宜。评估无禁忌证时,每周最好进行 2~3 次抗阻运动(2 次锻炼间隔≥48 小时)、锻炼肌肉力量和耐力。锻炼部位应包括上肢、下肢、躯干等主要肌肉群,训练强度为中等。联合进行抗阻运动和有氧运动可获得更大程度的代谢改善。

(3) 个体化:运动项目要与患者的年龄、病情及身体承受能力相适应,并定期评估,适时调整运动计划。记录运动日记,有助于提升运动依从性。运动前后要加强血糖监测,运动量大或激烈运动时应建议患者临时调整饮食及药物治疗方案,以免发生低血糖。

(4) 主动性:自主养成健康的生活习惯,增加日常身体活动,减少静坐时间,将有益的体育运动融入日常生活中,成为生活中有意义的一种生活方式。

【运动评估】　运动虽然对糖尿病患者来说有很多益处,但要视患者的具体情况决定是否运动,也要保证患者的安全性,因此要做好个体化评估,具体要做好以下几个方面。

(1) 医学体格评估:了解患者既往史,通过具体医学手段检查,做到各系统并发症系统评估,包括心电负荷试验。

(2) 日常运动状态:患者日常生活起居习惯,有无喜爱的运动方式,是否做到规律运动,持续的时间及频次。

(3) 运动基础状况:对运动的认识,参加体力活动的态度,既往体力活动的水平和耐受能力及机体运动后的反应。

(4) 社区运动可行性:了解患者社区环境、家庭支持、个人时间、经济水平等状况及存在的障碍。

【运动处方】

1. 运动强度监测

(1) 目标心率=储备心率×训练强度+安静心率;最大心率=220-年龄(女)/205-年龄(男性);储备心率=最大心率-静态心率。

(2) 最大耗氧量(VO_2max):在最大运动情况下,心率和摄氧量呈线性相关。

(3) 主观体力感觉(RPE):RPE<12(轻度),40%~59%最大心率;RPE≤12~13(中度),60%~74%最大心率;RPE≤14~16(重度),75%~90%最大心率。

2. 运动强度简易检测计算法

(1) 运动量=摄入热量+减肥消耗热量-日常生活消耗热量。

(2) 运动量=运动强度×持续时间。

(3) 最佳运动强度为每分钟心率=170-年龄。

3. 运动项目　在消耗相同热能时,运动的强度、时间都是不同的。表 3-4-9 为每种运动在相应时间内锻炼,平均消耗约 80 kcal 热量。随着运动时间的延长,所消耗的热能会逐渐增加。

表 3-4-9　消耗相同热量时的运动项目及时间

运动强度	运动时间(分钟)	运　动　项　目
最低	30	散步、家务、购物、太极拳
低	20	交谊舞、下楼梯、平地骑车、打桌球
中等	10	慢跑、溜冰、广播操、上楼梯、打羽毛球、划船
高	5	跳绳、举重、游泳、打篮球

4. 合适的运动方案　合适的运动对糖尿病患者来说才能达到最理想的效果,要根据以下几个方面来选择。

(1) 运动方式:在机体可承受的情况下,采用大肌肉群完成间歇或持续的有氧运动最有效,主要包括步行、慢跑、快跑、游泳、爬楼梯、骑自行车。

(2) 频率:合理的运动频率是每周 3～5 次,如果每周训练大于 5 次,VO_2max 的提高会达到平台期,运动损伤的发生率会显著增加。

(3) 强度:对于有氧运动来说,合理的强度是 50%～70% VO_2max,若身体状况欠佳,应从 40%～50% VO_2max 开始。

(4) 持久力:目前推荐 20～60 分钟的有氧运动,不包括热身和运动结束后的整理活动,若耐力运动超过 45 分钟会增加关节损伤的发生率。

5. 运动方案的调整

(1) 由轻到重:在耐力性运动的起始阶段,运动强度可以从 50% VO_2max 开始,1 周后增加至 60%,6 周后可逐渐增至 70%～80%。

(2) 由少到多:耐力运动时运动时间控制在 10～15 分钟,待身体适应后,建议将运动时间延长到每次 30 分钟及以上,以达到推荐到能量消耗标准。

(3) 由稀到繁:如果运动强度小,持续时间短,可以从 1 天 1 次逐步增加到多次,如果达到了中到较大强度的运动而且持续时间至少 30 分钟,推荐 1 天 1 次,至少每周 3 次,并逐渐增加至每周 5 次或每天 1 次。

(4) 适度恢复:患者进行强度过大、时间过长的耐力运动后易发生疲劳、肌肉酸痛,因此应给予适当的休息。

(5) 周期性调整:通常 3～6 个月训练后患者对同样的运动强度会产生适应,需要重新调整运动方案,逐渐增加负荷量。

6. 糖尿病合并并发症的运动安排

(1) 糖尿病合并高血压的患者:运动强度应选择低至中等,避免高强度运动,运动频次＞4 次/周、每天 1 次,运动时间≥30 分钟,或 1 天中运动时间累计 30 分钟。

(2) 糖尿病合并冠心病的患者:运动强度采用低强度,具体要视病情个体化,运动频率为每周 3～4 次,运动时间一般每次 20～45 分钟,最长不超过 1 小时。

(3) 糖尿病并发糖尿病足的患者:可进行上肢锻炼,行等长收缩训练或上肢渐进抗阻训练,注意循序渐进,可每天 1 次,运动时间≥30 分钟。

(4) 糖尿病合并下肢动脉硬化的患者:以中等强度运动为主,可每天 1 次,运动时间≥30 分钟。

(5) 糖尿病合并肾病的患者:从低强度、低运动量开始,以中、轻强度为主,运动频率每周

2～3 次,运动时间一般每次 20～45 分钟。

(6) 糖尿病合并视网膜病变的患者:要进行眼科筛查,并在监督下运动,存在增殖性视网膜病变时禁忌大强度的有氧运动或力量训练。

(7) 糖尿病合并 COPD 的患者:监督下运动,尽可能行心电图负荷试验,运动强度中等,采用间歇式运动方式,运动休息交替,每次 20～30 分钟,每周 2～5 次。

7. 运动日记(表 3-4-10)　糖尿病患者在日常运动活动中可根据身体状况及运动情况做好记录,以便于找出更适合自己的运动方案。

表 3-4-10　运动日记

姓名:　　　　　　　性别:　　　　　　　年龄:

日期	运动时机-哪餐后	饮食内容	用药情况	运动方式	持续时间	运动前/后血压	运动前/后血糖	运动前/后心率	运动中的感觉

8. 针对不适宜跑、跳或爬等运动的糖尿病患者的运动方式

(1) 扩胸运动:立正,双臂胸前弯曲、掌心向下,双臂经前向后振动,还原立正姿势。共做 8 次。

(2) 振臂运动:立正,左臂上举,同时右臂向后摆动;左臂经前向下,向后摆动,同时右臂经前向上举。如此上下振臂 16～20 次。

(3) 踢腿运动:立正,双手叉腰。左脚前踢,与躯干约成 90°角,左腿还原。右腿前踢,与躯干约成 90°角,右腿还原。左右腿交替踢腿 16～20 次。

(4) 体侧运动:立正,左脚侧出一步、脚尖点地,同时两臂侧举。左臂弯曲至背后,前臂贴于腰际;同时右臂上举,身体向左侧屈 2 次,还原。出右脚,换相反方向做相同动作。共做 8 次。

(5) 腹背运动:立正,双臂经体前上举、掌心向前,抬头体后屈。体前屈,手指尽量触地。躯干伸直,出膝半蹲,同时双臂前举、掌心向下。腿伸直,双臂还原直立。连续做 16～20 次。

(6) 原地跳跃:立正,双脚跳开立。同时双臂侧举;双脚跳开立,同时双手叉腰。连续跳 20～30 次。

(7) 原地踏步:双臂自然放松,随踏步做前后摆动。连续踏步 30 次左右。

第四节　饮食疗法

饮食治疗,即医学营养疗法,又称合理饮食(rational diet)或平衡饮食(balanced diet),指全面达到营养供给量的饮食。包括"量"和"质"两个方面的概念。饮食治疗的"量"也就是控制饮食摄入的总热量,保证患者每天从饮食中得到的热量达到生理需要量,以保持标准体重。饮食治疗的"质"即达到合理营养的饮食结构,既保证患者得到生理需要的各种营养素,又保持它们之间的平衡。营养素的平衡,尽量使患者的尿糖、血糖及血脂达到或接近正常值。饮食治疗

是糖尿病患者的基础,是糖尿病自然病程中任何阶段预防和控制糖尿病必不可少的措施。需要药物治疗的糖尿病患者,如果忽视饮食治疗,即使药物治疗也难奏效。

【目的】

(1) 减轻胰岛 β 细胞的负担。

(2) 纠正代谢紊乱。

(3) 维持健康及正常体重,增加抵抗力,维持日常生活活动。

(4) 预防和治疗急慢性并发症。

(5) 改善机体营养状态,有利于消耗性疾病恢复。

【适应证】　适用于各型糖尿病患者。

【治疗原则】

(1) 控制总入量:凡是产生热量的物质,都应计入一天的进食总量中。

(2) 饮食结构合理:指碳水化合物、蛋白质及脂肪摄入比例合理。其中碳水化合物的摄入热量占总热量的 55%～65%,蛋白质的摄入热量占总热量的 10%～15%,脂肪的摄入热量占总热量的 20%～30%。

(3) 少食多餐,定时定量进餐:碳水化合物、脂肪、蛋白质均匀地分布在三餐当中,而且做到一个定时定量。早餐可以占全天总热量的 1/5,午餐和晚餐各占全天总热量的 2/5;另外一种比例是,早餐、午餐、晚餐各占 1/3,达到每天的营养合理分配。病情稳定的糖尿病患者至少保证一日三餐,血糖波动大、易出现低血糖的糖尿病患者就需要适当加餐,每天进餐 5～6 次,同等重量的食物分成 6 份,每一份的压力自然就小了,既保证了一天总摄入量,又不让一餐摄入过多,使血糖升高。

(4) 主食粗细搭配、副食荤素搭配,不挑食、不偏食:粮食在经过加工后,往往会损失一些营养素,特别是膳食纤维、维生素和矿物质,搭配可以补充细粮的补足。粗细搭配有利于合理摄取营养素,"粗细搭配"要适当多吃一些传统上的粗粮,即大米、小麦面粉以外的谷类及杂豆,适当增加一些加工精度低的米面或全谷类食品。不同种类食物蛋白质的限制性氨基酸不同,搭配可以互补,提高食物蛋白质的营养价值。

【控制热量】　热量由 3 种产热营养素所提供。3 种营养素所提供的热量比例一般为碳水化合物 60%～65%、脂肪 20%～25%、蛋白质 12%～15%。由于这 3 种营养物质在各种食物的含量不同,所以不同的食品提供的热量也不同。热量来源主要有以下几个方面。

(1) 碳水化合物摄入:在合理控制碳水化合物能改善葡萄糖耐量,提高胰岛素的敏感性,而不增加胰岛素的需要量。另外,碳水化合物是构成身体组织的一种重要物质,如肝糖原及肌肉糖原、体内的糖蛋白、核蛋白、糖脂等。人体如摄入碳水化合物不足,体内供能则需动用脂肪和蛋白质,一旦体内脂肪分解、酮体产生增多,则可引起酮症酸中毒。

(2) 脂肪摄入:为防止或延缓糖尿病的心脑血管并发症,必须限制脂肪摄入。目前主张脂肪所供热能应占总热量的 20%～25%。宜用不饱和脂肪酸,限制饱和脂肪酸的摄入。肥胖伴血脂蛋白增高者或有冠心病等动脉粥样硬化者,脂肪摄入量宜控制在总热量的 30% 以下。

(3) 蛋白质适量摄入:糖尿病患者由于体内糖异生旺盛,蛋白质消耗量大,故应保证蛋白质摄入。糖尿病患者的蛋白质供给量与正常人相似,具体根据机体需要酌情增减,成年人每天 1 g/kg。目前主张蛋白质所供热量占总热量的 12%～15%。儿童、孕妇、乳母、营养不良及消耗性疾病者,可酌情增加至 20%。发生糖尿病肾病时,因尿中蛋白质丢失较多,在肾功能允许的条件下酌情增加蛋白质摄入。但在氮质血症及尿毒症期须减少蛋白质摄入。一般每天摄入量不超过 30～40 g。每天摄入蛋白质尽可能保证有 1/3 来自动物类食物,因其含有丰富的必需氨基酸可保证人体营养中蛋白质代谢的需要。

【热量计算方法】

每项生命活动都必须消耗热能,但由于每例患者的自身情况不同,糖尿病患者的饮食需个体化。在计算食物的热量之前,首先要弄清楚不同的个体每天所需要的热量。

一、"三部曲"计算每日总热量

(1) 标准体重:标准体重(kg)=身高(cm)−105。超过标准体重 10%～20%者为偏重,超过 20%者为肥胖;低于标准体重 10%～20%者为偏瘦,低于 20%以上者为消瘦。

(2) 体重指数(body mass index,BMI):BMI=体重(kg)/身高^2(m^2),是目前国际上常用的衡量人体胖瘦程度及是否健康的一个标准。BMI<18.5 kg/m^2 为体重过低;18.5 kg/m^2≤BMI≤23.9 kg/m^2 为体重正常;24.0 kg/m^2≤BMI≤27.9 kg/m^2 为超重;BMI≥28 kg/m^2 为肥胖。

(3) 每日总热量:每日总热量=标准体重×每公斤体重所需热量数,其中每公斤体重所需要的热量根据体力劳动强度判断,劳动强度指数由该工种的平均劳动时间率、平均能量代谢率 2 个因素构成(表 3 - 4 - 11)。

表 3 - 4 - 11 **糖尿病患者热量计算(kcal · kg^{-1} · d^{-1})**

体 重	卧床休息	轻体力劳动	中等体力劳动	重体力劳动
肥胖	15	20～25	30	35
正常体重	15～20	30	35	40
消瘦	20～25	35	40	40～45

1) 轻体力劳动:坐着工作,不需要特别紧张肌肉活动者(如阅读、写字、办公室工作,组装和修收机、钟表)、教员讲课、一般实验室操作,打字员打字、店员售货、家务劳动。

2) 中等体力劳动:肌肉活动较多或较为紧张者(如学生的日常活动、机动车的驾驶员、电工安装、金属切削、木工操作)。

3) 重体力劳动:非机械化的农业劳动,炼钢、车床操作、舞蹈、体育活动(游泳、爬山、足球等)、非机械化作业的装卸、垦荒、伐木、采矿、砸石、铸造等。

计算能够根据患者体型和劳动强度确定每公斤体重每日所需的热量,然后科学地、精确地计算出糖尿病患者每日摄入的饮食总热量,这样不仅可以保证身体摄入必要的营养,而且不会造成血糖的波动,是糖尿病患者科学、必要的饮食方法。

例:某糖尿病患者,女,52 岁,身高 160 cm,体重 66 kg,售货员(轻体力劳动),平时一日三餐,食量一般,喜饮牛奶,蔬菜 500 g,目前血糖、尿糖偏高,血脂正常,无高血压和并发症。

第 1 步:求出理想体重为 160−105=55 kg。

第 2 步:体型评价。理想体重 55 kg,实际体重 66 kg,超重 28%,即[(66 kg−53)÷53]×100%=25%,属肥胖。

第 3 步:计算全日能量供给量。查表 3 - 4 - 11 得出该患者能量供给量为20～25 kcal/(kg · d)。即 55×(20～25)=1 100～1 375 kcal/d。平日食量一般,故能量供给量为 1 200 kcal/d。

二、"手秤"计算

这种方法虽然不是特别精确,但却非常实用。糖尿病患者不用担心手掌大小不同会导致重量不准,人的身高有高有矮,自己手掌衡量的量就是适合自己的量。

1. 拳头

(1) 主食:一个拳头大小的淀粉类食物(如馒头、花卷、米饭等)代表近似一份主食的量(熟重)(图3-4-18)。

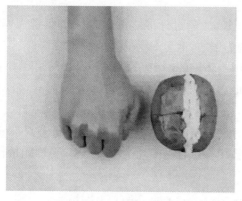

图3-4-18 拳头大小主食

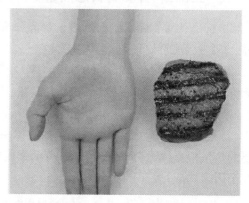

图3-4-19 手掌大小的肉

(2) 水果:每天吃1个拳头大小的水果。

2. 手掌

(1) 蛋白质:每天进食50~100 g蛋白质即可满足一天的需求。以肉为例,相当于手掌心大小、厚度约为小指厚度的1块(图3-4-19)。这里的肉是指瘦猪肉(100 g瘦猪肉含蛋白质20.3 g)、牛肉(100 g瘦牛肉含蛋白质20.2 g)、羊肉(100 g瘦羊肉含蛋白质20.5 g)。

(2) 糕点:单手手掌中心大小即可,或者是单手食指拇指圈起这么大,也就是一个元宵的大小。

3. 双手 蔬菜:两只手可容纳1斤(500 g)蔬菜(图3-4-20)。糖尿病患者每天可进食1~2斤蔬菜,即500~1 000 g蔬菜。当然,这些蔬菜都是低碳水化合物的蔬菜,如油菜、菠菜或卷心菜等。

4. 手指

(1) 脂肪:脂肪常常是美味佳肴的制造者,但是很容易超量。很多人都知道脂肪的危害:脂肪会产生很高的能量,引起血脂紊乱、肥胖等。除了看得见的脂肪,还要注意一些看不见的脂肪,如咖啡植脂末、油炸豆腐泡(素肉)、坚果、勾芡的菜汤、无糖点心、无糖巧克力和芝麻酱。要限制脂肪的摄入量,每天摄入大拇指尖(第一节)大小的脂肪就够了(图3-4-21)。

(2) 饮酒:糖尿病患者最好不饮酒,如果实在要喝的话,建议白酒量以拇指为准,红酒量以食指为准,啤酒量则以中指为准。

【血糖生成指数】

食物血糖生成指数(glycemic index, GI)是指含50 g碳水化合物的食物引起血糖上升所产生的血糖时间曲线下面积,与标准物质(一般为葡萄糖)所产生的血糖时间曲线下面积之比值,再乘以100。它反映了某种食物与葡萄糖相比升高血糖的速度和能力。

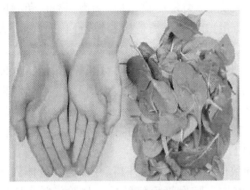

图 3-4-20　蔬菜摄入量

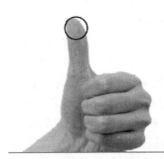

需要限制每天油脂摄入量。每天摄入大拇指的尖端大小就足够了。

图 3-4-21　脂肪摄入量

GI 高的食物由于进入肠道后消化快、吸收好，葡萄糖能够迅速进入血液，所以易导致高血压、高血糖的产生。而 GI 低的食物由于进入肠道后停留的时间长，释放缓慢，葡萄糖进入血液后峰值较低，引起餐后血糖反应较小，需要的胰岛素也相应减少，所以避免了血糖的剧烈波动，既可以防止高血糖，也可以防止低血糖，能有效地控制血糖。

1. 低升糖食物

（1）五谷类：藜麦、全麦（全谷）面、荞麦面、粉丝、黑米、黑米粥、粟米、通心粉、藕粉。

（2）蔬菜：魔芋、大白菜、黄瓜、苦瓜、芹菜、茄子、青椒、海带、鸡蛋、金针菇、香菇、菠菜、番茄、豆芽、芦笋、花椰菜、洋葱、生菜。

（3）豆及豆制品类：黄豆、眉豆、鸡心豆、豆腐、豆角、绿豆、扁豆、四季豆。

（4）生果：西梅、苹果、水梨、橙、桃、提子、沙田柚、雪梨、车厘子、柚子、草莓、樱桃、金橘、葡萄、木瓜。

（5）饮料类：牛奶、低脂奶、脱脂奶、低脂乳酪、红茶、酸奶、无糖豆浆。

2. 中升糖食物

（1）五谷类：红米饭、糙米饭、西米、麦粉面条、麦包（麦粉红糖）、麦片、燕麦片。

（2）蔬菜：番薯、芋头、薯片、莲藕、牛蒡。

（3）肉类：鱼肉、鸡肉、鸭肉、猪肉、羊肉、牛肉、蟹。

（4）豆及豆制品类：焗豆、冬粉、奶油、炼乳、鲜奶精。

（5）生果：木瓜、提子干、菠萝、香蕉、芒果、哈密瓜、奇异果、柳丁。

3. 高升糖食物

（1）五谷类：白饭、馒头、油条、糯米饭、白面包、拉面、炒饭、爆米花。

（2）肉类：贡丸、肥肠、蛋饺。

（3）蔬菜：薯蓉、南瓜、焗薯。

（4）生果：西瓜、荔枝、龙眼、凤梨、枣。

（5）糖及糖醇类：葡萄糖、砂糖、麦芽糖、汽水、柳橙汁、蜂蜜。

【合理膳食】

（1）烹饪方法：烹调多采用清蒸、水煮、凉拌、涮、烤、烧、炖、卤等方式。减少油炸、油煎、油酥及高油脂类的食品，譬如肥肉、猪皮、松子、核桃、花生等，同时要节制肉类食物，减少动物性脂肪的摄入量，并且改用植物油来烹调食物。此外，食物越软越烂，意味着越好消化，升血糖越快。

（2）蛋白质：正常食用的蛋白质食物可分两大类，一类是动物蛋白，如肉、鸡蛋、鱼、虾、乳等，这类蛋白质生理价值高，利用率好，又称为优质蛋白。另一类是植物性蛋白，如米面、大豆等主食中内含的蛋白质等，这类蛋白质生理价值不如动物蛋白。因此建议糖尿病患者在每日摄入的蛋白质中，应有部分来自动物食品，因为其中含有丰富的必需的氨基酸，保证了人体营养中蛋白质代谢所需的原料。蛋白质不应超过需要量，即不多于总热量的 15%。有微量白蛋白尿的患者，蛋白质的摄入量应限制在低于 0.8～1.0 g/kg，有显性蛋白尿的糖尿病肾病患者蛋白的摄入量应限制在低于 0.6～0.8 g/kg。蛋白质应选择优质蛋白，植物蛋白的生理价值低于动物蛋白，在糖尿病饮食中应适当控制植物蛋白。

（3）控制脂肪摄入量。摄入过多的脂肪可导致体重增加、血脂升高，并且会降低体内胰岛素的敏感性，发生胰岛素抵抗，从而使血糖升高，增加心脑血管疾病的发生风险。膳食脂肪提供热量应小于 30%，其中少于 1/3 的热量来源于饱和脂肪（牛油、羊油、奶油等动物性脂肪）。单不饱和脂肪酸与多饱和脂肪酸之间要达到平衡。

（4）无糖点心：只是把普通点心中的蔗糖换成了甜味剂，点心中的油脂和淀粉并不少。绝大部分糕点含有反式脂肪酸，这种物质可加重糖尿病大血管病变。且美国糖尿病协会认为糖尿病患者可以适量食用糖醇，但尚无证据证明糖醇的使用可显著降低总能量的摄入或改善远期的血糖控制。

（5）限制乙醇摄入：乙醇可抑制肝糖原分解，导致低血糖风险增加，还能导致血脂紊乱、脂肪肝等。不能空腹饮酒，空腹饮酒刺激肠黏膜、吸收快易醉，对于口服降糖药和注射胰岛素治疗的患者，空腹饮酒可导致低血糖发生，甚至危及生命。饮酒前需要吃一些碳水化合物食品，如饼干、面包等。糖尿病患者如果饮酒，每天不超过 1～2 份标准量。一份标准量为啤酒285 mL、清淡啤酒 375 mL、红酒 100 mL、白酒 30 mL，各约含乙醇 10 g。即糖尿病患者一日乙醇摄入量不要超过 10 g。

（6）供给充足的维生素和无机盐：血糖控制不好的患者，易并发感染和酮症酸中毒，要注意补充维生素和无机盐，尤其是维生素 B 族。粗粮、干豆类、蛋、动物内脏和绿叶蔬菜含维生素 B 族较多。新鲜蔬菜含维生素 C 较多。老年糖尿病患者应增加铬含量，含铬多的食物有酵母、蘑菇、牛肉、啤酒等。同时要注意多吃一些含锌和钙的食物，防止牙齿脱落和骨质疏松。

（7）限制食盐：限量在 6 g/d 以内，食盐量一般每天以 2～4 g 为宜，尤其是高血压患者。限制含盐量高的食物，如加工食品、调味酱等。

（8）控制进餐速度：如一顿饭原来吃 5 分钟的可延长到 20 分钟，吃饭时间越长、速度越慢、咀嚼的越细，血糖上升速度越慢，不易出现特别高的血糖。胰岛功能也能更容易将血糖控制比较好。

【膳食误区】 合理进餐是控制糖尿病的驾辕之马，不论哪种类型的糖尿病患者、不论采取哪种药物治疗都需要终身坚持合理饮食，通过平衡膳食达到控制血糖、降低体重和增加机体对胰岛素敏感性的目的。但是，在糖尿病的饮食治疗中还存在许多误区。

（1）蛋白质和脂肪不会升高血糖：在 20 世纪 30 年代之前，西方医学界对糖尿病的营养治疗采用"饥饿疗法"，就是糖尿病患者基本不可以进食碳水化合物类的食物，如饼干、米饭等。但是可以多进食高蛋白质和高脂肪食物。20 世纪 50 年代，胰岛素被发现，随即营养治疗也发生了些改变，"低碳水化合物和高脂饮食"成为主要的食物结构。在人体的正常营养代谢中，含碳水化合物多的主食是主要的热量来源，但是蛋白质和脂肪也是另外一个重要来源。当碳水化合物供应热量不足时，使用蛋白质和脂肪供给能量就显得尤为关键。如果膳食结构中所含碳水化合物的比例不足，首先会造成热量供给不足，血糖不易控制；其次，过多的摄入脂肪还会造成血脂代谢紊乱，增加心脑血管疾病的风险。

（2）粗粮比细粮容易降血糖：作为主食，不论粗粮、细粮，其含糖量非常接近，均在75%左右。但小米和玉米富含膳食纤维，能减缓机体对葡萄糖的吸收，因此，摄入同量的粗粮和细粮，餐后转化成血糖的程度是有差异的。血糖居高不下的糖尿病患者，用粗粮代替部分细粮是可取的。但在通常情况下，选择粗、细粮没有实质上的区别。如果吃太多含有膳食纤维的粗粮，有可能增加胃肠道的负担，并影响其他营养素的吸收，时间长了可能造成营养不良。所以，无论吃什么，都应该适度、平衡，选择主食也要粗细搭配。

（3）荤油要少吃，素油可以随意吃：不少患者知道动物油多吃有害，但单纯认为植物油有好处也是一个误区。相对来说，植物油比动物油好，但也不能随便吃。合理的膳食中油脂摄入根据其饱和程度分为饱和脂肪酸、单不饱和脂肪酸与多不饱和脂肪酸，其比例为1∶1∶1，这样才会对人体有益。营养专家已经提出，正常人每天植物油摄入量应在20～25 g。糖尿病患者及患有胰岛素抵抗综合征的患者应限制在20 g以下，但不低于10～15 g。另外，植物油含不饱和脂肪酸多，后者在体内易氧化产生过氧化物质和自由基。自由基损伤细胞膜，除加重糖尿病及其合并症外，也可引起脑血栓和心肌梗死等疾病，甚至可能诱发癌症。

（4）只吃素、不吃荤有利于降血糖：糖尿病营养治疗的目的是通过饮食合理调配，即科学控制能量、碳水化合物、蛋白质、脂肪的摄入，又注意各营养素的平衡，达到平衡膳食。每天需摄入这四大类食物：谷薯类、蔬菜水果类、肉蛋鱼豆类、油脂类。可根据需要摄入的总热量和平衡膳食种类，安排各种食物，数量合理，保证营养的全面供给。

（5）无糖食品不会升高血糖：无糖食品的出现让许多糖尿病患者认为食品中不含有糖就不会使血糖升高，虽然无糖食品不含有明显影响血糖的葡萄糖、蔗糖、麦芽糖等小分子精制糖，但食品多由面粉、谷物或牛奶、鸡蛋和大量油脂制作而成，而面粉、谷物等富含大量碳水化合物，食用之后也会升高血糖。另外大量油脂也会造成热量过剩，导致肥胖。因此糖尿病患者在食用无糖食品时，也要注意无糖食品的热量和数量，使用无糖食品一定要在每天的饮食中减去相应数量的主食。

第五章　营养管理

第一节　肠内营养支持技术

一、概述

随着人们生活水平的提高，人们不再忍受饥饿、贫穷，但越来越多的慢病正慢慢侵蚀着身心，特别是一些肿瘤，口腔、食管手术，免疫系统、消化系统、心理等疾病，往往到了晚期或比较严重难以控制的时候患者就会有精神萎靡、卧床不起、食欲不振、难以进食甚至营养不良、恶液质。对于一些进食不足或不能经口进食但胃肠道仍然还有消化功能的患者就需要进行人为干预，给予肠内营养支持，那么什么是肠内营养呢？"经胃肠道途径提供人体营养代谢所需的营养物质，以补充饮食摄入不足或替代经口饮食"即肠内营养支持技术。

【适应证】

（1）经口进食不足或不能经口进食者

1）口腔、咽喉肿瘤术后。

2）营养需要量增加但摄入不足者，如脓毒症、甲状腺功能亢进症、恶性肿瘤及其放化疗时、畏食、抑郁症。

3）中枢神经系统紊乱，如知觉丧失、脑血管意外及咽反射消失而不能吞咽者。

（2）胃肠道疾病

1）胃肠道瘘。

2）炎性肠道疾病。

3）短肠综合征。

4）消化道憩室疾病。

（3）不完全肠梗阻和胃排空障碍。

（4）多发性创伤与骨折及重度烧伤患者。

（5）肠道检查准备及手术前后营养补充。

（6）肿瘤患者辅助放、化疗。

（7）急性胰腺炎恢复期与胰瘘。

（8）围手术期营养支持。

（9）小儿吸收不良、低体重早产儿。

（10）慢性消耗性疾病，如恶性肿瘤、艾滋病等。

（11）重度厌食合并蛋白质能量营养不良患者。

（12）肝肾功能衰竭。

（13）先天性氨基酸代谢缺陷病。

【禁忌证】

(1) 小肠广泛切除术后早期(1个月内)和空肠瘘。

(2) 处于严重应激状态或休克、麻痹性肠梗阻、上消化道出血、腹膜炎、顽固性呕吐或严重腹泻急性期。

(3) 严重吸收不良综合征及长期少食衰弱患者。

(4) 急性重症胰腺炎急性期。

(5) 急性完全肠梗阻或胃肠道蠕动严重减慢。

(6) 症状明显的糖尿病、接受大剂量类固醇药物治疗。

(7) 月龄<3个月的婴儿。

【肠内营养的优点】 操作简单、方便,最大限度地减少胃肠道负担,利用营养物质的充分吸收大大降低不良反应,减少胃潴留、恶心、呕吐,患者亦接受,减少医护人员的工作量。

【肠内营养的缺点】 患者的活动时间少,可能增加患者的焦虑、烦躁情绪。

【肠内营养的途径】 见图3-5-1。

肠内营养 —— 口服 —— ONS / EEN

管饲 —— 经胃管饲 —— 鼻胃管饲 / 胃造口管饲(经皮内镜下胃造口术/胃造瘘管饲/胃造口术)

经肠管饲 —— 鼻空肠管饲 / 空肠造口管饲(PEJ/SJ)

图3-5-1 肠内营养途径

【建立肠内营养途径的方法】 见图3-5-2。

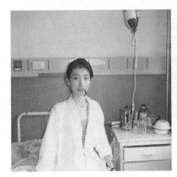
①鼻胃肠管

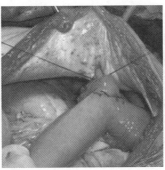
②手术胃肠造瘘

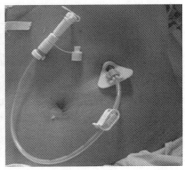
③经皮内镜下胃肠造口

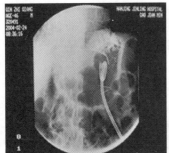
④经皮透视下胃肠造口

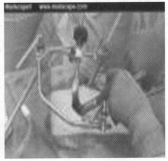
⑤腹腔镜下胃肠造口

图3-5-2 建立肠内营养途径的方法

【肠内营养管的类型】 见图 3-5-3。

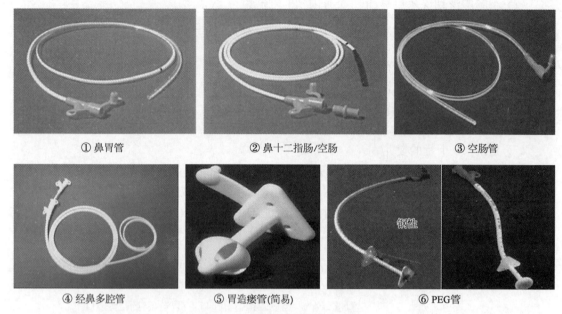

① 鼻胃管　　　　　　② 鼻十二指肠/空肠　　　　　③ 空肠管

④ 经鼻多腔管　　　　⑤ 胃造瘘管(简易)　　　　　⑥ PEG管

图 3-5-3 肠内营养管的类型

二、鼻胃肠管

【操作流程】

1. 评估

(1) 患者评估：核对患者信息(床号、姓名、腕带等)，了解患者病情(适应证)、有无插胃管禁忌证、吞咽能力(嘱患者吞咽唾液，观察有无呛咳，吞咽是否通畅)、鼻腔状况(观察患者鼻腔有无阻塞、鼻中隔有无扭曲、鼻黏膜有无出血等；用一手压住一侧鼻腔，观察另一侧鼻腔一个呼吸周期的通气情况，是否通畅；同法检查另一侧鼻腔通气情况)和意识、心理状态，以及患者合作程度、既往插管经历(了解患者适应性)等。评估时带手电筒，说明操作目的，取得患者配合。

(2) 环境评估：温湿度适应、安静、整洁、光线适中、适宜操作。

2. 准备

(1) 用物准备

1) 无菌盘内置：治疗碗置石蜡油纱布 1 块、纱布 2 块、压舌板、治疗巾、30 mL 注射器 1 个、镊子、血管钳、鼻胃肠管 1 根，无菌生理盐水。

2) 治疗盘内置：棉签、胶布、弯盘、别针、手套、夹子或橡皮筋、听诊器、手电筒、温度计、温开水适量、鼻饲流质(38～40 ℃)、快速手消毒剂等。

3) 拔鼻胃肠管盘内置：治疗巾、纱布 2 块、漱口杯(内盛温开水)、吸管、弯盘、按需要备松节油。

(2) 护士准备：服装鞋帽整洁，着装符合要求，洗手(快速手消毒剂七步洗手法)、戴口罩。

(3) 患者准备：了解置管目的、配合要点、流程及注意事项，取得患者配合。

3. 流程

(1) 备齐用物至病床旁，核对姓名、床号，解释并取得合作。

(2) 协助患者取合适体位：取半卧位或坐位；打开无菌盘，将治疗巾取出置于患者颌下，弯盘置于颊旁。

(3) 准备插管:① 戴手套。② 检查鼻胃肠管情况。③ 将引导钢丝完全插入管道,使钢丝末端连接柄与鼻胃肠管连接头固定。④ 检查、清洁鼻腔,观察鼻腔是否通畅。⑤ 测量鼻胃肠管插入长度:前额发际至胸骨剑突处或由鼻尖经耳垂至胸骨剑突处的距离,做一标记;另外在记号外 25 cm 和 50 cm 处再各做一标记。⑥ 取石蜡油纱布润滑鼻胃肠管。

(4) 插入鼻胃肠管:① 左手持纱布托住鼻胃肠管,右手持镊子夹住鼻胃肠管前端,沿选定侧鼻孔轻轻插入。② 当鼻胃肠管插入至 10~15 cm(咽喉部)时,根据患者具体情况进行插管:对于清醒患者,嘱患者做吞咽动作,顺势将鼻胃肠管向前推进至第 1 个标记长度。对于昏迷患者,左手将患者头部托起,使下颌骨靠近胸骨柄将鼻胃肠管缓慢插入至第 1 个标记长度。③ 患者如出现剧烈恶心、呕吐,应暂停插入,嘱患者深呼吸或张口呼吸,休息片刻后再插至第 1 个标记长度。插管动作应轻稳,特别是在通过食管 3 个狭窄处(环状软骨水平处、平气管分叉处、食管通过膈肌处)时,以免损伤食管黏膜。④ 用压舌板检查鼻胃肠管是否盘曲在口腔。

(5) 第 1 个标记位置应在胃内,此时应验证鼻胃肠管是否在胃内:在鼻胃肠管末端连接注射器抽吸,能抽出胃液;将鼻胃肠管末端置于温开水中,无气泡逸出;置听诊器于胃部,用注射器快速经鼻胃肠管向胃内注入 10 mL 空气,可听见气过水声;最为理想的方法是通过 X 线透视或抽取液体测定 pH 值以确定管道的位置。

(6) 确认鼻胃肠管在胃内后,向管道内注入至少 20 mL 无菌生理盐水,将引导钢丝撤出管道约 25 cm,继续插管至第 2 个标记处,最后将钢丝全部撤除。采用盲插的方法将鼻胃肠管继续送至第 3 个标记处(注意观察患者的一般情况),回抽,若有胆汁抽出,则确定在十二指肠内固定。若为螺旋形鼻胃肠管,不应将鼻胃肠管固定于鼻部,而应将管道悬空约 40 cm,再将鼻胃肠管固定于近耳垂部。在胃肠动力正常的情况下,管道会在 8~12 小时内通过幽门,当管道的第 3 个标记到达患者的鼻部后再固定。

(7) 固定:采用范春雄等报道的利用胶布加系带双重固定胃管的方法,该方法可以减少胃管及营养管脱落发生率。鼻胃肠管末端用别针固定在枕边、大单或患者衣领处。

(8) 通过 X 线透视确定管道的位置正确后即可进行肠内营养。

(9) 拔管

1) 拔管前准备:① 先用无菌生理盐水冲洗管道;② 铺治疗巾在患者颌下,置弯盘在患者颊下,松开别针,夹紧鼻胃肠管末端(避免在撤出管道的过程中有残余液体进入气管),轻轻揭去固定的胶布及盘带。

2) 拔除鼻胃肠管:用纱布包裹近鼻孔处的鼻胃肠管,边拔边用纱布擦管,嘱患者深呼吸,在患者呼气时拔管,到咽喉处(剩余 15 cm 左右)快速拔除。

3) 将鼻胃肠管放入弯盘,移出患者视线,清洁患者口鼻、面部,去除胶布痕迹,协助患者漱口,整理床单位,采取舒适卧位。

4. 整理用物

(1) 整理用物,按医院感染规范处理废物。

(2) 洗手,记录。

5. 并发症的预防及处理

Ⅰ 食物反流,误吸导致吸入性肺炎

(1) 预防

1) 若病情允许,患者取 30~45°卧位,并在肠内营养后保持半卧位。

2）选择管径适宜的胃管进行肠内营养(CH14)。

3）采用低流速、匀速方式进行肠内营养。

4）肠内营养时通过加热达到营养液恒温。

5）定时检查有无腹胀、反流等误吸危险因素。

（2）处理

1）停止营养液的输入，让患者取右侧卧位吸出口鼻反流物，必要时可使用纤维支气管镜帮助清除误吸物。

2）调整肠内营养的体位使其保持于低半卧位，降低鼻饲速度和每次鼻饲的容量。

3）延长鼻胃肠管的长度，保证管道的末端达到胃幽门后，减少食物反流。

Ⅱ 腹泻、腹胀、便秘

（1）预防

1）进行肠内营养时遵循浓度由低到高、容量由少到多、速度由慢到快的原则。

2）注意无菌操作，做到现配现用。

3）使用含纤维素的肠内营养剂可降低腹泻的发生率。

4）对于乳糖不耐受的患者，应给予无乳糖制剂。

5）肠内营养时使用加热器，使营养液恒温。

6）进行肠内营养时，避免使用引起腹泻的药物。

7）鼓励患者肠内营养后尽早下床活动。

（2）处理：发生腹泻时，及早查找原因，给予对症治疗，并加强皮肤护理。

Ⅲ 鼻胃肠管堵塞

（1）预防

1）肠内营养前应检查鼻胃肠管是否通畅在位。

2）使用肠内营养泵匀速输入营养液。逐渐增加输注液量，速度大于每小时 50 mL。

3）制作营养食时要打烂，过稠时加水稀释，药物要研成细末输入，牛奶不要与果汁同时输注。

4）每次使用前后，需用 20～30 mL 无菌生理盐水脉冲式冲洗管道，平时每隔 8 小时冲洗管道 1 次。

（2）处理

1）遇鼻胃肠管堵塞，立即用 20 mL 注射器抽温开水反复冲洗，排除堵塞。

2）报告医师，给予重新置管。

3）定期更换鼻胃肠管可有效预防堵管发生。

Ⅳ 鼻胃肠管脱出

（1）预防

1）放置鼻胃肠管后，嘱患者及照顾者注意管道勿拔除。

2）妥善固定鼻胃肠管，采用胶布与盘带双重固定法，标记管道放置的长度。

3）将管道末端用别针固定于衣领或枕头上。

（2）处理

1）鼻胃肠管脱出后，立即报告医生。

2）按医嘱重新置鼻胃肠管。

3）重新置管后，加强看护。

Ⅴ 营养液污染：临床上常用鼻胃管进行胃肠内营养，插管时就可能将咽部细菌带入胃内，在胃内繁殖生长而导致肠炎、腹泻、甚至更为严重的全身感染。营养液和输送管道器械在配液时和更换管道时也有可能被污染，主要是操作不符合规范所致。局部管道不及时清洗，配成的营养液在空气中暴露时间长也是引起营养液污染的一个重要环节。一般来说，营养液在室温下可保持 12 小时不发生细菌生长。在营养液的配制和肠内营养支持插管时应严格遵守操作规范，避免因不规范操作引起的污染。

Ⅵ 造口并发症：胃造口并发症主要是造口出血和溢出胃内容物，发生腹膜炎，继而发生伤口不愈、造口旁疝等。空肠造口并发症主要有造口漏肠液、喂养管脱出、造口出血、造口周围皮肤糜烂与感染等。如果出现造口管与胃/肠壁的固定不紧，通常需再次手术妥善固定，平时应注意造口旁腹壁皮肤消毒、护理，局部可用氧化锌软膏保护皮肤，及时更换敷料。同时注意消化道远端有无梗阻，营养液灌注应减少或停用。

Ⅶ 精神心理问题：肠内营养通常采用置入鼻胃管的方式，部分患者对此不易接受。患者自感口渴、失去对味觉的体会或是对营养液的味道感觉异常都会引起患者对胃肠内营养支持耐受力的下降。由于管饲患者失去咀嚼食物、吞咽食物的感觉，限制了咀嚼运动，见到食物后有饥饿感。由于鼻胃管的存在，患者常经口呼吸，引起口干、流鼻涕。鼓励用鼻呼吸，改进置管的方式和管的质量。在营养液中加一些佐料，使其有一种特殊的可口味道。病情允许时应鼓励患者进行咀嚼运动，多活动，以满足心理要求。

· 注意事项 ·

（1）用复尔凯螺旋形鼻胃肠管实施肠内营养时，最好采用滴注的方法，可以选择用肠内营养输液泵控制滴注速度。

（2）肠内营养用输液泵输注时，要持续输注，太慢易堵管，速度须大于每小时 50 mL；速度亦不可过快，维持在每小时 100～200 mL；温度要控制在 38～40 ℃；浓度不能过高；体位有要求：床头高度大于 30 ℃。

（3）每次更换输注容器或怀疑管道位置不正确时，应及时检查管道位置。

（4）为避免管道发生堵管并确保管道长期正常使用，每次使用前后需用 20～30 mL 无菌生理盐水脉冲式冲洗管道，平时每隔 8 小时冲洗管道 1 次。

（5）如需通过鼻胃肠管给患者喂药，需将药物研碎成粉末状，用无菌生理盐水稀释成水状，在对管道冲洗后，由鼻胃肠管注入，以免堵管。

（6）复尔凯螺旋形鼻胃肠管使用时间不可过长，一般为 6～8 周。

三、肠内营养输注技术规范

1. 适应证

（1）意识障碍、昏迷和某些神经系统疾病、肝肾功能衰竭者，脑外伤、脑血管疾病、脑肿瘤、脑炎等导致的昏迷患者，老年痴呆不能经口进食或精神失常、严重抑郁症、精神性厌食者等。

（2）吞咽困难和丧失咀嚼能力患者。

（3）上消化道梗阻或手术后、移植手术后患者。

（4）高代谢状态的患者。

（5）消化道瘘者。

（6）术前准备或营养不良的患者。

（7）溃疡性结肠炎等炎症性肠病患者。

(8) 短肠综合征。

(9) 胰腺疾病。

(10) 慢性营养不良：肿瘤放化疗及免疫缺陷患者。

2. 禁忌证

(1) 完全性机械性肠梗阻、胃肠出血、严重腹腔感染的患者。

(2) 严重应激状态早期、休克状态、持续麻痹性肠梗阻。

(3) 短肠综合征早期。

(4) 高流量空肠瘘。

(5) 持续严重呕吐、顽固性腹泻、严重小肠炎、严重结肠炎。

(6) 胃肠功能障碍。

(7) 急性胰腺炎初期。

(8) 3 个月内婴儿、严重糖类或氨基酸代谢异常者。

3. 目的

(1) 供给细胞代谢所需的能量与营养底物。

(2) 维持组织器官结构与功能。

(3) 通过营养素的药理作用调理代谢紊乱。

(4) 调节免疫能力,增强机体抵抗力。

4. 用物准备

(1) 环境准备：环境安静、整洁,光线充足,适合操作。

(2) 护士准备：护士衣帽整洁,符合要求,洗手戴口罩。

(3) 用物准备：治疗单、一次性使用无菌巾、一次性使用 20 mL 注射器、无菌纱布、营养液、温开水、橡皮筋、别针、加温器、营养泵、鼻饲告示牌、检查用物的有效期、物品是否都处于备用状态。

(4) 患者准备：患者意识清楚能够理解并配合操作。

5. 操作流程

(1) 素质准备：服装整洁素质符合要求。

(2) 评估

1) 评估患者的病情以及配合的程度。

2) 评估患者腹部情况。

3) 评估胃管是否在位通畅。

(3) 洗手戴口罩：七步洗手法。

(4) 准备用物：治疗单、一次性使用无菌巾、一次性使用 20 mL 注射器、无菌纱布、营养液、温开水、橡皮筋、别针、加温器、营养泵、鼻饲告示牌。

(5) 核对解释：采用 2 种以上的方法核对患者身份(反问)。

(6) 体位准备：根据患者病情给予患者半卧位,可以有效防止反流和误吸。

(7) 放置营养泵：护士将营养泵放置在输液架上。

(8) 开启营养泵：连接电源打开营养泵。

(9) 悬挂营养液：核对患者的身份信息,将营养液悬挂于输液架上。

(10) 安装管路：将管路安装于营养泵的凹槽内。

(11) 排气：进行排气。

（12）悬挂警示牌：警示牌于营养液悬挂在同一个挂钩上。

（13）放置治疗巾：手不能触及治疗巾的内侧。

（14）打开接头纱布：打开橡皮筋,暴露胃管接头处。

（15）放置无菌纱布：打开无菌纱布放置于无菌巾上。

（16）抽吸温开水。

（17）冲洗胃管。

（18）连接管路：将胃管与肠内营养泵连接。

（19）固定：肠内营养本管与胃管管路接口处用无菌纱布包裹,并用橡皮筋固定,用别针固定好。

（20）调节滴速：根据患者的病情及胃肠道功能调节适当的速度。

（21）开启营养泵。

（22）核对、宣教：操作完成后进行第3次核对,给患者讲解注意事项并观察患者的面色等。

（23）洗手并做好记录。

（24）处理用物。

6. 注意事项

（1）选择恰当：正确估算患者需要的量,选择合适的营养液种类、喂养途径及给予方式。

（2）细心观察：仔细观察患者使用营养剂时的反应,防止患者发生呛咳、误吸等。

（3）选择适当的体位：胃内喂养时一般采取坐位、半坐位或床头抬高30°仰卧位,结束后应该维持该体位30分钟。

（4）确保管路畅通：每次管饲结束后,用温开水进行冲管清洗,保持管路畅通。

（5）加强护理：准确记录患者的出入量,观察患者皮肤弹性、口渴情况、脉搏、血压等。

（6）温度适宜：营养液温度为37～42 ℃,过冷或过热都会引起不适,以接近体温为宜。

（7）浓度渐增：营养液浓度应由低至高,防止腹胀和腹泻,浓度可以从5%开始逐渐增加至25%,最高可至30%。

（8）注意速度：注意速度应逐渐增快,速度最好控制在每小时120～150 mL,不要均匀持续输入,应该给予患者间歇,夜间睡眠时应该停止使用。

（9）保证安全卫生：配制时应保证卫生,输注前检查是否变质。配制好的营养液应放在冰箱4 ℃保存,保质期不超过24小时。

（10）防止便秘：长期使用易发生便秘,可选用食物纤维制剂。

四、营养管路的护理

（一）鼻胃管的护理　鼻胃管是指将导管从鼻腔插入,经过咽部、食管到达胃内,从管内注入流质食物、药物及水,以维持患者的营养需要。

1. 适应证

（1）昏迷、烧伤患者。

（2）口腔疾病或口腔手术后患者。

（3）不能张口的患者,如破伤风患者。

（4）其他早产儿、危重病患者、各种原因引起的食欲不振或拒绝进食者。

2. 禁忌证

（1）胃肠功能衰竭。

（2）肠梗阻。

（3）食管静脉曲张、食管梗阻。

（4）消化道活动性出血。

3. 护理要点

（1）妥善固定，防止打折或导管滑脱。

（2）每次管饲前应确定胃管是否在胃内，怀疑导管脱出时停止喂养。

（3）为避免发生堵管，每次喂养前后应注入温开水冲管。

（4）如需通过鼻胃管喂药，应将药片碾碎溶解，给药后冲洗，防止堵塞。

（5）营养液温度应在 38～40 ℃，不同种类的鼻饲液应分开注入，防止发生凝块。

（6）每天进行口腔护理 2 次，并根据胃管材质定期更换。

（7）拔除胃管前先冲管，避免拔除过程中有残留气体进入气管，应夹住管路外端，小心平稳地撤除。

（二）胃造瘘管、空肠造瘘管的护理　胃造瘘和空肠造瘘是通过手术的方法在胃内或空肠与腹壁之间建立通路，用于输注食物和治疗。胃造瘘、空肠造瘘是实行肠内营养的重要手段，通过放置胃造瘘管和空肠造瘘管输入营养液，在患者不能进食的情况下维持患者的营养需求，改善患者的营养状况。

1. 适应证　经口进食障碍、需要长期营养支持者，均为其适应证。

（1）胃肠功能正常而经口进食障碍的患者。

（2）中枢神经系统功能损伤引起进食障碍的患者。

（3）头颈部肿瘤放疗或手术前后。

（4）气管插管及气管切开患者。

（5）食管狭窄、食管穿孔、食道吻合口瘘的患者。

（6）幽门梗阻、十二指肠瘘、胃肠吻合口瘘所致营养不良者。

（7）重症胰腺炎、胰腺囊肿、胃排空障碍者。

2. 禁忌证

（1）大量腹水。

（2）严重门静脉高压患者。

（3）腹膜炎。

（4）肠梗阻。

（5）解剖异常。

（三）护理要点

（1）置管后如果没有不适，24 小时内开始输注营养液，由少到多、由稀到浓，逐渐增加。

（2）妥善固定，将导管固定在腹部，减少牵拉、扭曲及脱出。

（3）营养液的温度保持在 38～40 ℃，避免温度过低或过高增加刺激。

（4）严格控制输注速度，推荐使用营养泵，以减少腹胀、腹泻的发生。

（5）将床头抬高 30°～45°，避免反流。结束后保持姿势 30 分钟。

（6）保持胃管通畅，输注前后都应用温开水冲管。

（7）造瘘口皮肤的护理。保持周围皮肤的清洁、干燥，防止感染，观察有无渗血、渗液，有无红肿、疼痛等，每天清洁消毒，定时更换敷料。

（8）采用多头腹带保护腹部切口，降低张力，减轻痛苦。

（9）口腔护理：早晚进行口腔护理，注意观察口腔有无破溃等，防止感染。

五、肠内营养制剂的概念

肠内营养制剂是指用于临床肠内营养支持的各种产品的统称。市场上的肠内营养制剂多种多样，普通群众常常难以区分，一般肠内营养制剂按组成成分分为非要素制剂、要素制剂、组件制剂和特殊治疗制剂；按照模块分成氨基酸、短肽、整蛋白制剂模块、糖类制剂模块、长链或中长链模块、维生素制剂模块等；按氮源分为氨基酸型、短肽型、整蛋白型和 α-酮酸型（表 3-5-1）。

表 3-5-1 肠内营养剂

分　类	编号	中文名称	英文名称	剂　型	适 应 证
氨基酸型肠内营养	289	氨基酸型肠内营养剂	Enteral nutritional powder(AA)	口服散剂	营养风险和不能进食的重症患者
短肽型肠内营养	290	短肽型肠内营养剂	Enteral nutritional powder(TP)	口服散剂、口服液体剂	营养风险和不能进食的重症患者
整蛋白型肠内营养	291	疾病特异性肠内营养剂	Disease-specific enteral nutritional agent	口服散剂、口服液体剂	营养风险和不能进食的重症患者
	292	整蛋白型肠内营养剂	High energy enteral nutritional polymeric diet	口服散剂、口服液体剂	营养风险和不能进食的重症患者

（一）肠内营养液的种类

1. 安素/肠内营养粉剂

（1）药品名称（通用名）：肠内营养粉剂。

（2）成分：蛋白质、脂肪、碳水化合物、维生素、矿物质。

（3）性状：淡黄色粉末，气芳香、味甜。

（4）适应证：安素粉剂可作为唯一营养来源或部分营养补充，适用于成人及 4 岁或 4 岁以上儿童，可口服或管饲。

（5）用法用量：禁止胃肠外注射或静脉内使用。安素粉剂可作唯一营养来源或营养补充，打开容器后注意防腐以避免污染，安素粉剂在室温下或冷却后服用。

（6）不良反应：没有肠内营养禁忌证的人正确服用时一般不会出现不良反应。

（7）禁忌：安素粉剂忌用于不能口服或肠内进食的情况，上述情况包括肠梗阻、严重的短肠综合征或高排泄量的瘘，半乳糖血症患者也禁止使用。

（8）注意事项：安素粉剂的正确冲调对于防止插管堵塞和保证全部的营养转运是重要的，安素粉剂不能胃肠外注射或静脉内使用。

2. 百普素

（1）药品名称：短肽型肠内营养剂、维多粉、百普素。

（2）英文名：enteral nutrition, short peptide, vital, Pepti-2000 variant。

（3）药物作用：具有良好的营养作用，以水解蛋白为氮源所组成，也含有少量谷氨酰胺成分，口服经肠黏膜可吸收。

（4）使用方法：① 口服。作为冷饮可增加口味。可与饭同食，或餐间补充。② 管饲。据病程及耐受性,调整滴速、用量及浓度。可在静滴后或同时给予温开水补足所需水分。

(5) 标准配法:取凉水 255 mL,加散剂 1 袋(80 g),搅拌均匀后成为 300 mL 溶液,全溶后放入冰箱中,若需温热使用可加温至 25～30 ℃,以防凝块发生。作为营养补充,天天至少使用 250～750 kcal(250～750 mL 标准浓度溶液)。作为唯一饮食来源者,建议 3～4 小时食用(或管饲)250～350 kcal(250～350 mL)的标准营养液。每天使用 2 000 kcal(2 000 mL)以满足身体一天之需的能量和营养。

(6) 不良反应:偶见高渗性腹泻。

(7) 注意事项:勿以静脉注射使用,4 岁以下儿童避免使用。配制时应防止污染。

3. 雅培益力佳

(1) 药物名称:雅培益力佳 SR 营养配方粉。

(2) 药物成分:麦芽糊精、酪蛋白钙肽、植物油(高油酸葵花籽油、大豆油)果糖、矿物质(硫酸镁、磷酸钠、氯化钾、碳酸钙、氢氧化钾、硫酸锰、硫酸铜、硫酸铬钾、钼酸钠、碘化钾等)果糖低聚糖、食用香料、维生素(氯化胆碱、抗坏血酸钠、烟酰胺、泛酸钙、混合生育酚、核黄素、叶酸、生物素、维生素 K、维生素 D 等)、肌醇、L-肉碱、氨基乙磺酸。

(3) 产品特点

1) 香草口味。

2) 完整均衡营养。

3) 符合美国糖尿病协会推荐的脂肪组成标准。

4) 高含量的单不饱和脂肪酸。

5) 每升标准冲调液约提供 7.6 g 的膳食纤维。

(4) 使用方法:在干净的杯中加 200 mL 的温开水,缓慢添加 6 量匙(附在罐中,混合搅拌直到完全溶解)。当按照说明所配制,400 g 的益力佳 SR 粉大约可提供 7 份 237 mL 的标准冲调液。

(5) 注意事项:禁止静脉输入。

4. 肠内营养混悬液

(1) 药物名称:百普力。

(2) 适应证:本品适用于有胃肠道功能或部分胃肠道功能而不能或不愿吃足够数量的常规的食物以满足机体营养需求的肠内营养治疗的患者。主要用于:① 代谢性胃肠道功能障碍,包括胰腺炎、肠道炎性疾病、放射性肠炎和化疗、肠癌、短肠综合征、艾滋病。② 危重疾病,包括大面积烧伤、创伤、胀毒血症、大手术后恢复期。③ 营养不良患者的手术前喂养。④ 肠道准备。本品能用于糖尿病患者。

(3) 不良反应:本品对人体无不良反应。

(4) 注意事项:不能经静脉输注。

(5) 使用方法:本品取来即可用于管道喂养。如瓶盖为皇冠盖,则先卸去皇冠盖,插上专用胶塞,插进输液导管;如瓶盖为输液瓶盖,则直接插进输液导管。连接前置入一根喂养管到胃、十二指肠或空肠上段部分,能量密度是 1 kcal/mL;正常速度是每小时 100～125 mL(开始时速度宜慢),剂量根据患者的需要,由医师处方而定。一般患者,每天给予 2 000 kcal(4 瓶)可满足机体对营养的需求。高代谢患者(烧伤、多发性创伤),每天可用到 4 000 kcal(8 瓶)以适应机体对能量需求的增加。对初次胃肠道喂养的患者,初始剂量最好从 1 000 kcal(2 瓶)开始,在 2～3 天内逐渐增加至需要量。本品在室温下使用,打开前先摇匀,适应全浓度喂养者,本品不需要稀释,操作过程须谨慎,以保证产品的无菌。

（6）禁忌证：① 胃肠道功能衰竭。② 完全性小肠梗阻。③ 严重的腹腔内感染。

（7）适应证：本品为营养支持用药，具体使用由医生处方决定。但不适用于1岁以内婴儿及1～5岁儿童的单一营养来源。

（8）性状：本品是一种淡黄色至淡黄棕色的乳状混悬液，味微酸。

5. 肠内营养混悬液（能全力）

（1）药物名称（通用名）：整蛋白型肠内营养剂。

（2）药品成分：本品为复方制剂，其组分为水、麦芽糊精、酪蛋白、植物油、膳食纤维（大豆多糖等）、矿物质、维生素和微量元素等人体必需的营养素。

（3）性状：本品为灰白色至微黄棕色的乳状混悬液，味微甜。

（4）适应证：本品适用于有胃肠道功能或部分胃肠道功能，而不能或不愿进食足够数量的常规食物，以满足机体营养需求的应进行肠内营养治疗的患者。

1）厌食和其相关的疾病：① 因代谢应激，如创伤或烧伤而引起的食欲不振；② 神经性/精神性疾病或损伤；③ 意识障碍；④ 心/肺疾病的恶病质；⑤ 癌性恶病质和癌症治疗的后期；⑥ 艾滋病。

2）机械性胃肠道功能紊乱：① 颌面部损伤；② 头颈部恶性肿瘤；③ 吞咽障碍；④ 上消化道阻塞，如食管狭窄。

3）危重疾病：① 大面积烧伤；② 创伤；③ 脓毒血症；④ 大手术后恢复期。

4）营养不良患者的手术前喂养。

5）能用于糖尿病患者。

（5）使用方法：口服或管饲喂养。管饲喂养时，先置入一根喂养管到胃、十二指肠或空肠上端部分。正常滴速为每小时100～125 mL（开始时滴速宜慢），剂量根据患者需要，由医生处方而定。

1）一般患者，每天给予2 000 kcal即可满足机体对营养成分的需求。

2）高代谢患者（烧伤、多发性创伤），每天可用到4 000 kcal以适应机体对能量需求的增加，或使用能量密度为1.5 kcal/mL的产品。

3）对初次胃肠道喂养的患者，初始剂量最好从每天1 000 kcal开始，在2～3天内逐渐增加至需要量。若患者的耐受力较差，也可从使用0.75 kcal/mL的低浓度开始，以使机体逐步适应，本品低能量密度规格更便于医护人员控制能量输入速率，较适于糖尿病等对能量摄入敏感的患者。

4）若患者不愿或不能摄入过多的液体，如心、肾功能不全患者，为满足机体能量要求，可酌情使用能量密度为1.5 kcal/mL的产品。

5）本品在室温下使用，打开前先摇匀，适应全浓度输注者，本品不宜稀释，操作过程须谨慎，以保证产品的无菌。

（6）不良反应：使用本品可能会出现腹泻、腹痛等胃肠道不适反应。

（7）禁忌证

1）肠道功能衰竭。

2）完全性肠道梗阻。

3）严重腹腔内感染。

4）对本品中任一成分过敏的患者。

5）对本品中任一成分有先天性代谢障碍的患者。

6) 顽固性腹泻等需要进行肠道休息处理的患者。

（8）注意事项

1）不宜用于要求低渣膳食的患者。

2）严禁经静脉输注。

3）在使用过程中，须注意液体平衡，保证足够的液体摄入，以补充由纤维素排泄所带走的水分。

4）严重糖代谢异常的患者慎用。

5）严重肝肾功能不全的患者慎用。

6. 瑞能

（1）药物名称（通用名）：肠内营养乳剂（瑞能）。

（2）药物性状：本品为淡黄色至深黄色的乳状液体，有淡蘑菇香味（香草口味）、淡水果香味（水果口味）、淡蔬菜香味（蔬菜口味）、淡谷味（中性口味）。

本品是一种高脂肪、高能量、低碳水化合物的肠内全营养制剂，特别适用于恶性肿瘤患者的代谢需要。本品所含 ω - 3 脂肪酸及维生素 A、维生素 C 和维生素 E 能够改善免疫功能、增强机体抵抗力。此外，膳食纤维有助于维持胃肠道功能。本品所含营养成分来源于天然食品，与正常人普通饮食成分相类似，对人体无毒性作用。

（3）适应证：用于恶性肿瘤患者的肠内营养，如恶病质、厌食、咀嚼和吞咽障碍、食道梗阻；此外，还可用于对脂肪或 ω - 3 脂肪酸需要量增高的患者。

（4）使用方法：本品通过管饲或口服使用，应按照患者体重和营养状况计算每日用量。① 以本品为唯一营养来源的患者，推荐剂量为每天每千克 20～30 mL（26～39 kcal），平均剂量为每天 1 500 mL（1 950 kcal）。② 以本品补充营养的患者，推荐剂量为每天 400～1 200 mL（520～1 460 kcal）。管饲给药时应逐渐增加剂量，第 1 天的速度约为每小时 20 mL，以后逐日增加每小时 20 mL，最大滴速为每小时 100 mL。通过重力或泵调整输注速度。

（5）不良反应：给药速度太快或过量时，可能发生恶心、呕吐或腹泻等胃肠道不良反应。

（6）禁忌证：所有不适于用肠内营养的疾病（如胃肠道张力下降、急性胰腺炎）及有严重消化和吸收功能障碍的疾病禁用本品。其他严重的脏器疾病（如肝功能不全、肾功能不全）禁用。对本品中所含物质有先天性代谢障碍的患者禁用。

（7）注意事项：使用前摇匀，有效期内使用。

7. 瑞代（肠内营养乳剂）

（1）药物名称：肠内营养乳剂（TPF - D），糖尿病（患者）。

（2）性状：本品为淡黄色或淡棕色的乳状液体。

（3）特点：① 糖尿病及应激性高血糖专用肠内营养制剂，适用于糖尿病患者营养，但不升血糖。② 低血糖指数配方，碳水化合物来源于缓释淀粉，能延缓血糖吸收时间，平稳餐后血糖，改善空腹血糖，改善胰岛素受体敏感性。③ 高膳食纤维配方，有助于稳定患者血糖水平。

（4）适应证：本品适用于糖尿病患者，可为以下症状的糖尿病患者提供全部肠内营养：咀嚼和吞咽障碍、食道梗阻、脑卒中后意识丧失、恶病质、厌食或疾病康复期、糖尿病合并营养不良，也可用于其他糖尿病患者补充营养。

（5）使用方法：本品通过管饲或口服使用，应按照患者体重和消耗状况计算每日用量。

1）以本品作为唯一营养来源的患者：推荐剂量为每天 30 mL/kg，平均剂量为每天 2 000 mL（1 800 kcal）。

2）以本品补充营养的患者：根据患者需要使用，推荐剂量为每天 500 mL（450 kcal）。管饲给药时，应逐渐增加剂量，第 1 天的速度约为每小时 20 mL，以后逐日增加每小时 20 mL。最大滴速每小时 125 mL，通过重力或泵调整输注速度。

（6）不良反应：给药速度太快或过量时可能发生恶心、呕吐或腹泻等胃肠道不良反应。

（7）注意事项

1）必要时按照本品的用法来适当调节降糖药用量，尤其是本品的用量和给予的时间有变化时。

2）对非胰岛素依赖的糖尿病患者，最好采用持续管饲或将每天用量分成几个小部分给药。

3）对手术和创伤后的糖尿病患者应进行相应的代谢检查。

4）保证足够的液体补充，如饮水或输液。

5）本品含钠较低，可以满足糖尿病患者的需要。但单用本品补充营养时应适当补钙。

6）使用前摇匀，有效期内使用。

六、肠内营养患者的护理

（一）预防误吸

（1）妥善固定营养管：若经鼻胃管喂养时，应将营养养管妥善固定于面颊部，防止脱出。

（2）取合适的体位：根据营养管位置及病情，置管患者保持合适的体位。伴有意识障碍、胃排空迟缓、经鼻胃管或胃造瘘管输注营养液的患者应取半卧位，以防营养液反流和误吸。

（3）加强观察：若患者突然出现呛咳、呼吸急促或咳出类似营养液的痰液，应疑有营养管移位并致误吸的可能，应鼓励和刺激患者咳嗽，以排出吸入物和分泌物，必要时经鼻导管或气管镜清除误吸物。

（二）维持患者正常的排便形态　5%～30% 的肠内营养治疗患者可发生腹泻。

（1）控制营养液的浓度：从低浓度开始滴注营养液，再根据患者胃肠道适应程度逐步递增，以避免营养液浓度和渗透压过高引起的胃肠道不适、肠痉挛、腹胀和腹泻。

（2）控制输注量和速度：营养液宜从少量开始，每天 250～500 mL，在 5～7 天内逐渐增加到全量。输注速度以每小时 20 mL 起，视适应程度逐步加速并维持滴速为每小时 100～120 mL。以营养泵控制滴速为佳。

（3）保持营养液的适宜滴注温度：营养液的滴注温度以接近正常体温为宜，过烫可能灼伤胃肠道黏膜，过冷则刺激胃肠道引起肠痉挛、腹痛或腹泻。可在输注管近端自管外加热营养液，但需防止烫伤患者。

（4）用药护理：某些药物，如含镁的抗酸剂、电解质等可致肠痉挛和渗透性腹泻，须经稀释后再经营养管注入。对严重低蛋白血症者，遵医嘱先输注人体清蛋白或血浆，以提高血浆胶体渗透压。

（5）避免营养液污染、变质：营养液应现配现用；保持调配容器的清洁、无菌；悬挂的营养液在较低的室温下放置时间短于 6～8 小时，若营养液含有牛奶及易腐败成分时放置时间应更短；每天更换输注管道、袋或瓶。

（三）定时冲洗营养管，保持通畅　为避免营养管阻塞，于输注营养液前、后及连续管饲过程中每隔 4 小时及特殊用药前后，都应用 30 mL 温开水或生理盐水冲洗营养管。药丸经研碎、溶解后直接注入营养管，避免因加入营养液后与之不相容而凝结成块黏附于管壁或堵塞管腔。

（四）健康教育

（1）向患者解释肠内营养的目的和意义，取得患者合作。

（2）饮食摄入不足和营养不良对机体可能造成危害。

（3）经口饮食和肠内营养有助于维护肠道功能。

（4）术后患者恢复经口饮食是一逐步递增的过程；在康复过程中，应保持均衡饮食，保证足够的能量、蛋白质和维生素等摄入。

七、总结

肠内营养不仅能改善患者的营养状况，更重要的是维持了人体的各种机能，保护了胃肠道黏膜屏障。随着人类对肠内营养的深入了解，肠内营养也成为手术前后患者营养支持的首选，肠内营养解决了患者不能经口进食，但仍然存在胃肠道完整功能需要营养问题，让患者的生理和心理得到了支持，也加快了患者的恢复，为患者提高了生活质量，造福了人类。

第二节　肠外营养支持技术

一、概述

如果说肠内营养是无法经口进食患者的福音，那么肠外营养就是无法经过胃肠道摄取营养，不能满足自身营养所需患者的福音，可以经过中心导管或周围静脉置管途径为人体提供营养及微量元素。所有营养元素完全经肠外获得的营养支持方式称为全肠外营养。

【适应证】

（1）重度营养不良，经口进食不足，短期内无法恢复正常进食者。

（2）肠梗阻、消化道瘘、短肠综合征。

（3）胃肠功能障碍者。

（4）重症活动期炎性肠病，无法耐受肠内营养者。

（5）重症胰腺炎，肠内营养出现不良反应或能量供应不足时，需要联合应用肠外营养者。

（6）重症胰腺炎，无法耐受肠内营养者。

（7）放射性肠炎。

【禁忌证】

（1）严重水、电解质紊乱，酸碱平衡失调。

（2）各种休克、器官功能衰竭终末期。

【肠外营养的途径】

（1）经周围静脉导管：首选上肢远端静脉，下肢静脉不作为首选，但儿童除外。优点是操作简单、便于护理、并发症少。应注意：① 肠外营养不超过 10 天。② 输注的全合一营养液渗透压不大于 900 mOs/L，小儿不大于 600 mOs/L，pH 在 5.2 以上。

（2）经中心静脉导管：常用的是锁骨下静脉和颈内静脉，尽可能避免股静脉。其优点是留置时间较周围静脉长，一般可以留置 30 天。常见并发症有堵管、导管滑脱、穿刺点渗血和导管相关性感染。

（3）经外周中心静脉置管：首选贵要静脉，次选肘正中静脉和头静脉。其优点是置管操作简单,损伤和感染等并发症相对较少并具有中心静脉耐受输注高渗液体和长期应用的特点。适合预计肠外营养持续 3 周以上及家庭肠外营养的患者。

【肠外营养输注系统的组成】

(1) 多瓶输注系统:多瓶营养液可以通过"三通"或 Y 形输液连接管混合输注,操作方便,但存在较多弊端。

(2) "二合一"输注系统:将氨基酸与葡萄糖电解质溶液混合后,再以三通管或 Y 形管与脂肪乳体外连接后同时输注。运用灵活,适合病情比较严重随时可能发生病情变化的患者。

(3) "全合一"输注系统:将所有肠外营养成分混合在一起,这种方法营养更全面、操作更简便、营养更利于吸收、消耗较少,也易于临床管理、减少临床操作、降低败血症的发生率。

【肠外营养的优点】

(1) 可以让肠道充分休息,让病情得到缓解,如肠道炎症性疾病(溃疡性结肠炎、克罗恩病)患者。

(2) 消化道不能工作的时候,可以为机体提供必要的营养。如消化道瘘、急性胰腺炎。

(3) 复杂手术后利用 PN 可以让患者早点康复。总之,外科营养不良者术前应用、消化道瘘、急性坏死性胰腺炎、短肠综合征、严重感染与脓毒血症、大面积烧伤、肝肾功能衰竭都是 PN 的适应证。

【肠外营养的缺点】

(1) 不需要消化道参与,对消化道腺体的分泌有抑制作用。

(2) 不符合生理,易产生并发症,费用高。并发症主要为技术上的、代谢上的和感染性的 3 个方面。

【胃肠外营养液配制流程】

(1) 评估:环境评估:周围环境整洁,30 分钟内无人员打扫、走动。

(2) 用物准备:准备一次性空针,营养液袋,各种药品,微量元素和电解质制剂,消毒棉球、手套。

二、肠外营养液的配制

(一) 原则

(1) 为了防止注射器中产生沉淀,对微量元素、水溶性维生素、脂溶性维生素、磷酸盐溶液及其他电解质溶液应用独立的注射器,并根据药品选用适型号的注射器。

(2) 配制的环境:温度应控制在 18~26 ℃,湿度为 50%~60%,配制间气流定向流动,应维持>5 Pa 的正压,每天检查一次并记录。

(3) 环境的检测:每天清扫、整理、消毒,每月空气培养 1 次。

(二) 配制前准备

(1) 环境清洁。

(2) 检查物品是否准备齐全,避免走动过多而增加污染机会。

(3) 检查营养袋外包装有无破损,检查营养液有无变质、浑浊或絮状物,检查各种药品、用物的有效期,并经 2 人核对后方可加药。

(三) 配制顺序(图 3-5-4)

(1) 将微量元素和电解质制剂分别加入氨基酸液及葡萄糖液内。

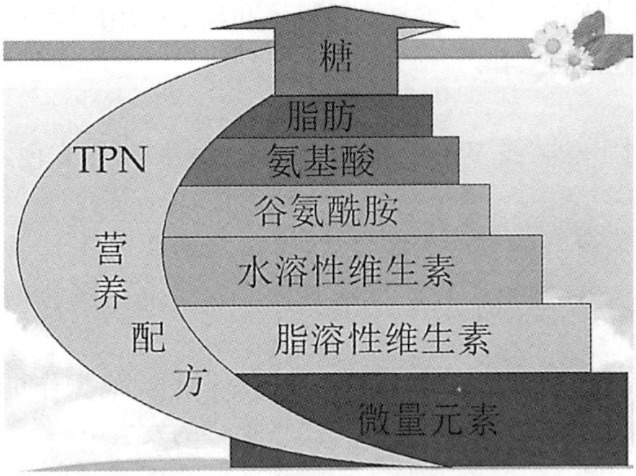

图 3-5-4　TPN 营养配方

（2）将水溶性维生素、磷酸盐制剂加入葡萄糖液内。

（3）用脂溶性维生素乳剂稀释水溶性维生素后，再加入脂肪乳内。

（4）将配制好的氨基酸溶剂及配制好的葡萄糖溶液同时混入营养袋内，并肉眼观察液体有无沉淀。

（5）将配制好的脂肪乳加入已装有氨基酸液及葡萄糖的营养袋内。

（6）将配制好的溶液轻轻摇匀。

（四）整理用物　将物品整理，并按要求处理。

（五）洗手、记录　记录配制营养液的时间，在营养液的标签上注明患者的科室、姓名、床号、剂量。

（六）注意药物性质

（1）脂肪乳剂：温度升高、pH 降低及加入电解质，会降低其稳定性，故不宜将电解质与其直接相混。

（2）氨基酸：因其分子结构特点，具有缓冲和调节 pH 作用，氨基酸含量越多，缓冲能力越强，故其量不要少于葡萄糖液量。

（3）电解质：能影响脂肪乳剂的稳定性，故其含量应有限制。

（4）维生素：某些维生素化学性质不稳定（维生素 A、维生素 B_6）；另一些维生素还可被容器或输液装置吸附；维生素 C 降解后可以和钙发生反应形成不稳定草酸钙。故维生素一般应在 TPN 输注前加入。

（5）微量元素：一般在 TPN 中较稳定。

（6）氨基酸和葡萄糖注完之后再注入脂肪乳，注入脂肪乳时要轻轻晃动，使之混匀。TPN 配制完成以后，把 3 L 袋内空气排掉。

（7）胰岛素的换算：4 U＝0.1 mL，胰岛素针管中空气排尽。

（8）葡萄糖：为酸性液体，pH 为 3.5～5.5，脂肪乳剂 pH 约为 8，故不能直接与脂肪乳剂混合。

（9）钙剂和磷酸盐应分别加在不同的溶液内稀释，以免出现 $CaHPO_4$ 沉淀。

（10）TPN：不要加入其他药物，除非已有资料报道或验证过。

（11）TPN：最好现配现用。用国产 PVC（聚氯乙烯）袋，需在 24 小时内用完，最长不超过 48 小时，且应放置于 4 ℃冰箱内。进口 EVA（乙烯乙酸乙酯）袋，可保存 7 天。

（七）药物浓度

（1）Na^+＜100 mmol/L，1 L 液体最多只能加 6 支 10％ NaCl，含 5％ GNS 500 mL 的，最多加 1.5 支 10％ NaCl。

（2）K^+＜50 mmol/L，1 L 液体最多只能加 3.5 支 10％ KCl。

（3）Mg^{2+} 3.4 mmol/L，1 L 液体最多只能加 3 mL 25％ $MgSO_4$。

（4）Ca^{2+} 1.7 mmol/L，1 L 液体最多只能加 5 mL 10％葡萄糖酸钙。

（5）葡萄糖、氨基酸最佳比例为 1∶1 或 1∶2。

(6) 混合液中葡萄糖的最终浓度为 0～25%，有利于混合液的稳定。

三、肠外营养液的输注及护理

(1) 准备用物至患者床旁。

(2) 选择合适的输注途径，如周围静脉、锁骨下静脉、PICC 均可。

(3) 给药前，护士应认真核对标签上的信息，确保患者姓名、病案号、瓶子编号准确，并检查液体配制日期与过期日期。

(4) 输注速度开始时低于每小时 40 mL，以后按每小时 20 mL 递增，直到所需速度，通常不超过每小时 120 mL。输注过程中，观察患者的神志变化，有无脱水、发热、电解质紊乱及胃肠道反应。

(5) 给药后洗手、记录。

(6) 停止肠外营养液输注时，需用生理盐水或肝素盐水冲洗静脉管路。

【肠外营养液输注流程】 见表 3-5-2。

表 3-5-2 肠外营养液输注流程

操作流程	操 作 方 法
准备	1. 护士：着装规范、洗手、戴口罩 2. 查对：医嘱、患者、腕带 3. 用物：各种营养液、0.9%氯化钠溶液、3 L 营养袋、输液器、注射器、聚维酮碘、棉签、无菌纱布、启瓶器、手消毒凝胶
评估	1. 患者的沟通、理解及合作能力 2. 中心静脉管道留置时间，管道是否通畅、固定是否牢固，有无脱出；局部皮肤有无红肿、脓性分泌物等
告知	告知患者/家属注意事项
实施	1. 营养液的配制：电解质、水溶性维生素、胰岛素溶解在水溶性液体（葡萄糖和氨基酸）中，再将脂溶性维生素溶解在脂肪乳剂内，依次将水溶性液体、脂溶性液体装入 3 L 袋内摇匀混合，排出袋内气体，用调节夹及无菌纱布封口；另外也有无需配制的 3 L 营养液，使用时将袋中的封闭折痕撕开，摇匀混合即可携带准备好的用物到患者床边 2. 再次查对配制好的营养液标签：床号、姓名、溶液成分、剂量、浓度、配制日期、时间、配制者与查对者姓名 3. 输注前用生理盐水 50～100 mL 冲管，然后连接营养袋，输入速度以不超过 60 滴/分钟为宜，有条件时可使用输液泵，注意监测血糖并维持在 8.5 mmol/L 为宜，24 小时内输完 4. 输注过程中每 4 小时用生理盐水 20 mL 冲管 1 次，预防中心管道堵塞 5. 为防止胰岛素吸附、聚集引起营养液比重失调及低血糖，输注过程中应定时摇匀营养液 6. 输注结束后用生理盐水 50～100 mL 冲管后，再用肝素钠稀释液 5 mL 冲管、正压封管 7. 严格掌握药物的配伍禁忌，营养液现配现用
观察	1. 严密监测患者的意识状态、体温、血压、心率、尿量、血糖、电解质 2. 输注过程中观察患者的反应，倾听患者主诉，如有无胸闷、心悸等不适 3. 注意观察置管处皮肤有无红肿，置管部位的薄膜有无潮湿或渗血
整理与记录	1. 整理床单位 2. 协助患者取舒适卧位 3. 整理用物，分类放置 4. 准确记录输注的时间、速度及输注过程中患者的反应，必要时记录 24 小时出入量

【肠外营养的并发症及处理】

● 空气栓塞

1. 可能原因　静脉穿刺过程中进入空气或液体输入过程中空气进入。

2. 临床表现

（1）根据空气进入程度，轻度常无不适，重度常感到胸闷。

（2）听诊心前区闻及响亮、持续水泡音。

（3）严重者呼吸困难、发绀甚至缺氧窒息导致死亡。

3. 预防及处理

（1）输入液体前仔细检查输液器质量及各连接处有无松动，输液器内有无空气。

（2）巡视病房，密切观察。

（3）发生栓塞时及时处理。

● 导管堵塞

（1）可能原因：血液回流发生血凝块、大分子、黏稠度高物质堵塞，造成滴速缓慢、血栓形成。

（2）临床表现：输液时速度缓慢，输液不畅。

（3）预防及处理

1）输注前用生理盐水冲管，结束后再推入肝素 3～5 mL 防止反流血凝块堵塞，输注过程中固定好导管。

2）指导患者避免憋气、负重、大幅度运动等，并注意避免翻身时压迫血管。

3）如果发生堵塞可用尿激酶或肝素溶栓。

● 高血糖症

（1）可能原因：输注糖过多过快。患者本身患有糖尿病或应用糖皮质激素促进糖异生。

（2）临床表现：轻度患者检测血糖时才会发现，重度者出现大量糖尿、恶心、呕吐、腹泻、反应迟钝、意识障碍、嗜睡，严重者昏迷、抽搐甚至死亡。

（3）预防及处理：所有营养液在配制时应注意营养、能量及糖分应保持平衡，监测患者血糖变化，糖尿病患者应单独给予胰岛素补充以防止血糖过高而发生酮症酸中毒。如果发生高血糖应立即停止输注。

● 低血糖症

1. 可能原因　营养液输注过慢、胰岛素用量过大、输注突然停止可使胰岛素分泌过多而发生低血糖。

2. 临床表现　肌肉无力、心悸、饥饿感、软弱、意识障碍、血糖低于 3.9 mmol/L。

3. 预防及处理

（1）TPN 应持续缓慢输注，过程中监测血糖，调整胰岛素用量。

（2）切忌突然换成无糖溶液，如要更换应缓慢减量。

（3）发生低血糖时如果是因为输注过慢引起，应立即加快速度，迅速补充葡萄糖。

（4）做好患者的心理护理，避免患者紧张、恐惧心理，促使患者积极配合，快速纠正低血糖反应。

● 再喂养综合征

再喂养综合征（RFS）是指在长期饥饿后提供再喂养（包括经口摄食、肠内或肠外营养）所引起的、与代谢异常相关的一组表现，包括严重水电解质失衡、葡萄糖耐受性下降和维生素缺乏等。

1. 发生原因　营养不良患者(尤其是数个月内体重下降超过 10% 的患者)、长期饥饿或禁食(绝食)、长期酗酒、神经性厌食、吸收不良综合征、体重明显下降的病态肥胖者、消耗性疾病(如恶性肿瘤和艾滋病、部分术后)患者等亦为再喂养综合征的高危患者。当患者恢复摄食或接受肠内、外营养治疗后,外源性葡萄糖的供给使机体的供能由脂肪转为碳水化合物,随着胰岛素分泌增加,合成代谢增强,细胞对葡萄糖、磷、钾、镁和水的摄取增加,以致出现明显的低磷、低钾和低镁血症与水电解质紊乱等代谢异常。尤其是地震后受灾民众吃的食物减少,甚至数日没有食物可吃,当重新开始摄食或接受营养治疗,特别是补充大量含糖制剂后,血糖升高,胰岛素分泌恢复甚至分泌增加,导致钾、磷、镁转移入细胞内而发生低磷血症、低钾血症、低镁血症;糖代谢和蛋白质合成的增强还消耗维生素 B_1,导致维生素 B_1 缺乏。上述因素联合作用会损伤心脏、大脑、肝脏、肺等细胞功能,引起重要器官功能衰竭,甚至导致死亡。

2. 临床表现　RFS 的电解质代谢紊乱和心血管系统并发症等通常发生在喂养开始 1 周内,而神经症状通常出现在这些变化之后。主要表现有心律失常、急性心力衰竭、心搏骤停、低血压、休克、呼吸肌无力、呼吸困难、呼吸衰竭、麻痹、瘫痪、谵妄、幻觉、腹泻、便秘等。

3. 预防及处理　再喂养综合征预防的关键在于逐渐增加营养摄入量,包括口服及静脉途径。禁止摄入含糖量多的食物与饮品,可用少糖奶制品替代;禁止大量输入葡萄糖,可用脂肪乳剂或氨基酸制剂,从而减少糖在热量中的比例;还要补磷、补钾、补充维生素 B_1。饥饿后的营养补充应该遵循"先少后多、先慢后快、先盐后糖、多菜少饭、逐步过渡"二十字原则,1 周后再恢复至正常需要量。

【肠外营养剂的种类】

● 葡萄糖(PN 中供能超过 50%,一般为 50%~60%)

1. 适应证　① 补充能量和体液,用于各种原因引起的进食不足和体液大量丢失;② 低血糖;③ 高钾血症;④ 高渗溶液用于组织脱水剂;⑤ 配制腹膜透析液;⑥ 药物稀释剂;⑦ 静脉葡萄糖耐量法;⑧ 配置极化液。

2. 禁忌证　① 糖尿病酮症酸中毒未控制者;② 高血糖非酮症高渗透者。

3. 不良反应　① 静脉炎,发生于高渗性葡萄糖注射时。② 高浓度葡萄糖注射液外渗者。③ 反应性低血糖,合并使用胰岛素过量,原有低血糖倾向的患者突然停用全静脉疗法时容易发生。④ 高血糖非酮症性昏迷,多见于糖尿病、应激状态、使用大量的糖皮质激素时和尿毒症腹膜透析患者。⑤ 电解质紊乱,长期单纯给予患者葡萄糖时易发生。⑥ 原有心功能不全患者。⑦ 高钾血症,1 型糖尿病患者应用高浓度葡萄糖时偶有发生。

4. 注意事项

(1) 分娩时注意过多葡萄糖可刺激胎儿胰岛素分泌,发生产后婴儿低血糖。

(2) 下列情况慎用:

1) 胃大部分切除患者作口服糖耐量试验时易出现倾倒综合征及低血糖反应,应改为静脉葡萄糖试验。

2) 周期性麻痹、低钾血症患者。

3) 应激状态或应用糖皮质激素时容易诱发高血糖。

4) 水肿及严重心、肾功能不全、肝硬化腹水者,易发生水潴留,应控制输液量;心功能不全者尤应控制滴速。

● 脂肪乳氨基酸注射液

1. 适应证　① 本品用于不能经口/肠道摄取营养的成人患者;② 经周围静脉输注的短期

肠外营养;③ 手术前后营养失调,本品能够提供患者在手术前后所需的大量能量,改善氮平衡;④ 癌症或恶病质;⑤ 烧伤肠外营养;⑥ 胃肠功能紊乱,如胃肠道疾病、肿瘤、腹膜炎、溃疡性结肠炎、肠瘘、短肠综合征、突出性肠病;⑦ 吸收障碍或营养不良。

2. 不良反应　本品与所有高渗性输液一样,如采用周围静脉输注有可能发生静脉炎,导致静脉炎的因素很多,包括输液管类型、直径与长度、输注时间长短、液体的 pH 和渗透压、感染/静脉被穿刺的次数。因此,建议已输注本品的静脉不再用于其他输液或添加剂注射使用,并建议每日更换输液针刺入的位置。

3. 注意事项　水、电解质代谢紊乱(如异常高或低的血清电解质水平)的患者在使用本品前须对有关指标予以纠正。从中心静脉输注时,由于中心静脉输注可能会增加感染的机会,因此应注意在无菌条件下进行静脉插管,并且一旦输注过程出现任何异常现象,应立即停止输注。

- 中/长链脂肪乳注射液

1. 适应证　中/长链脂肪乳注射液(C8-24Ve)为需要进行静脉营养的患者提供能源。

2. 禁忌证

(1) 严重凝血障碍、休克状态和虚脱状态、妊娠、急性血栓栓塞、伴有酸中毒和组织缺氧的严重败血症、脂肪栓塞、急性心肌梗死和脑卒中、酮症酸中毒性昏迷、糖尿病代谢失常和代谢不稳定状态。

(2) 输注期间三酰甘油蓄积,包括脂肪代谢障碍、肝功能不全、网状内皮系统疾病、急性胰腺出血性坏死性炎症。

(3) 胃肠外营养的一般禁忌证,包括由各种原因引起的酸中毒、未经治疗的电解质代谢和水分代谢障碍(低渗脱水、低钾血症、间质性肺水肿)、肝内胆汁瘀积;以及脂肪代谢异常的患者,如病理性血脂过高、脂性肾病、急性胰腺炎伴高脂血症者。

(4) 对本品中任何成分过敏者禁用。

3. 不良反应

(1) 静脉脂肪输注期间极少发生急性反应,如呼吸困难(气促)、皮肤和黏膜呈青紫色(发绀)、过敏反应、血液脂肪含量增加(高脂血症)、血糖明显升高(高血糖)、血凝增加(血液凝固性过高)、感觉不适(恶心)、反胃(呕吐)、头痛、面部和颈部突然变红(涨红)、体温过高、血压升高或降低(高血压或低血压)、出汗、寒战、嗜睡、胸痛和背痛。出现此类症状时必须立即中止输注。一般在以上症状或增高的血清三酰甘油消退后(或脂血性血清浊度消退后)可以重新开始输注,但应降低输注速度或减少剂量。同时在开始输注阶段要特别观察患者状况,密切观察血清三酰甘油浓度。

(2) 迟发性反应,包括肝脏肿大、小叶中心胆汁瘀积性黄疸、脾肿大、血小板减少症、白细胞减少、短暂性肝功能改变、脂肪过量综合征,也有报道网状内皮系统褐色素沉着(也称静脉脂色素),机制不明。

(3) 对于疑似脂肪代谢障碍的患者,在开始输注前应避免出现空腹脂血症(成人的血清三酰甘油浓度>3 mmol/L,儿童>1.7 mmol/L)。血清三酰甘油浓度超过上述参考值禁止继续输注脂肪乳剂。

(4) 输注脂肪乳结束后 12 小时,如果成人的血清三酰甘油浓度超过 3 mmol/L,儿童超过 1.7 mmol/L,同样说明存在脂肪代谢障碍。

4. 注意事项

(1) 如果需要每天输入大剂量脂肪,应在第 1 天输注后并在以后定期检查血清三酰甘油水平,也可视情况检查血糖、pH 和电解质状态。

(2) 当脂肪乳的输注时间延长时,还需掌握患者的血象、凝血状况、肝功能及血小板数量。每天应检查水分平衡状态或体重。

(3) 单纯由脂肪乳剂替代热量会导致代谢性酸中毒。同时输入碳水化合物可以防止出现这种现象。因此,建议除脂肪外应同时输入足够的碳水化合物或含有碳水化合物的氨基酸溶液。对于疑似脂肪代谢障碍的患者,在开始输注前应测定血清三酰甘油值,以避免出现空腹脂血症。

(4) 在连续输注期间,如果成人的血清中长链脂肪乳注射液 C8 -三酰甘油浓度超过 3 mmol/L,儿童超过 1.7 mmol/L,必须降低输注速度或中止输注。

(5) 如果输注本品期间出现明显的反应性血糖升高现象,也必须中止输注。输注脂肪结束后 12 小时,如果血清三酰甘油浓度仍超过上述参考值,同样说明存在脂肪代谢障碍。

(6) 维生素 E 会影响维生素 K 在凝血因子合成中的作用。因此,建议口服抗凝血药的患者及疑似缺乏维生素 K 的患者检查凝血状态。

(7) 在使用本品时,根据剂量可能会出现二元羧酸随尿排泄的现象。新生儿和婴儿使用脂肪乳剂时。

(8) 代谢性酸中毒、严重肝损伤、肺部疾病、脓毒血症、网状内皮系统疾病、贫血或凝血功能障碍或有脂肪栓塞倾向的患者静脉输入脂肪乳液应十分谨慎。太快输入脂肪会引起液体和(或)脂肪负荷过重,导致血浆中电解质稀释、体内水潴留、肺水肿、肺弥散能力受损。

(9) 本品为一次性剂量包装,用剩的须丢弃,不可留待下次再用,如瓶内液体出现油、水分离,则不能再用。

● 卡文营养注射液

本品有 2 400 mL、1 920 mL 和 1 440 mL 3 种包装规格,不同包装规格所容葡萄糖注射液及脂肪乳注射液的体积见表 3 - 5 - 3。

表 3 - 5 - 3　卡文营养液配制规格

	2 400 mL	1 920 mL	1 440 mL
葡萄糖(葡萄糖 11%)	1 475 mL	1 180 mL	885 mL
氨基酸(凡命 18 Novum)	500 mL	400 mL	300 mL
脂肪乳(英脱利匹特 20%)	425 mL	340 mL	255 mL
总能量(kcal)	1 700	1 400	1 000

1. 适应证　本品用于不能或功能不全或被禁忌经口/肠道摄取营养的成人患者。

2. 禁忌证　对鸡蛋或大豆蛋白或处方中任一成分过敏者、重度高脂血症、严重肝功能不全、严重凝血功能障碍、先天性氨基酸代谢异常、严重肾功能不全且无法进行腹膜与血液透析者、急性休克、高血糖(胰岛素治疗超过 6 单位/小时)、血电解质(指本品处方中所含有的)水平出现异常升高、其他一般禁忌(如急性肺水肿、水潴留、失代偿性心功能不全、低渗性脱水)、吞噬血细胞综合征、疾病状态处于非稳定期(如严重创伤后期、失代偿性糖尿病、急性心肌梗死、代谢性酸中毒、严重败血症、高渗性昏迷等)。

3. 不良反应　本品与所有高渗输液一样,如采用周围静脉输注有可能发生静脉炎。导致静脉炎的因素很多,包括输液管类型、直径与长度、输注时间长短、液体的 pH 值和渗透压、感染/静脉被穿刺的次数。因此建议已输注本品的静脉不再用于其他输液添加剂注射使用,并建议每日更换输液针刺入的位置。输注英脱利匹特(脂肪乳注射液)可能会引起体温升高(发生率<3%),偶见寒战、恶心/呕吐(发生率<1%)。也有输注过程中出现肝功能酶一过性升高的报道。输注英脱利匹特发生其他不良反应更为罕见。超敏反应(过敏反应、皮疹、荨麻疹)、呼吸症状(如呼吸急促)、高/低血压、溶血、网织红细胞增多、腹痛、头痛、疲倦、阴茎异常勃起少见报道。脂肪廓清受损后会出现脂肪超载综合征,脂肪超载综合征也会出现在虽以推荐剂量速率输注,但由于临床情况突然发生改变的患者(如肾功能损伤与感染)。脂肪超载综合征表现有高脂血症、发热、脂肪浸润、肝大、脾肿大、贫血、血细胞减少症、血小板减少症、凝血功能障碍、昏迷。若停止输注所有症状通常均可逆转。

4. 折叠注意事项 须经常检测脂肪并且廓清能力。推荐检测方法是在输结束 5～6 小时后进行,输注期间血清甘油三酯不宜超过 3 mmol/L。水、电解质代谢紊乱(如异常高或低的血清电解质水平)的患者在使用本品前须对有关指标予以纠正。从中心静脉输注射,由于中心静脉输注可能会增加感染的机会,因此应注意在无菌条件下进行静脉插管,并且一旦输注过程出现任何异常现象,应立即停止输注。对脂质代谢受损,如肾功能不全、失代偿性糖尿病、胰腺炎、肝功能损害,甲状腺功能低下(伴有高脂血症)及败血症患者应谨慎使用本品,如需使用则密切观察血清甘油三酯浓度。另外,应监测血糖、血电解质、血浆渗透压、水电解质平衡与酸碱平衡及肝功能酶(如碱性磷酸酶、ALT、AST)。长期输注脂肪,还应检测血细胞计数和凝血功能。当患者伴有肾功能不全则应密切监测磷与钾的摄入以防发生高磷血症与高钾血症。根据患者电解质实际水平,可另补充电解质,但应密切监测血电解质变化情况。对代谢性酸中毒、乳酸酸中毒、细胞供氧不足、血浆渗透压增高的患者应谨慎给予肠外营养。对有电解质潴留的患者,应谨慎使用本品。出现过敏反应(如发热、寒战、皮疹、呼吸困难)的患者应立即停止输注。由于本品含有脂肪,故在血清脂肪被廓清之前采血检测可能会出现干扰某些实验室指标(如胆红素、乳酸脱氢酶、氧饱和度、血红蛋白)的现象。对大多数患者而言,血清脂肪廓清时间为 5～6 小时。静脉输注氨基酸时可能伴有微量元素尿中排出增加,尤其是锌,对需要进行长期静脉营养的患者应注意微量元素的补充。对营养不良患者开始营养支持时由于体液的变化,可能会诱发肺水肿、充血性心力衰竭,还可能在 24～48 小时内出现血钾、血磷、血镁及血中水溶性维生素浓度的降低。因此在给予静脉营养初期应小心,密切观察并调整液体、电解质、矿物质与维生素的用量。禁止本品与输血/血制品同用一根(套)输液管(器)输注。如患者出现高血糖需另外补充胰岛素。只有在氨基酸溶液与葡萄糖溶液澄清且无色/微黄、脂肪乳溶液呈现白色均质状态方可使用本品,使用前需将本品充分混匀。如有用周围静脉输注溶液有可能发生静脉炎,影响静脉炎的因素很多,包括输液管类型、直径与长度、输注时间长短、溶液 pH 与渗透压、感染及静脉本身操作次数,建议已进行营养支持的静脉不再用于其他输液或添加剂注射使用。

● 全合一营养液

1. 适应证 ① 因疾病或治疗限制,不能经胃肠道摄食者。② 严重烧伤和严重感染导致胃肠功能抑制、消耗增加。③ 消化道需休息或消化不良,如溃疡性结肠炎等。④ 特殊病情,如急性出血坏死性胰腺炎等。

2. 优点 ① 全营养均衡输注。② 减少污染和空气栓塞。③ 降低代谢并发症。

3. 配制方法 ① 核对。② 配药顺序(电解质、微量元素、胰岛素、水溶维生素→G.S 或 AA、磷酸盐→AA 营养袋、脂溶维生素→脂肪乳、脂肪乳→营养袋)。③ 计算总量。④ 写上床号、姓名、药名、总量、配制时间。⑤ 再次核对。⑥ 操作后处理。

4. 配制注意事项 ① 严格无菌原则和核对制度。② 移液前先关闭输液管道夹。③ 移液时先移 AA、电解质,后移脂肪乳、有色液体等。④ 加脂肪乳、有色液体时,需换注射器。⑤ 钙与磷分开,电解质与脂肪乳不能直接接触。⑥ 药物不能加入。⑦ 准确计算总量,营养袋上写上患者床号、姓名、药名、总量、配制时间。⑧ 现配现用,24 小时内用完。⑨ 调节好速度,最好用输液泵输入,不可间断。

【肠外营养患者护理常规】

(1) 评估病情、营养情况,判断有无严重水电解质、酸碱平衡失调、凝血功能紊乱及休克等肠外营养的禁忌证。

(2) 按无菌操作技术要求配制营养液,现配现用,在 24 小时内输完,输注过程应保持连续,不宜中断,同时避免营养液长时间暴露于阳光和高温下。

(3) 输注肠外营养液宜选择较粗大静脉,预计全胃肠外营养时间超过 7 天者,采用经中心静脉输注的方式。

(4) 营养液输注速度不宜快,葡萄糖的输注速度应每分钟<5 mg/kg,20%的脂肪乳剂 250 mL 需输注 4~5 小时,有条件者使用输液泵控制输注量和速度。

(5) 病情观察监测体重、血糖、血常规、血生化、体温的变化,必要时记录出入量,注意观察输注部位有无静脉炎发生。

(6) 观察有无多尿、神志改变或出现心率增快、面色苍白、四肢湿冷等糖代谢紊乱表现;如有不明原因的发热、寒战应拔除导管并做微生物培养;发生静脉炎后及时更换输注部位,局部湿热敷、外涂药物。

(7) 使用中心静脉导管进行输注的患者,按中心静脉导管的护理常规。

(8) 告知患者在输注过程中有任何不适及时通知医护人员,病情允许鼓励患者由口进食。

【总结】 肠外营养几乎适合所有不能经口进食但仍然需要大量营养的人群,即使患者已经彻底失去了胃肠道功能,也能通过静脉营养获得所需的能量、营养和人体所需的必需营养素。许多危重患者由于种种原因或疾病失去了进食能力、消化功能,家人看在眼里、急在心里,可又无计可施,如果换做以前,这些患者可能早早就被下了判决书,但在科技快速发展的当今社会,不仅有肠内营养支持技术,也有肠外营养技术、全肠外营养技术,为这些人群换取了一线生机。

第六章 伤口管理

伤口是指人体表面组织的连续性遭到破坏,在创伤和组织修复与再生领域也称为创面,常在皮肤完整性破坏及一定量正常组织丢失的同时伴有皮肤正常功能受损。随着社会的发展和居民生活水平的提高,人类疾病谱发生了变化,各种复杂、难愈的伤口日益增多,如何处理和预防伤口成为临床护士最常面对的问题。本章从伤口的换药流程、包扎固定、敷料选择和粘贴、负压治疗及常见压力性损伤的预防等方面进行详细阐述,以帮助临床护士更快掌握常见伤口的处置。

第一节 换药技术

换药是处理复杂、感染伤口的基本护理治疗技术。由于局部组织病理反应使创面出现渗液、化脓、坏死或组织缺损等,需给予清除脓液及坏死组织、放置或去除引流物、更换敷料和包扎等措施为创面提供一个相对无菌和利于生长、愈合的环境。

【目的】

(1) 观察伤口。

(2) 去除坏死组织。

(3) 清洁创面。

(4) 保持引流通畅。

(5) 促进组织生长。

【适应证】 所有伤口。

【禁忌证】 无。

【操作前准备】

(1) 用物准备:医嘱单、洗手液、伤口清洗液、消毒液、棉球、棉签、绷带、胶布、弯盘、敷料(纱布、棉垫、新型敷料等)、血管钳、镊子、医用剪、垃圾袋。

(2) 环境准备:病室环境安静、整洁、光线充足、温度适宜,关闭门窗或拉窗帘,请无关人员回避,注意保护患者隐私。

(3) 医护人员准备:衣帽干净、整洁,洗手、戴口罩。

(4) 患者准备:患者身着轻便、能完全暴露伤口的衣服,取舒适、便于换药的体位,处于安静状态。

【操作流程】 见表3-6-1。

【换药注意事项】

(1) 换药过程必须严格落实无菌操作的原则。

(2) 操作前需了解病情,向患者解释换药的目的及过程,取得患者的配合。协助患者取舒适、便于换药的体位。

表 3-6-1 换药技术操作流程

流　　程	说　　明
操作前准备	病室环境安静、整洁;操作者服装整洁、洗手、戴口罩,患者着舒适便服
操作前解释、评估	1. 解释操作目的 2. 评估评患者全身情况(年龄、基础疾病如血管及循环系统疾病、感觉运动障碍性疾病、糖尿病等)及用药史、吸烟史、心理状态及合作情况等
用物准备	医嘱单、洗手液、伤口清洗液、消毒液、棉球、棉签、绷带、胶布、弯盘、敷料(纱布、棉垫、新型敷料等)、血管钳、镊子、医用剪、垃圾袋
身份识别	按照身份识别制度进行患者身份确认
揭除敷料	1. 由外向里,动作轻柔,戴手套用手移去外层敷料,污面向上置于弯盘内,观察敷料渗透情况、颜色,然后更换手套,用镊子钳取内层敷料 2. 揭敷料时方向与伤口纵轴平行,以免伤口裂开 3. 有粘连时,用盐水棉签湿润后揭开
周围皮肤消毒	1. 清洁伤口:由创缘向外消毒伤口周围皮肤 2 次;感染伤口:由外周向创缘消毒伤口周围皮肤 2 次,消毒范围稍大于敷料范围 2. 常用 75％乙醇消毒 2~3 次,避免消毒液流入伤口
伤口清洗	1. 应用"双镊法",一脏一净 2. 用棉球/纱布擦拭伤口分泌物、脓液或坏死组织,注意不可来回擦拭 3. 用生理盐水清洗分泌物或脓液,冲洗时用弯盘接水,吸干创面 4. 伤口注洗时,选用合适的无菌注射器,力度柔和,避免过度冲击导致伤口受损,注洗后必须将注洗液引出
创面处理	1. 根据创面情况选择合适的方法处理 2. 根据需要选用合适的药物,可用棉签将药膏涂在伤口上 3. 如需伤口填塞,必须选用合适的敷料,动作轻柔,填塞不能过紧,敷料末端必须保留在伤口外面 4. 放引流时,应探明情况后放置 5. 用无菌方法取大小适中的敷料,覆盖在伤口上。敷料大小应能覆盖伤口周围 2~3 cm。敷料一旦放置在伤口上,切勿再移动,防止因敷料滑动,将皮肤上的污物带入伤口内。如使用无菌纱布,渗液较多时可加棉垫
固定	常使用胶布固定,注意宽度、长度适宜,粘贴方向与肢体或躯体的长轴垂直。如有胶布过敏,可改用透气性好、低致敏性胶布,或使用无黏胶绷带、胸腹带、黏性敷料
评估效果	伤口敷料选择正确,固定适宜,换药过程者尽量减轻患者疼痛
健康宣教	嘱患者如有不适告知护士。告知换药频次、皮肤清洁、保护伤口、活动度、营养
护理记录	在护理文书上记录患者伤口大小、基底情况、渗液量、气味、患者的疼痛评分及伤口敷料使用情况

（3）换药的顺序为清洁伤口→污染伤口→感染伤口。如同一例患者有多个伤口切勿同时暴露。

（4）物品准备的原则:用什么,取什么;用多少,取多少;先干后湿;先无刺激性,后有刺激性;先用后取,后用先取;分开放置。

（5）正确揭开敷料进行局部伤口评估(敷料外观、伤口部位、类型、面积、渗液量、性状、颜色、气味等)。

（6）正确处理创面,注意伤口清洁顺序。

（7）根据需要留取分泌物做细菌培养。

（8）换药时，将治疗巾置于伤口部位身下，保护床铺，避免潮湿。将放脏敷料的弯盘近治疗部位放置，方便弃置污敷料，以不妨碍无菌技术为原则。

（9）换药频率，原则上敷料湿透即应换药。一般伤口：首次 24 小时内，以后每 2～3 天 1 次；特殊伤口如乳房术后，3～5 天 1 次，植皮术后 7～9 天 1 次，消化道瘘 2～3 天 1 次。

【伤口清洗液的选择和清洗方法】　见表 3 - 6 - 2、表 3 - 6 - 3。

表 3 - 6 - 2　常用的清洗液的作用及使用注意事项

清 洗 液	作　　用	注 意 事 项
0.9% 氯化钠溶液（生理盐水）	最常用，用于伤口的清洗、冲洗、湿敷等。可降低伤口表面的细菌数或代谢物质，且不损伤活力组织	无杀菌效果；大剂量、长时间冲洗伤口可能导致体内氯离子增加
清水	常用于院前急救时伤口的冲洗，有去除污物、降温的作用	因是未经灭菌处理的普通自来水或饮用水，所以使用时要确认有无潜行和窦道，以防感染扩散
软皂液	用于无腔隙污浊创面的清洗	使用后必须用生理盐水等无菌溶液再清洗
75% 乙醇	用于医疗器械和皮肤消毒	对肉芽组织和细胞有刺激性
洗必泰（醋酸氯己定溶液）	用于皮肤及黏膜消毒；创面感染、阴道感染和宫颈糜烂的冲洗	对嗜酸杆菌、真菌、芽孢、病毒无效；抗菌能力会被血或有机物减低
聚维酮碘	强力杀菌，可用于皮肤、外伤皮肤黏膜的消毒	对皮肤和黏膜有刺激性，用于严重烧伤或大面积受损皮肤时可能引起全身不良反应（如代谢性酸中毒、高钠血症和肾功能损伤）
新洁尔灭	用于皮肤、黏膜和小面积伤口的消毒。皮肤消毒用 0.1% 溶液，创面黏膜消毒用 0.01% 溶液	不能与碘酊、高锰酸钾、过氧化氢溶液合用
0.1%～0.2% 雷佛奴尔（利凡诺）	用于各种创伤、渗出、糜烂的感染性皮肤病及伤口冲洗	肾功能障碍及血尿者不宜使用；不能用生理盐水溶解，须用注射用水；与碱性溶液混合易析出沉淀
3% 双氧水	清洗创面，松解坏死组织，去除痂皮和黏附在伤口上的敷料	不可用于冲洗肉芽组织，不能用于有深洞的创面
甲硝唑	对厌氧微生物有杀灭作用	会增强抗凝剂的效果
高渗葡萄糖	有生肌作用，可用于感染性创面和局部营养差、面积大，用其他药物换药疗效差或无效者	与葡萄糖和胰岛素合用可刺激肉芽组织生长

表 3 - 6 - 3　常用的伤口清洗方法

清洗方法	操 作 要 点	优 缺 点
传统擦拭法	用棉球、纱布或棉棒进行擦洗	清洗不彻底；对新生肉芽组织有机械性损伤，会增加局部出血与疼痛；腔洞、窦道式伤口不易彻底清洗；纤维组织易遗留于伤口内而成为感染的核心，并引起异物反应而延迟伤口愈合

（续表）

清洗方法	操作要点	优缺点
涡流式或脉冲式冲洗法	1. 用 20～50 mL 注射器抽取所需的冲洗液 2. 从伤口中心环形向外冲洗，形成"涡流"，反复冲洗 3～4 次 3. 再抽取生理盐水反复冲洗 3～4 次 4. 以每秒 1 mL 的速度冲洗，直至伤口洁净	特别适用于有深度的伤口（如窦道及腔洞）且清洁效果明显，能减轻患者的疼痛，对新鲜肉芽组织不会造成机械性损伤
水疗法	1. 将局部伤口或全身浸泡于有旋涡冲力的大盆，或用莲蓬头冲洗，软化坏死组织 2. 水温 35～40 ℃ 3. 浸泡 20 分钟后再进行修剪	适用于黑色痂皮组织，尤其是面积较大的伤口，如烧伤

（1）伤口清洗液首选对组织无毒、无刺激，不损伤正常组织、能降低伤口表面细菌数或代谢物质的溶液；如条件不允许，则可根据伤口情况，选择以清洁为目的对正常组织损伤最小的清洗液。

（2）清洗液的温度一般维持在 28～32 ℃，以利于细胞迁入和肉芽组织的生长，减轻患者疼痛，加速伤口愈合。

（3）污浊伤口注意清洗创面周围皮肤，避免细菌移位造成定值或感染。

（4）贯穿伤和存在窦道与组织深度相通的伤口，禁止使用清洗液冲洗，以防止造成深部感染。

（5）冲洗伤口时可适当保留非感染伤口渗液，因适量的伤口渗液会对伤口清洁起积极作用。

第二节　伤口包扎和固定

伤口包扎和固定是借助胶带、绷带、三角巾等材料，为保护伤口、减少污染、固定敷料和帮助止血、预防感染、保持伤口清洁干燥的技术。

【目的】

（1）保护伤口，防止进一步污染，减少感染机会。

（2）局部加压，减少出血，防止休克。

（3）减轻疼痛，提供舒适。

（4）保护内脏和血管、神经、肌腱等重要解剖结构。

（5）局部固定，有利于转运。

【适应证】　各种伤口。

【禁忌证】　无。

【操作前准备】

（1）用物准备：医嘱单、洗手液、胶带、卷轴绷带、三角巾（视具体情况）、合适的敷料。

（2）环境准备：病室环境安静、整洁，光线充足，关闭门窗或拉窗帘，请无关人员回避，注意保护患者隐私。

（3）医护人员准备：衣帽干净、整洁，洗手、戴口罩。

（4）患者准备：患者身着轻便衣服，处于安静状态，充分暴露伤口。

【操作流程】 见表3-6-4。

表 3-6-4 伤口包扎固定操作流程

流　程		说　明
操作前准备		环境安静、整洁，操作者衣帽整洁，患者身着轻便衣服，充分暴露伤口，注意保暖
操作前解释、评估		1. 说明操作的目的和必要性 2. 患者的意识和配合度 3. 患者的生命体征 4. 伤口和被包扎部位及其远端皮肤、血运及神经状况
操作用物准备		医嘱单、洗手凝胶、胶带、卷轴绷带、三角巾（视具体情况）、合适的敷料
核对身份		按照患者身份识别制度进行身份确认
根据部位不同选择包扎方法	环形包扎法	1. 常用于肢体粗细相等部位，如颈部、胸腹部、四肢、手指、脚趾及绷带包扎开始和结束时小伤口的包扎一般都用此法 2. 方法：用卷轴绷带在身体某一部位环绕数周，每圈盖住前一圈（图3-6-1）
	螺旋包扎法	1. 常用于四肢和躯干等处 2. 方法：从肢体较细部位开始，先用绷带以环形法缠绕数周，然后斜旋移动，把绷带向渐粗部位缠绕，每一圈压在上一圈的1/2处，然后将绷带尾端固定（图3-6-2）
	螺旋反折法	1. 常用于周径不等部位，如前臂、小腿、大腿等 2. 方法：开始先做2圈环形包扎，再做螺旋包扎，然后一手拇指按住卷带上面正中处，另一手将卷带自该点反折向下，盖住上一圈的1/3或2/3，每一次反折必须整齐排列成一直线，但每次反折不应在伤口与骨隆突处（图3-6-3）
	蛇形包扎法	1. 常用于敷料及夹板的固定 2. 方法：基本同螺旋包扎法，但每周不压前周绷带（图3-6-4）
	"8"字形包扎法	1. 常用于肩部、膝部、肘部、脚踝（髋、髁）等部位 2. 方法：先绕2圈固定，然后一圈向上缠绕，再一圈向下，每圈在正面和前一圈相交叉，并压盖前一圈的1/2，然后固定绷带尾端。以肘关节为例，先在关节中部环形包扎2圈，绷带先绕至关节上方，再经屈侧绕到关节下方，过肢体背侧绕至肢体屈侧后再绕道关节上方，如此反复，呈"8"字连续在关节上下包扎，每圈与前一圈重叠2/3，最后在关节上方环形包扎2圈，胶布固定（图3-6-5） 3. 用"8"字形包扎手和脚时，手指、脚趾无创伤时应暴露在外，以观察血液循环情况如水肿、发紫等
	回返包扎法	1. 常用于头和断肢残端的包扎 2. 方法：第1圈从中央开始，将绷带多次来回反折，直至将被包扎部位全部覆盖后，再作环形包扎2周。此法需要一位助手在反折时按压一下绷带的反折端，松紧要适度（图3-6-6）
	三角巾包扎法	1. 包扎面积大，各部位都可使用 2. 方法：最常用的悬吊包扎法，将三角巾铺于患者胸前，顶角对准肘关节稍外侧，屈曲前臂并压住三角巾，两底角绕过颈部在颈后打结，肘部顶角反折用别针或胶布扣住（图3-6-7）
健康宣教		告知患者包扎的注意事项，如有不适及时告知
评估效果		观察患者生命体征变化，包扎是否牢固，有无松脱，患者的舒适度，远端血运及神经状况

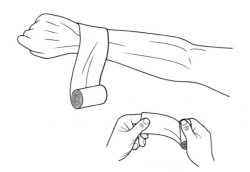

图 3-6-1 环形包扎法

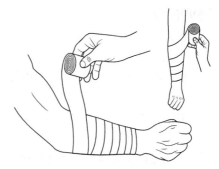

图 3-6-2 螺旋包扎法

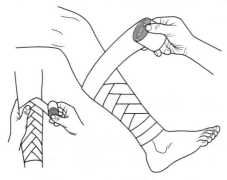

图 3-6-3 螺旋反折法

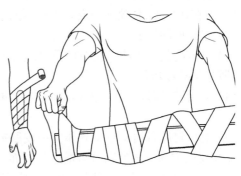

图 3-6-4 蛇形包扎法

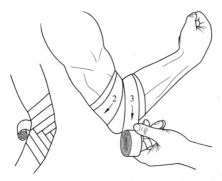

图 3-6-5 "8"字形包扎法

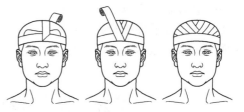

图 3-6-6 回返包扎法

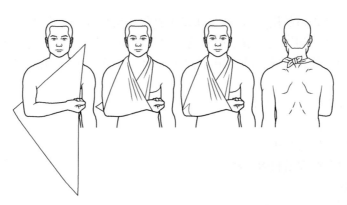

图 3-6-7 三角巾包扎法(悬吊包扎法)

【护理配合】

（1）包扎前先对伤口、被包扎部位及远端皮肤、血运、神经状况进行评估。

（2）包扎部位应保持清洁、干燥。

（3）包扎时患者取舒适体位，肢体保持功能位。

（4）根据伤口情况选择合适的包扎材料，为避免绷带直接摩擦骨隆突处而导致皮肤受损，可以在包扎时用衬垫保护皮肤脆弱部位，在使用石膏和夹板时也应在肢体骨隆突处或凹陷处垫好衬垫，以防止局部受压而发生压力性损伤。

（5）包扎方向要正确，为帮助静脉回流，应由远心端向近心端包扎。

（6）包扎时用力均匀，动作轻快，松紧适宜，以免血液循环受阻。

（7）包扎开始与结束时均需环绕两周，包扎完毕后用胶布固定，或撕开末端打结在肢体外侧，切记勿在伤口上、骨隆突处或易于受压的部位打结。

（8）包扎期间加强观察患者病情变化，及时询问患者主诉。

（9）绷带的包扎要能盖住伤口敷料的上下缘外 5 cm。

【胶带粘贴技巧】

（1）使用胶带时，先撕下需要的长度后再进行粘贴，避免胶布粘贴固定后再从胶布卷上撕除。

（2）避免将胶布粘贴在关节部位和皮肤病变部位，粘贴胶布应与身体的纵轴垂直或与身体动作相反的方向。如粘贴时需横过关节面，避免直贴，因为直贴时胶布随着关节的活动而松动。如果伤口在不易固定的部位，可考虑应用管状网式固定网或使用自黏性绷带固定。

（3）避免重叠粘贴胶布。

（4）敷料两侧胶布长度应是敷料宽度的一半，固定才稳妥。

（5）胶布端需反折以便于撕除。

（6）对经常需要更换敷料的伤口且皮肤条件较差者，可清洗干净伤口左右两侧的皮肤并擦干后粘贴皮肤保护膜或水胶体敷料。伤口覆盖敷料后先把胶布固定于敷料上，之后将胶布贴于伤口两侧的皮肤保护膜或水胶体敷料上，避免胶布直接粘贴于皮肤。每次更换敷料时皮肤保护膜或水胶体敷料不需要更换，除非变湿、脏、松脱或有皮肤问题才移除。

第三节　敷料的选择和粘贴

伤口敷料是包扎伤口的用品，包括与伤口床直接接触的初级敷料及覆盖在初级敷料上起辅助作用的二级敷料。初级敷料根据创面的需要直接覆盖在创面上，起到治疗和保护创面的作用。二级敷料有巩固初级敷料的作用，能更充分地满足伤口愈合的需要。

【目的】

（1）形成物理屏障，保护创面。

（2）控制伤口渗液。

（3）控制伤口产生的气味。

（4）控制伤口上的细菌和微生物。

（5）低黏合性。

（6）填充作用。

（7）脱痂作用。

（8）止血作用。

（9）减少或去除瘢痕形成。

（10）调节伤口周边的金属离子含量。

（11）加快伤口愈合。

【不同敷料的特性】 理想的敷料应该能够满足生物学、患者、医务人员及管理人员的需要。

（一）满足生物学需要

（1）预防和治疗伤口局部感染。

（2）能保护伤口周围皮肤，不引起周围皮肤的浸渍。

（3）保持伤口的生理性创面愈合环境，促进伤口愈合。

（4）有利于清除坏死组织、保持伤口基底洁净、减少感染危险。

（5）保持伤口微环境湿润，不透水，具有类似正常皮肤的水分蒸发能力。

（6）良好的控制渗液的能力，有利于引流和控制气味。

（7）维持伤口温度在 28～32 ℃，有利于引流和控制气味。

（8）屏障保护作用，舒适、防擦伤，保护伤口免受微生物入侵。

（二）满足患者需要

（1）加速伤口愈合。

（2）减轻疼痛，不产生疼痛。

（3）减少换药次数，价廉。

（4）无异味，可洗澡，不影响外观，无明显异物感。

（三）满足医务人员及管理人员需要

（1）敷料容易揭除，不损伤肉芽组织。

（2）有良好的黏附性，迅速牢固地与伤口床黏附，顺应性良好，活动时不脱落，减少换药工作量。

（3）安全，无毒，无过敏，无刺激，无任何不良反应。

（4）便于观察伤口情况。

（5）便于储存和运输，灭菌，独立包装及易用性。

伤口敷料包括传统敷料、新型敷料和其他类型敷料。传统敷料也称为被动型敷料，包括纱布、人工合成纤维、油纱等。新型敷料即相互作用型敷料，包括水胶体敷料、水凝胶敷料、藻酸盐敷料、泡沫类敷料、薄膜敷料、亲水纤维敷料等。其他类型敷料包括抗菌敷料（如银离子敷料）、含生长因子类敷料（如生物活性敷料）。见表 3-6-5。

表 3-6-5 伤口敷料分类及特性

敷 料 类 型		适 用 范 围	优 点	缺 点
被动型敷料	纱布、棉垫	1. 可填塞较深的创面、潜行、窦道 2. 干纱布或棉垫可用于吸收渗液	1. 保护创面 2. 有吸收性 3. 制作简单 4. 价格便宜 5. 无不良反应	1. 换药时易出血 2. 吸收量少，换药次数频繁 3. 容易干燥，导致创面粘连，换药时再次损伤 4. 浸透后细菌容易入侵

（续表）

敷料类型		适用范围	优点	缺点
相互作用型敷料	半渗透膜敷料	1. 保护已接近愈合或已经干爽的伤口。 2. 固定留置针、导管等。 3. 与水凝胶配合使用在黑痂或黄色腐肉清创。 4. 作为二级敷料固定各类伤口敷料	1. 透气、防水、屏障作用 2. 保持伤口湿润,促进自溶性清创 3. 具有自黏性,透明,易于观察 4. 减轻疼痛及对伤口的摩擦 5. 可塑性好,适用于身体任何外形部位,不限制身体活动 6. 不需要二级敷料	1. 吸收渗液能力差 2. 不能用于死腔或深部腔洞伤口 3. 有黏性,移除时可能损伤周围脆弱及新生皮肤 4. 感染伤口不能使用
	水胶体敷料	1. 表浅和部分皮层损伤的伤口 2. 2～3 期压力性损伤 3. 小到中量的渗液伤口 4. Wagner Ⅰ～Ⅱ级糖尿病足溃疡 5. 黄色腐肉和黑色坏死伤口 6. 可作为外敷料使用	1. 片状敷料使伤口处于密闭状态,防止细菌入侵 2. 吸收少到中量的渗液 3. 促进肉芽组织及上皮组织有序生长,减少瘢痕形成 4. 与伤口接触后形成凝胶,保护新生组织不受损伤,减轻疼痛 5. 可整片移除,不易残留黏胶 6. 糊状、粉状可填充较浅的窦道、潜行 7. 接近肤色,透明或半透明,易于观察,质地柔软,防水 8. 规格多,可裁剪,方便使用	1. 不适用于渗液多及深部潜行伤口 2. 周围皮肤脆弱或感染伤口不能使用 3. 不适用于 4 期压力性损伤、骨肌腱外露伤口
	水凝胶敷料	1. 部分皮层或全层损伤伤口 2. 有黄色腐肉或黑痂的伤口 3. 少到中量渗液的伤口 4. 烧伤和电疗引起的损伤 5. 保护暴露跟腱、肌腱	1. 水化伤口,提供湿性、微酸的愈合环境 2. 溶解黑痂及坏死组织,有自溶性清创作用 3. 保护创面,有舒缓作用,能减轻伤口疼痛 4. 不粘伤口,容易清除,不损伤伤口 5. 利用肉芽生长及上皮移行 6. 保护外露骨膜、肌腱、内脏器官等,防止坏死	1. 涂抹过多容易造成伤口浸渍 2. 不能涂抹在正常皮肤上 3. 不适用于中到大量渗液的伤口 4. 不适用于感染伤口 5. 需要二级敷料固定
	藻酸盐类敷料	1. 表浅到全皮层损伤的伤口 2. 有中到大量的渗液的伤口 3. 感染性伤口 4. 窦道和潜行 5. 轻度出血的伤口	1. 吸收渗液后形成凝胶,保持湿润,不粘伤口,减轻疼痛 2. 支持自溶性清创,溶解坏死组织 3. 促进肉芽组织生长 4. 含钙离子的藻酸盐在伤口表面形成一层稳定的网状凝胶,起止血作用 5. 吸收渗液量大,是自身重量的 17～20 倍 6. 可填充腔隙、瘘管、窦道等	1. 不能用于干痂伤口及少量渗液伤口 2. 吸收渗液后形成凝胶,易与感染混淆 3. 需要二级敷料固定

（续表）

敷料类型		适用范围	优　点	缺　点
相互作用型敷料	海绵类敷料	1. 部分皮层或全皮层损伤的伤口 2. 中到大量渗液的伤口 3. 肉芽水肿和增生的伤口 4. 压力性损伤的预防	1. 具有高吸收性能，快速吸收大量渗液 2. 通透性低，保持创面湿润，避免更换时造成机械性损伤 3. 保护创面，减轻伤口疼痛 4. 促进肉芽组织生长，防止肉芽水肿、增生 5. 柔软轻便顺应性好，可贴于身体各个部位	1. 不透明，不方便观察伤口 2. 无黏性产品需要二级敷料固定
	亲水性纤维敷料	1. 中到大量渗液的伤口 2. 裂开伤口 3. 部分皮层烧伤伤口 4. 窦道	1. 高吸收性，形成胶状特性保持伤口湿润，促进自溶性清创 2. 垂直吸收，避免伤口周围皮肤浸渍，取出时不损伤伤口 3. 形成凝胶可附着在各种形状的创面上，避免形成死腔，减少细菌生长，防止伤口粘连，避免更换敷料时伤口疼痛	1. 不建议用于黑色焦痂伤口上 2. 需要二级敷料固定
其他类型敷料	交互式湿疗伤口敷料	1. 难愈合的慢性伤口 2. 感染伤口或有感染倾向的伤口，如3、4期压力性损伤，各种糖尿病足，深Ⅱ度、小面积Ⅲ度烧伤创面，以及植皮前创面准备等	1. 具有交互式清洁创面的作用 2. 持续清创加速坏死组织脱落 3. 控制感染，促进创面愈合 4. 防止感染 5. 移除时不损伤伤口	1. 需要林格液激活 2. 不需要二级敷料固定 3. 不能裁剪 4. 更换频率有限制
	高渗盐敷料	1. 中到大量渗出的伤口 2. 黄色腐肉伤口的清创 3. 化脓或恶臭的感染伤口及深层腔隙伤口	1. 提供高渗环境，有利于吸收渗液、吸附细菌和坏死组织 2. 降低水肿、促进愈合 3. 减低水肿、促进愈合 4. 顺应伤口轮廓	1. 不能用于正常的肉芽组织 2. 不能用于干性焦痂伤口
	银离子敷料	1. 严重污染、感染伤口 2. 糖尿病足溃疡	1. 高效持久的抗菌性能，对各种病原微生物有效 2. 提供湿性愈合环境 3. 保护创面，减轻伤口疼痛 4. 促进肉芽组织生长 5. 溶解坏死组织 6. 快速大量吸收渗液	1. 银过敏者禁用 2. 可抑制角质细胞活性，不能用于生长良好的肉芽伤口，且建议使用时间不超过2个月 3. 伤口会有轻微着色现象 4. 婴幼儿慎用

【敷料的选择原则】

1. 根据创面分期选择不同的敷料　见表3-6-6。

表3-6-6 不同伤口分期敷料的选择

分 期	目 的	敷 料 类 型
绿期(高风险部位皮肤,红斑期、慢性伤口周边皮肤及创面愈合后,图3-6-8)	改善皮肤微循环和营养,增强皮肤屏障和抵抗力,减轻压力	皮肤营养剂、超薄水胶体敷料
黑期(干性坏死期,图3-6-9)	加速坏死组织的分解及吸收	机械清创、水凝胶
黄期(炎性反应期,图3-6-10)	加速坏死组织的分解与吸收,吸收渗液	藻酸盐敷料、含银离子敷料、脂质水胶体敷料
红期(肉芽生长期,图3-6-11)	促进各种生长因子的释放,刺激毛细血管生成	水胶体敷料、脂质水胶体敷料、泡沫敷料
粉期(上皮形成期,图3-6-12)	上皮细胞在湿性环境里,移行的速度更快	超薄水胶体敷料、脂质水胶体敷料

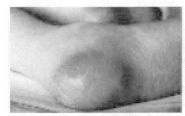
图3-6-8 创面绿期

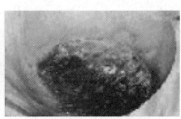
图3-6-9 创面黑期

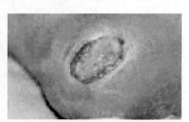
图3-6-10 创面黄期

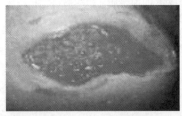
图3-6-11 创面红期

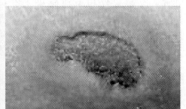
图3-6-12 创面粉期

2. 根据渗液量选择敷料 ① 干燥伤口:水凝胶、水胶体、薄膜敷料;② 少量渗液伤口(24小时渗液<5 mL):片状水凝胶、水胶体;③ 中量渗液伤口(24小时渗液 5~10 mL):藻酸钙、亲水性纤维、泡沫敷料;④ 大量渗液伤口(24小时渗液>10 mL):藻酸钙、亲水性纤维、泡沫敷料、交互式湿疗伤口敷料。

3. 敷料的选择 还应根据伤口的大小选择适宜的尺寸。根据伤口深度选择填充敷料种类;根据伤口局部情况选择是否减压引流或加压包扎;根据伤口周围皮肤情况选择敷料的黏性强度。

4. 必须定期评估伤口情况 根据具体情况选择合适的敷料。没有一种敷料具备所有理想敷料的特点,也没有一种敷料适用于一个创面的各个阶段。

【敷料的粘贴技巧】

(1) 清洗及擦干伤口及周围皮肤,从伤口中心粘贴水胶体或泡沫敷料,然后用手将敷料向四周抚平,尽量避免留下空隙或产生皱褶,敷料大小应超出伤口外缘 2~3 cm。

(2) 如果伤口位于容易摩擦的部位,为避免患者移动时敷料的移位,应在敷料的四周边缘用透气宽胶布或透明薄膜做封边固定。

（3）位于尾骶部等容易被大小便污染的伤口，也可以在敷料的外层再覆盖透明薄膜，以免污染。

（4）更换敷料时，可先一手按住皮肤，由敷料的一角开始慢慢撕除，避免损伤皮肤。

（5）特殊部位的粘贴

1）耳郭：可将自黏性敷料剪成 5～7 cm 大小，将敷料长度对折一半后沿着敷料一侧外缘相隔 0.5 cm 剪切口。将未剪切的一侧敷料固定在耳郭背面，然后将剪切片段的一侧沿着耳郭形状顺势固定。如果伤口较湿润，可以先将小片藻酸盐敷料垫底，再贴自粘敷料（图 3-6-13）。

2）腋窝：将泡沫敷料辐射状剪开或裁剪成"十"字形，以增加活动性和舒适度。粘贴敷料前需先剃除腋毛以增加黏附效果（图 3-6-14）。

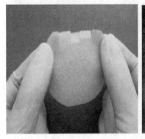
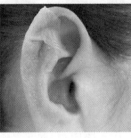
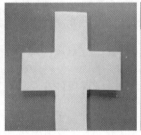
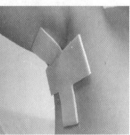

图 3-6-13　特殊部位粘贴(耳郭)　　　　图 3-6-14　特殊部位粘贴(腋下)

3）足跟、肘部等关节部位：裁剪一侧敷料呈放射状，剪开处略作重叠粘贴调整至合适。为防止松脱，可用绷带包扎固定或穿上袜子做外固定（图 3-6-15）。

4）拇指/蹬趾：剪裁敷料成"十"字形，固定（图 3-6-16）。

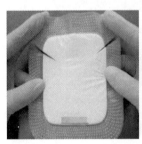
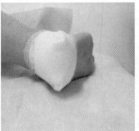
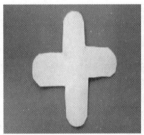
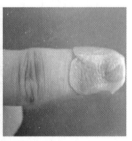

图 3-6-15　特殊部位粘贴(足跟)　　　　图 3-6-16　特殊部位粘贴(拇指/蹬趾)

5）手指/脚趾：伤口敷料裁剪如图，用于固定手指/脚趾末端伤口，在用胶布固定（图3-6-17）。

6）指/趾缝：将自粘敷料剪裁成蝴蝶形状进行固定（图 3-6-18）。

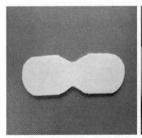
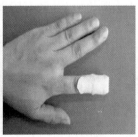
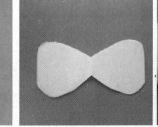
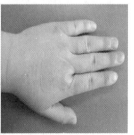

图 3-6-17　特殊部位粘贴(手指/脚趾)　　　　图 3-6-18　特殊部位粘贴(指/趾缝)

7) 多个手指/脚趾缝：裁剪敷料如图,在进行粘贴固定(图3-6-19)。

8) 尾骶部：可用臀形的敷料进行固定,如无,可将敷料倾斜粘贴,即敷料的一角对准臀裂方向(图3-6-20)。

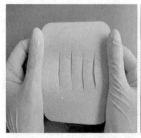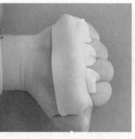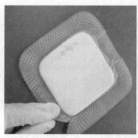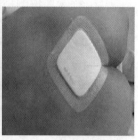

图3-6-19　特殊部位粘贴(多个手指/脚趾缝)　　　　图3-6-20　特殊部位粘贴(尾骶部)

第四节　负压伤口治疗

负压伤口治疗技术又称为真空封闭引流或负压封闭引流,是采用伤口填充物(泡沫敷料或棉制敷料),利用透明贴膜封闭伤口,在一个密闭的环境中实施可控的、可调节的负压来促进伤口愈合的一种伤口治疗技术,主要由专用负压泵、专用敷料、引流管或吸盘垫构成。

【目的】

(1) 增加伤口组织灌注。

(2) 减少水肿。

(3) 刺激肉芽组织形成。

(4) 减少细菌丛形成。

(5) 去除乳酸和创面的渗出。

(6) 创造湿润环境。

【适应证】

(1) 各类慢性难愈性伤口：糖尿病足、压力性损伤、下肢静脉性溃疡、放射性溃疡。

(2) 各类急性和外伤性伤口：软组织创伤、整形外科创伤、皮片移植和皮肤替代物、皮瓣移植。

(3) 特殊的手术伤口：烧伤、复杂手术伤口、手术伤口裂开、手术感染。

【禁忌证】

(1) 绝对禁忌证：肿瘤伤口、大量坏死组织未去除、伤口基底有脆弱的大血管或脏器。

(2) 相对禁忌证：有活动性出血的伤口、暴露的血管和脏器、较深和形状复杂的窦道、严重感染的伤口。

【操作前准备】

(1) 用物准备：医嘱单、洗手液、负压治疗系统(专用负压泵、专用敷料、引流管或吸盘垫)、手套。

(2) 环境准备：病室环境安静、整洁,光线充足,关闭门窗或拉窗帘,请无关人员回避,注意保护患者隐私。

（3）医护人员准备：衣帽干净、整洁，洗手、戴口罩。

（4）患者准备：患者身着轻便衣服，取舒适、便于换药的体位，处于安静状态。

【操作流程】 见表3-6-7。

表3-6-7 负压伤口治疗操作流程

流　程	说　明
操作前的准备	病室环境安静、整洁，操作者服装整洁，患者着舒适便服
操作前解释、评估	1. 解释操作目的 2. 评估患者意识、配合能力 3. 评估患者全身情况（年龄、基础疾病，包括血管及循环系统疾病、感觉运动障碍性疾病、糖尿病等）及用药史、吸烟史、心理状态及合作情况等 4. 评估伤口情况，有无治疗禁忌证
操作用物准备	医嘱单、洗手液、负压治疗系统（专用负压泵、专用敷料、引流管或吸盘垫）、手套
身份确认	按照身份识别制度进行患者身份确认
伤口床准备	早期彻底清创不可替代，特别是要注意去除异物和消灭死腔
泡沫敷料填充伤口	根据伤口的大小、深度，将敷料修剪成与伤口形状，由于负压后，敷料会压缩变小，因此敷料应稍大于伤口。敷料可直接填充伤口，也可根据伤口情况先在表面垫一层伤口接触层。根据伤口形状，敷料可任意拼接，如2个伤口相近，也可用一块长条的泡沫敷料作为桥梁连接2个伤口（图3-6-21）
透明贴膜封闭伤口	修剪密封透明贴膜使之完全覆盖敷料及超过伤口边缘3~5 cm。粘贴前要擦干伤口周围皮肤（图3-6-22）
连接管路和引流瓶	1. 如为吸盘系统，用食指和大拇指捏起密封膜，在膜上剪开1个直径2~3 cm的小孔用来覆盖吸盘，然后连接管路和引流瓶，无须在敷料上开孔 2. 如无吸盘，可将引流管全部包裹在泡沫敷料内，要避免引流管直接接触伤口床。还有避免引流管引出部位直接接触皮肤，以防负压形成后造成皮肤压力性损伤 3. 吸盘和引流管的位置，应避开患者受压部位（图3-6-23）
调节参数启动负压泵	1. 负压：调节负压泵参数为-150~-50 mmHg。根据伤口种类、创面组织、治疗目的调节负压。对于继续创面渗出较多、肌肉创面等血供较好的组织及治疗的目的是促使伤口向中央聚拢，可采用较大负压；对于慢性难愈性创面渗出少、创面是脂肪等血供较差的组织以及治疗目的是刺激肉芽组织增生，则采用较小负压 2. 模式：间歇模式适用于创面渗出少、血供较差的创面，如糖尿病足、下肢静脉性溃疡、放射性溃疡等，通常设定为启动5分钟，停止2分钟。持续模式适用于渗液较多，血供较好的伤口
更换引流瓶	定期更换引流瓶。先夹闭引流管，关闭负压源，然后更换引流瓶，等负压达到设定负压值时再打开夹子，防止引流管内的液体回流至机器内
评估负压治疗的效果	持续有效的负压是关键，以创面敷料塌陷、收缩变硬，管形存在，薄膜下无液体积聚，以及有液体引流出为有效
健康宣教	告知患者如有不适，告知护士
护理记录	在护理文书上记录患者伤口大小、基底情况、渗液量、气味及患者的疼痛评分和伤口敷料使用情况、负压值

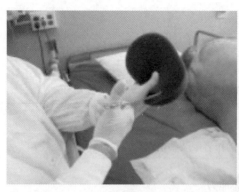
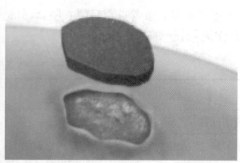

图 3 - 6 - 21　泡沫敷料填充伤口

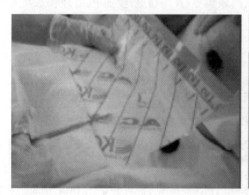
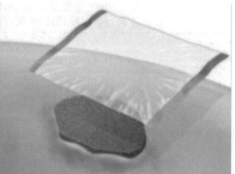

图 3 - 6 - 22　透明贴膜封闭伤口

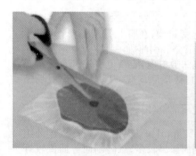
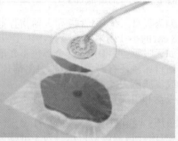
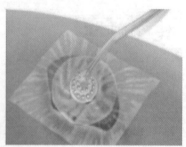

图 3 - 6 - 23　连接管路和引流瓶

【护理配合】

（1）观察局部皮肤、敷料及引流情况，保护创面，保持有效引流，引流瓶每日更换并消毒。更换引流瓶时应先夹闭引流管，再关闭负压源进行更换。严格无菌操作，避免医源性感染。保持创面及局部皮肤干燥。在使用负压封闭引流期间，需观察负压源的压力是否在规定范围内，一般应维持在 −150～−50 mmHg。保持各部位封闭状态，防止漏气。观察敷料情况，以创面敷料塌陷、收缩变硬，管形存在，薄膜下无液体积聚，以及有液体引流出说明负压引流通畅有效。严密观察引流液的量、质并正确记录，如有大量新鲜血液被吸出，应考虑创面是否出现活动性出血，如有应立即暂停负压、报告医生。

（2）观察受压部位皮肤情况，定时更换患者体位，患者可用护理垫抬高，防止引流管牵拉打折受压，阻断负压源，影响引流效果。

（3）观察冲洗情况，准确记录冲洗液、引流液的量和性质，保持冲洗通畅，如遇冲洗不畅时应告知医生立即解决。

（4）观察患者心理、情绪变化情况，由于创伤给患者带来的身心巨大打击、痛苦及患者担心疾病预后情况与经济状况，应积极与患者沟通，进行心理疏导，给患者讲述负压封闭引流治疗技术的基本原理和提供成功案例图片资料，使之树立信心，正确面对疾病，积极配合治疗。

（5）密切观察患者生命体征、意识的变化，准确记录出入量，注意保持水电解质平衡。由于每天吸出的渗出物中含有大量的蛋白，应及时补充营养需要及蛋白，注意防止发生负氮平衡。

（6）做好疼痛的护理，患者大多合并明显疼痛，在对患者护理观察中要评估疼痛时间、性质，予以适当调整体位，分散注意力，指导解决的方法，必要时给予镇痛剂，以保证足够的休息及睡眠。

（7）敷料更换间隔时间，慢性无感染创面以 5～7 天为宜，感染明显渗出较多者以 3～5 天为宜。换药间隔过短会扰乱组织修复、愈合，增加患者的疼痛及治疗费用。换药间隔过长，不利于伤口的持续清创，无法达到刺激创面启动新的修复进程的目的，还有可能使肉芽组织长入泡沫敷料的微孔内，导致更换敷料时加重出血和疼痛。

（8）伤口灌洗，如果伤口感染较严重、坏死脱落组织多、分泌物黏稠则容易堵塞的引流管，可以采用伤口灌洗的方法。在伤口和泡沫敷料之间放置 1 根或多根滴水管，持续不断滴入生理盐水，对伤口和泡沫敷料进行冲洗，不仅可降低伤口的生物负荷，还可防止引流管堵塞。

（9）为患者介绍负压封闭引流治疗技术的目的及注意事项，根据病情指导患者进食富含高蛋白质、高维生素类饮食，从而促进创面早日康复。鼓励患者深呼吸、多饮水、定时翻身和拍背，并保持床铺平整、干燥、清洁，经常按摩受压部位，防止呼吸道、泌尿系统感染及压力性损伤的发生。告知不要牵拉、压迫、折叠引流管，不可随意调节压力。

（10）特殊情况的处置

1）敷料干结变硬：如前 48 小时变硬，可以从引流管内缓慢注入生理盐水，浸泡敷料使其重新变软。如 48 小时后变硬，引流管中已无引流仍持续活动，则不需处置。

2）漏气：常见的漏气部位为引流管或固定针的系膜处，以及三通接头处、皮肤皱褶处、边缘有液体渗出处，可再贴一层薄膜覆盖。

3）短时间内吸出大量新鲜血液，应立即暂停负压，通知医生，检查创面是否有活动性出血。

4）引流管堵塞，影响负压，可逆行缓慢注入生理盐水浸泡，堵塞的引流物变软后重新接通负压源。

5）敷料鼓起，除引流管堵塞外，还应考虑负压源异常，如中心负压压力不足或表头损坏。

第五节　压力性损伤的预防

压力性损伤曾被称为压疮、褥疮，是指皮肤和/或皮下组织由于受到强烈的和/或持久的压力或压力联合剪切力而发生的局限性损伤，常见于骨隆突出部位，多与医疗器械或其他器具有关。这种损伤可表现为皮肤完整或开放性溃疡，可伴有疼痛。皮下软组织对压力和剪切力的耐受性可能会受到微环境、营养、灌注、合并症及软组织状况等自身条件的影响。压力性损伤可在短期高水平压力或长期低水平压力下发生。

【目的】　避免导致压力性损伤的外源和内源性因素。

（1）外源性因素：压力可造成皮肤缺血性损害、摩擦力可损伤表皮、剪切力可损伤深层皮肤、潮湿降低皮肤屏障作用。

（2）内源性因素：急性神经病变、营养不良、活动能力缺失、皮肤脆弱、大小便失禁、药物不良反应、身体静止。

【适应证】　神经系统疾病、老年、肥胖、身体衰弱、营养不良、水肿、疼痛、石膏固定、大小便失禁、发热、使用镇静剂者。

【禁忌证】　无。

【分期及处理】　见表3-6-8。

表3-6-8　压力性损伤分期及处理

分　　　期	临 床 表 现	处 理 方 法
1期（图3-6-24）	皮肤完整，出现压之不褪色的局限性红斑	去除危险因素，减压，避免进一步发展。可选择敷料：液体敷料、水胶体、泡沫敷料
2期（图3-6-25）	部分皮层缺失或出现水疱	保护皮肤，预防感染。未破的小水疱（直径小于5mm）：减少摩擦，防止破裂，促进水疱自行吸收。大水疱（直径＞5mm）：可用无菌注射器抽出疱内液体，消毒局部皮肤，再用敷料包扎。可选择敷料：渗液较少时可选择水胶体敷料；渗液中等或较多时选择泡沫敷料＋水胶体油纱或者藻酸盐敷料
3期（图3-6-26）	全皮层缺失（脂肪组织暴露）	清洁创面，预防感染，促进愈合
4期（图3-6-27）	全层皮肤和组织损失（肌肉/骨骼暴露）	去除坏死组织，预防感染，促进愈合
不可分期（图3-6-28）	皮肤全层或组织全层缺失，腐肉或焦痂掩盖了组织损伤程度（深度未知）	没有红、肿、浮动或渗出的创面可保留干痂，一旦出现红、肿、浮动或渗出则应尽量清创。在缺血性肢体或脚后跟存在稳定焦痂（即干燥、附着、完整、无红斑或波动感）时不应将焦痂去除
深部组织损伤期（图3-6-29）	完整或不完整的皮肤出现持续的非苍白性深红色、栗色或紫色或表皮分离后出现深色伤口床或血疱	皮肤完整时，局部减压。坏死组织分离后清创、确定分期，按分期处理

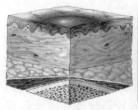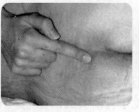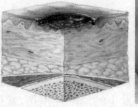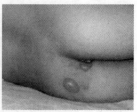

图3-6-24　1期压力性损伤　　　　　　　　图3-6-25　2期压力性损伤

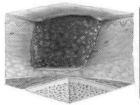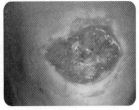

图 3-6-26　3期压力性损伤

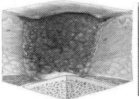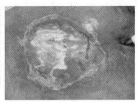

图 3-6-27　4期压力性损伤

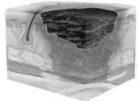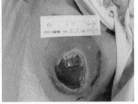

图 3-6-28　不可分期压力性损伤

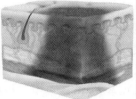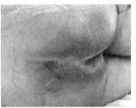

图 3-6-29　深部组织损伤期压力性损伤

【预防措施】

（1）评估：尽快（在入院的8小时内）对患者进行风险评估，以及时发现高危患者。风险评估应定期进行，患者病情发生变化或治疗措施有更改时即应进行风险评估。在没有完成风险评估前，患者可采取全面的压力性损伤预防措施。

（2）应制订并执行规范的预防管理方案，并根据患者具体风险因素制订个体化干预措施。

（3）重视直接压力的再分布。使用合适的压力再分布支撑面，可给予静止型床垫或预防性使用敷料以提供额外的减压作用。定期检查全身皮肤，尤其是骨性突出部位，做好记录、存档。

（4）执行翻身/体位调整时间表，鼓励患者自行移动。对无法移动的患者，压力性损伤风险高，可帮助其调整体位，至少每4～6小时1次，如条件允许，可安排一定时间让患者坐在床旁椅子上，对卧床压力性损伤风险患者应采取足跟部减压措施，必要时请专科治疗师或理疗师会诊。

（5）增强皮肤的健康也是预防压力性损伤的关键。摄入足够的营养和水分，维持一定程度的皮肤水化。对失禁患者应采取合适的隔离产品来降低皮肤破损的风险。

（6）常用压力性损伤风险评估量表有 Braden 压力性损伤风险评估表（表 3-6-9）、Nordon 压力性损伤风险评估量表（表 3-6-10）。

表 3-6-9　Braden 压力性损伤风险评估表

评分内容	评估计分标准				评分
	1 分	2 分	3 分	4 分	
感知能力	完全受限	大部分受限	轻度受限	没有改变	
潮湿程度	持续潮湿	经常潮湿	偶尔潮湿	很少潮湿	
活动能力	卧床不起	局限于轮椅活动	偶尔步行	经常步行	
移动能力	完全受限	严重受限	轻微受限	不受限	
营养摄取能力	重度营养摄入不足	营养摄入不足	营养摄入适当	营养摄入良好	
摩擦力和剪切力	存在问题	潜在问题	不存在问题		

总分4～23分，>18分认为无压疮发生危险；15～18分为低危；13～14分为中危；10～12分为高危；4～9分为极高危

（一）Braden压力性损伤风险评估表评分项目与内容（表3-6-9）

（1）感知能力：对压力所致不适的反应能力。

1）完全受限：由于意识水平下降、用镇静药或体表大部分痛觉能力受限导致对疼痛刺激无反应。

2）大部分受限：对疼痛刺激有反应，但不能用语言表达，只能用呻吟、烦躁不安表示；或有感觉障碍，身体一半以上痛觉或感受不适能力受损。

3）轻度受限：对指令性语言有反应，但不能经常用语言表达不适；或有1～2个肢体感受疼痛能力或不适能力受损。

4）没有改变：对指令性语言有反应，无感觉受损。

（2）潮湿程度：皮肤暴露于潮湿的程度。

1）持续潮湿：每次移动或翻动患者时总是看到皮肤被分泌物、尿液等浸湿。

2）常常潮湿：皮肤频繁受潮，床单至少每班更换1次。

3）偶尔潮湿：皮肤偶尔潮湿，床单需每天额外更换1次。

4）罕见潮湿：皮肤通常是干的，床单按常规时间更换。

（3）活动能力：身体活动的程度。

1）卧床不起：被限制在床上。

2）局限于轮椅活动：不能步行活动，不能耐受自身的体重和/或必须借助椅子或轮椅活动。

3）偶尔步行：白天偶尔步行但距离非常短，大部分时间卧床或坐椅子。

4）经常步行：室外步行每天至少2次，室内步行至少每2小时1次（在白天清醒期间）。

（4）移动能力：改变和控制体位的能力。

1）完全受限：在无人帮助时患者不能改变身体或四肢的位置。

2）严重受限：偶尔能轻微改变身体或四肢位置，但不能经常改变或独立地改变体位。

3）轻微受限：能经常独立地做微小的四肢或身体的移动。

4）不受限：不需要他人协助就能完成较大的和经常的体位改变。

（5）营养摄取能力：平常的食物摄入模式。

1）重度营养摄入不足：从未吃过完整一餐，很少能超过所提供食物的1/3。每天能摄入2份或以下的蛋白量（肉或乳制品），很少摄入液体，没有流质饮食。或者禁食和/或流质摄入或静脉输入大于5天。

2）营养摄入不足：很少吃完一餐，一般仅能吃完所提供食物的1/2；每天蛋白质摄入量是3份肉或乳制品。偶尔能摄入规定食物量。或者可摄入略低于理想量的流质或管饲。

3）营养摄入适当：可摄入供给量的一半以上。每天4份蛋白量（肉或乳制品），偶尔拒绝肉类，如果供给食物通常会吃掉。或者管饲或完全肠外营养能达到绝大部分的营养所需。

4）营养摄入良好：每餐能摄入绝大部分食物，从来不拒绝食物，通常吃4份或更多的肉和乳制品，两餐间偶尔进食。不需补充其他食物。

（6）摩擦和剪切力

1）存在问题：移动时需要中到大量的帮助，不可能做到完全抬空而不碰到床单，在床上或椅子上时经常滑落。需要大力帮助下重新摆体位。痉挛、挛缩或躁动不安通常导致摩擦。

2）潜在问题躯体移动乏力，或者需要一些帮助，在移动过程中，皮肤在一定程度上会碰到床单、椅子、约束带或其他设施。在床上或椅子中大部分时间能保持良好的体位，偶尔有向下滑动。

3) 不存在问题：在床上或椅子上能够独立移动,移动期间有足够的肌力完全抬举身体及肢体,在床上或椅子上所有时间内都能保持良好的体位。

(二) Norton 压疮风险评估量表评分项目与内容(表 3-6-10)

表 3-6-10　Norton 压疮风险评估量表

评分内容	评估计分标准			
	4 分	3 分	2 分	1 分
身体情况	良好	尚可	虚弱	非常差
精神状态	清醒	淡漠	混淆	木僵
活动力	活动自如	扶助行走	轮椅活动	卧床不起
移动力	移动自如	轻度受限	严重受限	移动障碍
失禁	无	偶尔	经常	二便失禁

总分 4~20 分,≤14 分属于危险人群,随着分值降低危险性相对增加

(1) 身体状态：指最近的身体健康状态,如营养状况、组织肌肉块完整性、皮肤状况。

1) 良好：身体状况稳定,看起来很健康,营养状态良好。

2) 尚可：一般身体状况稳定,看起来健康状况尚可。

3) 虚弱/差：身体状况不稳定,看起来还算健康。

4) 非常差：身体状况很危急,呈现病态。

(2) 精神状态：指意识状况和定向感。

1) 清醒：对人、事、地定向感非常清楚,对周围事物敏感。

2) 冷漠：对人、事、地定向感只有 2~3 项清楚,反应迟钝、被动。

3) 混淆：对人、事、地定向感只有 1~2 项清楚,沟通对话不恰当。

4) 木僵：无感觉、麻木、没有反应、嗜睡。

(3) 活动力：指个体可行动的程度。

1) 活动自如：能独立走动。

2) 需协助行走：无人协助则无法走动。

3) 轮椅活动：只能以轮椅代步。

4) 因病情或医嘱限制而卧床不起。

(4) 移动力：个体可以移动和控制四肢的能力。

1) 完全不受限制：可随意自由移动、控制四肢活动自如。

2) 稍微受限制：可移动、控制四肢。但需人稍微协助才能翻身。

3) 大部分受限制：无人协助无法翻身,肢体轻瘫、肌肉萎缩。

4) 移动障碍：无移动能力,不能翻身。

(5) 失禁：个体控制大小便的能力。

1) 无：大小便控制自如,或留置尿管但大便失禁。

2) 偶尔失禁：在过去 24 小时内有 1~2 次大小便失禁之后使用尿套或留置尿管。

3) 经常失禁：在过去 24 小时之内有 3~6 次小便失禁或腹泻情形。

4) 大小便失禁：无法控制大小便,且在 24 小时内有 7~10 次失禁发生。

第七章 输液管理

第一节 安全输液操作规范

一、完善输液管理制度,提高操作安全性

常见的输液管理制度包括药物皮试结果管理制订、过敏性药物使用规范、特殊患者、特殊治疗同意书、谈话与签字制度、相关护理文件管理规范、药物不良反应检测报告及药品现场封存管理制度,特殊药物使用警示制度、输液反应处理规范、各类输液相关情况应急处理预案、用药宣教制度。

二、加强给药和药品管理,提高用药规范

(1) 严格查对制度:操作中严格执行"三查十对"和患者双向核对制度;加强溶液质量检查,确保用药安全。

(2) 药品管理:药品应根据性质及储存方法分类存放及保管,定期检查,以免导致药物失效或管制药品的流失。

三、建立风险预警系统,提高对护理风险的预防能力

(1) 医院应有护理人员培训制度和计划,并定期对护理人员进行技能培训和考核、提高护理人员技能水平,特别是新业务、新药使用规范。

(2) 护理人员应加强医德修养、提高护理服务意识。

(3) 加强风险教育、正确认识患者与护士双方的权利义务,在做任何操作前,应明确征得患者知情同意,提前向患者告知操作的目的、可能出现的风险、需要配合的方法等。

(4) 建立临床督导制度,加强临床护理质量监控。

(5) 加强设备维修管理,及时发现潜在安全隐患。

(6) 建立职业化管理队伍,加强对临床一线风险管理,及时了解政策环境变化,采取积极应对措施等,以积极预防风险事件的发生。

四、完善证据系统管理,提高输液操作中法律意识

护士在严格执行操作规程的同时,要加强护理证据的收集与管理。与静脉输液相关的证据包括护理记录、各类同意书、各类有护士签名的治疗执行单等。

五、选择合适的输液导管,确保患者安全

临床上常用的精密输液器中含有 PVC(塑化剂),一方面严重影响药物的疗效,如乳剂、化

疗药物、三升袋、肠内肠外营养液、特殊药物(替硝唑、氯丙嗪和异丙嗪、胰岛素、安定、地塞米松、硝酸甘油、环孢素 A、尿激酶、紫衫醇等)、血制品等。另一方面,对儿童、妇女及哺乳期妇女等人群具有潜在的危害。因此,应针对性地使用精密输液仪器,以减少患者的损伤。

第二节　输注刺激性药物规范

一、准确评估引起外渗的危险因素

(一)药物因素

1. 种类　根据外渗后对组织的损伤程度分为 3 类。

(1)发泡剂:外渗后引起局部组织坏死的药物,包括阿霉素、柔红霉素、更生霉素、氮芥、长春新碱等。

(2)非发泡剂:无明显并发症或刺激作用的药物,如环磷酰胺、噻替派、甲氨蝶呤、阿糖胞苷、鬼臼乙叉甙、威猛等。

(3)刺激剂:外渗后可引起灼伤或轻度炎症而无坏死的药物。

2. 浓度和速度　药物的浓度和输注的速度,超过血管缓冲应激能力,均可使血管内膜受刺激。

3. pH 值　药物偏酸、偏碱都可以对血管内膜的正常代谢和功能起到干扰作用。

(二)理化因素　包括物理因素、环境温度、溶液中不溶性微粒、液体输入量、速度、时间、压力,以及针头对血管的刺激。短期反复多次穿刺使血管壁变薄、弹性下降、脆性增加、静脉萎缩变细,易引起药物外渗。

(三)个体因素

1. 解剖因素　穿刺部位在肘窝、手腕等关节处,患者感觉迟钝,早期渗漏不易及时发现;指间细小血管壁薄、耐受性差,易渗出;下肢静脉栓塞,一般不宜化疗输液。

2. 血管因素　反复多次化疗使血管壁变薄、弹性下降、脆性增加、静脉萎缩变细,易引起药物外渗。

3. 年龄因素　年老体弱患者、血管硬化、脆性大、管腔小、血流缓慢易致局部药物浓度升高,刺激血管内膜,引起外渗。

二、正确掌握输注方法

1. 静脉的选择　应选用直且弹性好、不易滑动的外周静脉,如贵要静脉、头静脉、手足背浅静脉,对于刺激性较强的药物最好选用中心静脉置管。

2. 输注的方法　输注刺激性药物之前,先用生理盐水引导,确定针头在血管内后再输注刺激性较强的药物,妥善固定导管,定时巡视并倾听患者主诉,做好护理记录,每 30～60 分钟巡视 1 次。如是静脉推注,在推注过程中随时回抽是否有回血,注意观察局部情况,询问患者主诉,疑有外渗者,立即停止注射,输注完毕后,须再用生理盐水冲洗管路后拔针,正确压迫穿刺点。

3. 观察要点　输注刺激性药物过程中,注意观察患者有无主诉穿刺部位疼痛、肿胀、烧灼感等,并定时回抽有无回血,确保导管在血管内,如无回血或已证实发生渗漏,应立即采取紧急处理。

三、尽早发现化疗药外渗后的各种表现

（一）皮肤软组织损伤为主

1. 水肿型　主要表现为皮肤软组织损伤,消肿后可完全恢复至正常。

2. 水疱型　水疱下真皮组织红润,可自行愈合,愈合后局部早期色素改变,弹性稍差,数周至数个月后可逐渐消退。

3. 焦痂坏死型　出现水肿、皮肤苍白或灰暗者,数日后皮肤变黑,并逐渐出现栓塞网状血管。小面积焦痂者可自行愈合,但可有瘢痕形成,焦痂面积大于 $1\sim1.5\ cm^2$,有肉芽形成者需植皮方可愈合。

（二）神经损伤为主

1. 损伤机制

（1）药物注入神经干直接损伤。

（2）药物对神经周围的肌肉造成损伤,形成纤维带而压迫损伤神经。

（3）针刺致神经内血肿或神经周围血肿压迫神经。

2. 损伤部位

（1）肘前静脉注射——正中神经损伤。

（2）臀部肌内注射——坐骨神经损伤。

四、及早进行外渗后的处理

（1）一旦发生药物渗漏,立即停止输液或停止推注刺激性药物。若渗漏较多,可保留原针头,在无菌操作下接注射器进行多方向抽吸渗漏于皮下的药液。必要时给予局部皮下封闭。封闭药物酌情选用 5％碳酸氢钠、利多卡因、地塞米松等。拔针后 24 小时内给予冰袋冷敷,50％硫酸镁湿敷及中药外敷（金黄散）。抬高患肢,制动 24～48 小时。但长春新碱、鬼臼乙叉甙等刺激性药物,禁止冷敷或局部使用糖皮质激素。

（2）药物刺激性或外渗量较大时,应请整形科医生采用手术治疗。

1）切开引流、冲洗:在局部麻醉下,在外渗局部作一长 3～5 cm 的切口,用蚊式血管钳在外渗范围内,外渗组织平面上做潜行分离,用大量生理盐水和/或拮抗剂反复注入冲洗,尽量使外渗的液体排出,以减少或阻断药物对组织的进一步损害,切口缝合 1 针或不缝合。

2）坏死组织切除及植皮术。

（3）常用刺激性药物的拮抗剂:氮芥的拮抗剂为硫代硫酸钠;长春新碱、柔红霉素的拮抗剂为 5％碳酸氢钠;丝裂霉素的拮抗剂为维生素 B_6;更生霉素的拮抗剂为维生素 C;长春新碱、鬼臼乙叉甙的拮抗剂为透明质酸酶加温敷;阿霉素、柔红霉素的拮抗剂为二甲亚矾。

五、输注刺激性药物的有关规定

（1）输注刺激性药物应有告知制度,以取得患者及家属的配合,应告知患者和家属,输注局部尽可能少动或不动,若出现局部疼痛、肿胀、滴液不畅等立即告诉护士。

（2）严格执行输液巡视制度,30～60 分钟巡视 1 次,注意观察输注局部有无肿胀、疼痛,有无回血,滴液是否通畅,并于输液卡上做好记录。

（3）加强交接班制度,输注有刺激性药物的患者应床旁交接,接班者对当日使用刺激性药物的患者应做到心中有数。

（4）输注刺激性药物一般应由有经验的护理人员执行，学员原则上不宜进行操作。

（5）若有渗漏可疑者，应立即更换注射部位，切不可勉强输注。

（6）输注刺激性药物前应做好一切准备工作。如排便、体位、输注时间较长者可由护士协助做被动活动。

（7）如果发生刺激性药物外渗，应立即向护士长及护理部汇报，并详细记录局部皮肤的变化和治愈情况。按《刺激性药物外渗应急预案》处理。

第三节　输液接头管理

一、输液接头的种类

输液接头包括无针接头、肝素帽和三通接头。无针接头按内部结构分为分隔膜接头和机械阀接头；其按功能可分为正压接头、恒压接头和负压接头。另外还有新型抗菌涂层接头，如带纳米银涂层的无针接头。

二、输液接头的应用

（1）应以螺口设计保证血管通路装置与输液接头紧密连接。

（2）外周静脉导管末端宜使用无针接头。

（3）宜选择结构简单、外观透明的无针接头连接导管。

（4）CRBSI 高危患者可使用新型抗菌图层接头。

（5）加压输注液体时（每秒 3~5 mL），应评估输液接头能承受的压力范围（参照产品说明书）。

（6）应根据输液接头功能类型决定冲管、夹闭及断开注射器的顺序（参照产品说明书）。

（7）需要快速输液时，不宜使用无针接头，因其可以降低输注速度（包括晶体液及红细胞悬液等）。

（8）为降低感染风险，应减少三通接头的使用。

（9）可用预连接无针接头的三通接头或用带无针输液接头的多通路连接管，代替三通接头。

三、输液接头的消毒

（1）合适的消毒剂包括 75% 乙醇、>0.5% 的葡萄糖酸氯己定醇溶液、有效碘浓度不低于 0.5% 聚维酮碘溶液。

（2）每次连接前使用机械法用力擦拭消毒输液接头的横截面和外围。

1）无针接头应选用消毒棉片多方位用力擦拭 5~15 秒并待干，消毒和待干时间根据无针接头设计和消毒剂的性质决定（可参照产品说明书）。

2）抗菌性的无针接头应同样采用机械法用力擦拭。

3）使用含有乙醇或异丙醇的消毒帽可以降低中心导管相关血流感染的风险（CLABSI）。消毒帽应一次性使用。

四、输液接头的更换

（1）外周静脉留置针附加的肝素帽或无针接头宜随静脉留置针一同更换；PICC、CVC、

PORT 附加的肝素帽或无针接头应至少每 7 天更换 1 次。

（2）无针接头更换宜不短于 96 小时（具体应参照产品说明书）。

（3）以下情况应立即更换输液接头：输液接头内有血液残留或有残留物；完整性受损或被取下；在血管通路装置血液培养取样之前；明确被污染时。

（4）三通接头应与输液装置一起更换。

五、输液接头更换操作流程

【操作前准备】

1. 用物准备　治疗盘、无菌维护包、免洗手消毒凝胶、乙醇棉片 2 片、无针输液街头 1 个、10 mL 注射器 1 支、10 mL 生理盐水 1 支、胶布 1 卷、弯盘、利器盒、医疗垃圾桶、生活垃圾桶。各种无菌物品包装完整，均在有效期范围内。

2. 护士准备　衣帽整洁，洗手，戴口罩。

3. 患者准备　患者处于安静状态，配合操作。患者取平卧位，置管侧手臂露出。

【操作规程】　见表 3-7-1。

表 3-7-1　输液接头更换流程

流　　程	说　　明
素质要求	服装、衣帽整洁
洗手戴口罩	按照七步洗手法洗手，按照要求戴口罩
核对、解释	采用 2 种患者身份识别的方法识别患者身份（腕带、反问式），解释操作的目的
评估	评估输液接头有无血迹、破损、污染等
打开换药包	注意无菌操作
准备冲封管生理盐水	准备生理盐水或肝素钠生理盐水
揭开固定输液接头的胶布	揭开胶布并去除胶痕、清洁皮肤
手消毒	按照七步洗手法正确洗手
输液接头排气备用	取出预充注射器，去除针头，安装输液接头，排气备用
卸下旧的输液接头	卸下旧的输液接头，手消毒
导管接头消毒	打开乙醇棉片，包裹消毒导管接头，多方位机械摩擦应超过 15 秒
抽回血，冲封导管	连接已预冲输液接头，抽回血、冲管及封管，生理盐水或肝素钠盐水脉冲式冲管，正压封管。若无回血、冲管有阻力时勿硬冲，应排除堵管
固定导管及接头	导管位置摆放合理，胶布塑形固定导管
整理用物	按照垃圾分类处理废物
洗手，脱口罩	按照七步洗手法正确洗手
记录	及时准确记录导管情况

【护理配合】

（1）中心静脉导管更换接头禁止使用小于 10 mL 注射器冲管、给药。

（2）抽回血时不可抽至输液接头及注射器内。

（3）使用脉压式冲管、正压封管，以防血液反流进入导管。

（4）将体外导管放置呈弯曲状态，以降低导管张力，避免导管脱出。

（5）严格无菌操作，避免因操作不当导致导管相关性血流感染。

（6）固定导管延长管，胶布应塑形，避免压力过大导致患者皮肤压伤。

（7）留置针导管固定应避开血管通路方向，避免因导管压迫血管引起血液或药液回流受阻。

第四节　外周静脉留置针管理

【目的与适应证】

（1）输入药物，达到治疗疾病的目的。

（2）恢复和维持患者的体液与电解质平衡。

（3）输入脱水剂，提高血液渗透压，达到利尿、消肿、降低颅内压、改善中枢神经系统的目的。

（4）补充营养，维持热量。

（5）增加循环血量，维持血压。

（6）用于急救时给予快速给药通道。

（7）减轻患者的痛苦，保护血管。

（8）适用于所有的静脉，特别是连续静脉输液超过 4 小时，或间断使用输液大于 1 周以上者。

外周静脉留置针由具有注册护士资格的护士执行。进修护士的操作能力得到带教老师认可后方可执行。非注册护士及实习生须在注册护士监督下执行。

【操作前准备】

（1）患者评估：根据患者的病情和静脉情况选择合适的静脉进行穿刺。

（2）治疗方案评估：根据药物的不同特性，选择静脉进行穿刺。

（3）留置针类型（工具选择）：根据静脉的粗细选择型号合适的留置针。

（4）个人准备：应穿戴整洁，操作前洗手、戴口罩。

（5）物品准备：留置针、肝素帽、棉签、2％葡萄糖酸氯己定醇皮肤消毒剂、止血带、5 mL 生理盐水注射器、透明贴膜、弯盘、利器盒、生活垃圾桶、医疗垃圾桶、手消毒凝胶。

【操作流程】　见表 3-7-2。

表 3-7-2　外周静脉留置针操作流程

流　　程	说　　明
素质准备	衣帽、服装整洁
洗手、戴口罩	按照七步洗手法正确洗手
用物准备	留置针、5 mL 生理盐水注射器、肝素帽、棉签、2％葡萄糖酸氯己定醇皮肤消毒剂、止血带、透明贴膜、输液卡、弯盘、利器盒、生活垃圾桶、医疗垃圾桶、手消毒凝胶
核对解释	按照 2 种身份识别制度正确识别患者身份（腕带、反问式），解释此次操作的目的
评估	评估患者病情、合作程度、血管情况
安置体位	患者体位摆放舒适
选血管	在穿刺点上方 10 cm 处扎止血带，选择粗直、有弹性、易固定的血管，首选前臂血管
消毒	用 2％葡萄糖酸氯己定醇皮肤消毒剂，消毒范围大于 8 cm×8 cm

（续表）

流　　程	说　　明
核对、进针	穿刺前再次核对，患者握拳，15°～30°进针，见回血后放低角度，再进针 0.2 cm，退出钢针 0.2～0.3 cm，将钢针和软管一起送进血管
撤针芯	左手固定软管，右手撤出针芯
固定、记录日期签名	透明贴膜无张力固定留置针，在贴膜上记录日期、签名
冲封管	5 mL 生理盐水注射器连接留置针接头，抽回血，脉冲式冲封管，固定夹固定穿刺点近 1/3 处
固定延长管	高举平台法固定延长管，Y 形管朝外，避开穿刺处血管上方，胶布塑形固定导管末端
宣教、安置体位	向患者交代注意事项，安置舒适体位
处理用物、洗手	分类处理垃圾，按照七步洗手法正确洗手

【护理配合】

（1）观察与记录：观察穿刺部位是否红、肿、热、痛、硬化或其他皮肤反应、有无分泌物、感染等，倾听患者的主诉，如有异常，及时通知医生，并做记录。

（2）冲、封管：采用脉冲式冲、封管，导管夹固定靠近穿刺点近 1/3 处，避免回血导致堵管。

（3）敷料更换：正确使用敷料，轻轻将敷料边缘搓起，0°掀开贴膜。撕除敷料时，注意应顺着穿刺方向，切勿沿导管反向撕除，以免导管移位。

（4）输液：输液前观察穿刺部位的情况和患者主诉，应用生理盐水或肝素稀释液冲管，确认留置针通畅后，连接输液，观察输液的速度与通畅。

（5）拔管

1）一般每 72～96 小时更换 1 次，若怀疑被污染，出现并发症或中断治疗时应立即拔除。

2）拔除导管时，应用手指尽力压迫穿刺点直至止血，然后在穿刺点覆盖干燥的无菌敷料。

3）拔管后确认导管的完整性。

（6）鼓励患者说出输液期间和留置针留置期间的不适。

（7）保持留置局部皮肤清洁和干燥。

（8）避免局部受压，留置侧的肢体不可用力过度，避免过多的回血。

（9）不能随意打开延长管的开关或输液接头。

（10）防止留置针外露部分导管打折。

【留置针并发症的观察与护理】

1. 静脉炎　是指静脉的炎症。静脉炎的发生应被当作患者的不良治疗结果（表 3 - 7 - 3）。

表 3 - 7 - 3　静脉炎分级量表

等级	临　床　标　准
0 级	无症状
1 级	穿刺部位发红，伴有或不伴有疼痛
2 级	穿刺部位疼痛伴有发红或/和水肿
3 级	穿刺部位疼痛伴有发红，条索状形成，可触摸到条索状的静脉
4 级	穿刺部位疼痛伴有发红疼痛，条索状形成，可触摸到条索状的静脉，其长度>2.5 cm(1 in)，有脓液流出

● 护理干预

（1）在发生静脉炎时，护士应该具有对静脉炎发生的部位进行评估，并决定是否需要治疗或护理干预的能力。

（2）静脉炎发生后即停止输液并拔管，并嘱患者抬高患肢。根据静脉炎的分级不同进行不同的护理干预。

（3）1、2级静脉炎采用50％硫酸镁溶液湿敷，红外线灯照射疗法，每天2次，每次20～30分钟。

（4）3、4级静脉炎采用50％硫酸镁溶液湿热敷，并加用黄金散外涂再用红外线灯照射疗效较好。

（5）各级医院应建立防止静脉炎发生的预案。

（6）任何被认定为1级或更高级别的静脉炎发生后，必须向护理部汇报。

（7）患者发生静脉炎以及伴随的护理干预、治疗应记录于一般护理记录单。

（8）在一既定的患者群体中，必须控制静脉炎的发生率≤5％。

2. 浸润（渗出和外渗） 由于输液管理疏忽造成的药物或溶液进入周围组织，而不是进入正常的血管通路（表3-7-4）。

表3-7-4 渗出分级标准

分级	临 床 表 现
0级	没有症状
1级	皮肤发白，水肿范围最大径小于2.5 cm，皮肤发凉，伴或不伴疼痛
2级	皮肤发白，水肿范围最大径2.5～15 cm，皮肤发凉，伴或不伴疼痛
3级	皮肤发白，水肿范围最大径大于15 cm，皮肤发凉，轻到中等程度疼痛，可能有麻木感
4级	皮肤发白，半透明状，皮肤紧绷，有渗出，皮肤变色，有瘀斑，肿胀，水肿范围最小直径大于15 cm，呈凹陷性水肿，循环障碍，轻到中等程度疼痛（任何容量的血液制品、发泡剂或刺激性液体渗出均属于4级）

● 护理干预

（1）护士应该能识别和评估渗出，并能采取恰当的护理干预措施，使渗出的影响降到最小。

（2）当观察到有渗出发生时，应迅速终止输液，拔除留置导管。

（3）对于渗出的部位进行持续的观察与评估并记录于一般护理记录单。

（4）应根据药品制造商的药品说明，药液的性质和浸润的严重程度实施治疗。

（5）如果是腐蚀性药物外渗，在拔除导管前便应明确治疗方案。

（6）腐蚀性药物外渗后的处理：① 疑有外渗或已发生外渗应立即停止输液，回抽针管内残留药液，注入等渗盐水后拔针。② 在外渗皮肤周围进行环形局封，局封完毕后进行冷敷，以提高局封的效果。③ 对于化疗后出现的静脉炎，24小时后选用黄金散等药物外敷或硼酸湿敷。④ 抬高患肢，以利于静脉回流，减轻肿胀与疼痛。

第五节　中心静脉置管管理

中心静脉导管（central venous catheter，CVC）是指经锁骨下静脉、颈内静脉、股静脉置管，尖端位于上腔静脉或下腔静脉的导管，可用于测量中心静脉压、大量快速静脉输液、输注高渗或强刺激性药物、血液透析等。

【适应证】

1. 治疗

(1) 外周静脉穿刺困难。

(2) 需长期输液治疗。

(3) 大量、快速扩容通道。

(4) 胃肠外营养治疗。

(5) 药物治疗(化疗、高渗、刺激性)。

(6) 血液透析、血浆置换术。

2. 监测

(1) 危重患者抢救和大手术期行 CVP 监测。

(2) Swan-Ganz(气囊漂浮)导管进行肺动脉压(PAP)和肺毛细血管楔压(PCWP)监测。

(3) 肺波指示剂连续心排血量监测。

【绝对禁忌证】

(1) 同侧颈内静脉置管和起搏导线置管。

(2) 广泛上腔静脉系统血栓形成。

(3) 同侧动静脉造瘘管。

(4) 穿刺局部有感染、蜂窝炎。

(5) 上腔静脉压迫综合征。

【相对禁忌证】

(1) 凝血功能障碍。

(2) 患者不合作,躁动不安。

(3) 下肢畸形、关节功能障碍。

(4) 胸廓畸形、锁骨骨折,有明显的畸形愈合。

【操作前准备】

1. 护士准备　仪态大方、举止端庄;衣帽、服装整洁;佩戴胸卡;修剪指甲、洗手。

2. 用物准备　治疗车、手消毒凝胶、维护包、治疗盘、无菌贴膜、10 mL 注射器、10 mL 生理盐水、输液接头、弯盘、胶布、生活垃圾桶、医疗垃圾桶

3. 环境准备　病室环境安静、整洁,光线充足,适宜操作,关闭门窗,减少人员走动,保护患者隐私。

【中心静脉置管维护操作流程】　见表 3-7-5。

表 3-7-5　中心静脉置管维护操作流程

流　程	说　　明
素质要求	衣帽、服装整洁
核对、解释	按照身份识别制度正确识别患者身份,解释此次操作的目的
评估	评估患者病情、意识、活动度及配合程度;观察导管插入深度,穿刺点有无红、肿、热、痛,局部有无渗血、渗液等,以及贴膜日期及置管日期
洗手戴口罩	按照七步洗手法正确洗手,戴口罩

（续表）

流　　程	说　　明
物品准备	治疗车、手消毒凝胶、维护包、治疗盘、无菌贴膜、10 mL 注射器、10 mL 生理盐水、输液接头、弯盘、胶布、生活垃圾桶、医疗垃圾桶
体位准备	平卧位、头偏向对侧、充分暴露操作部位
放置治疗巾	按照无菌原则放置治疗巾
消毒	取下原有输液接头、消毒导管接口的横截面及外围 5～15 秒
冲封管	连接排气后的输液接头，抽回血后，脉冲式冲管，最后封管
揭膜	一手固定导管，一手平行牵拉松动透明贴膜边缘，逆导管方向去除贴膜，暴露穿刺点
消毒	洗手、戴手套，对局部皮肤进行消毒，消毒范围直径＞15 cm，由内向外消毒，待干
贴膜	充分展开褶皱处皮肤，以穿刺点为中心，无张力粘贴贴膜，避免贴膜有褶皱、缝隙、气泡。导管与贴膜塑形充分贴合，记录贴、换膜日期
固定	延长管 U 形固定或 S 形固定，并塑形
观察与宣教	再次观察穿刺点周围及导管情况，交待注意事项
整理床单位	整理用物，取舒适体位、妥善安置呼叫铃
洗手、记录	按照七步洗手法正确洗手，记录护理文书

【注意事项】

（1）严格遵守无菌操作及消毒隔离常规。

（2）操作者严格遵照七步洗手法清洁双手。

（3）更换敷料前应先对穿刺点进行评估，有否触痛及感染征象。

（4）撕除敷贴时注意应顺着穿刺方向，切勿沿导管反向撕除，以免导管移位。

（5）更换敷料时，避免对穿刺部位的触摸，以防污染。

（6）消毒范围应达到 15 cm×15 cm 以上，以 CVC 穿刺点为中心，由内向外螺旋式消毒 3 次。

（7）无张力粘贴敷料，注意穿刺点应正对透明敷料中央，轻捏透明敷料下导管接头突出部位，使透明敷料与接头和皮肤充分贴合，用指腹轻轻按压整片透明敷料，使皮肤与敷料充分接触，一边移除边框一边按压透明敷料边缘。

（8）在透明敷料的标签纸上标注更换敷料时间，并将标签贴于敷料边缘。

（9）每 3～4 天更换 1 次敷料，如敷料有潮湿、污染或敷料一旦被揭开，立即更换。

【中心静脉导管并发症及处理】

1. 堵管

（1）原因

1）输注的液体过于黏稠。

2）输液结束后未做到正压、脉冲封管。

3）患者自身处于高凝状态。

（2）临床表现：通常表现为液体输注或推注困难，输液泵持续高压报警。

（3）处理

1）对于过于稠厚的液体例如脂肪乳剂等，可与其他液体一同输注。

2）发生血凝性堵管时，严禁用力推注，防止血栓意外。应用生理盐水回抽血块弃去，再用含肝素的液体冲导管。如无法再通应立即拔除导管。

3）患者如处于高凝状态则应给予相应的对症治疗。

2. 滑脱

（1）原因：敷料固定不牢固，患者大幅运动等外力因素。

（2）临床表现：导管滑出体外或穿刺点周围肿胀渗液。

（3）处理

1）立即通知医生拔除 CVC。

2）用无菌纱布按压穿刺点。

3. 渗血

（1）原因：穿刺者操作不当，患者有凝血功能障碍等。

（2）临床表现：穿刺点持续或间歇渗血。

（3）处理

1）渗血严重者使用纱布敷料，以便观察穿刺点并可降低成本。

2）纱布敷料必须每天更换，如有渗血污染必须立即更换。

3）有凝血功能障碍的患者应给予对症治疗。

4. 导管相关性感染

（1）原因

1）穿刺点污染。

2）导管接头污染。

3）静脉滴注的药物污染。

（2）临床表现：患者突然出现发冷发热，体温骤然升高（达 39～40 ℃），没有其他感染源。

（3）处理

1）立即拔除 CVC。

2）给予相应的降温治疗及应用抗生素。

3）拔除的导管应做细菌培养，指导临床用药。

第六节　经外周穿刺中心静脉导管管理

【经外周穿刺中心静脉导管(PICC)管理规范】

（1）实施 PICC 置管人员必须具备国家认定的专业护士资质，执有资格证书。

（2）全面评估患者全身及置管局部状况，根据治疗病程及药物使用要求确定适应证、禁忌证。

（3）由医生下达 PICC 置管医嘱后执行。

（4）必须由医生填写知情同意书，获得患者或家属签署同意后实施；知情同意书保存于护理病历中。

（5）按照医院 PICC 统一标准操作流程，严格无菌操作。

（6）置管后、休疗期后、治疗前应拍胸部 X 线片，确定导管末端所在位置是否到达上腔静脉下 1/3 标准位置（第 3～4 前肋或第 5～7 后肋水平），并保留 X 线片存档。

（7）置管完成后填写《PICC 置管穿刺术记录单》，将置管操作记录归档于护理病历中，同时将所使用的导管条形码贴于患者知情同意书和 PICC 置管记录单下方,随同病历保存以便跟踪。填写置管传报表,待 X 线片报告返回病室和执行治疗前,将传报表送至院静脉输液管理委员会质控组;同时填写患者置管维护手册首页,将置管维护宣教材料一套交于患者阅读保存。

(8) 按照 PICC 统一标准操作,并做好使用维护,每日由责任护士填写《住院患者 PICC 观察及维护监控记录单》并交班,包括不良事件及意外处理措施、拔管或带管出院及出院宣教的完成情况。PICC 置管过程中一旦发生意外及较为严重并发症时,应立即通知主管医师共同处理,同时邀请 PICC 专家组成员到现场会诊处理,遇到复杂问题时应由 2～3 位专家集体会诊处理,并将处理意见过程及结果记录在护理病历中,确保安全。

(9) 置管出院患者,置管护士必须完成出院宣教,签署宣教单(一式两份,一份留置管者保管备用,一份交患者保存),同时告知患者再次门诊维护时随身携带置管维护手册,以便长期治疗维护时使用。

(10) 置管护士应按照出院宣教单上联系地址和电话与患者保持联系及拔管前的长期咨询与保健,直至导管拔除;导管使用期限超过厂商指南时应重新评估,如继续使用应再次签署患者知情同意书。

(11) 经全面评估患者全身及置管局部状况后,根据治疗病程及药物使用要求确定实施 PICC,如患者不同意而采用外周静脉治疗应让患者签署拒绝书。

【PICC 专业护士资质认定】

(1) 执行 PICC 置管者必须经过系统的 PICC 课程培训,成绩合格并获得省部级医院管理机构颁发《PICC 专业适任证书》。

(2) 具有中级职称及以上资格。

(3) 完成 PICC 置管病例数累积 10 例以上,经医院专业护理委员会考核,护理部审核合格备案后方可授权单独操作。其他机构培训的护理人员仅具有 PICC 维护的资格。

【PICC 专业护士职责及工作内容】

(1) 完成 PICC 置管、维护、传报及病例随访。

(2) 负责对全院病区护士中心静脉导管维护的培训,保证导管处于安全状态。

(3) 在 PICC 专家组的主持下参与 PICC 维护的门诊工作。

(4) 参与 PICC 置管和维护的相关产品的试用,并提出评价意见。

(5) 针对临床 PICC 置管过程中的各种护理问题,开展 PICC 技术与理论的科学与研究,不断总结经验,并在同行中交流。

(6) 参加各类相关继续教育项目学习及新技术的学习培训,完成必需的学分,提高专业知识与技能。

【PICC 置管流程管理】

(一)基础知识 PICC 置入肘前的外周静脉包括双上肢的贵要静脉、肘正中静脉和头静脉,导管末端最终停留在上腔静脉下 1/3 处(其中以右心耳位置最佳)。该技术已有几十年的历史,20 世纪 90 年代后期在我国开始使用,PICC 应用于化疗患者的优越性尤为突出,其具有穿刺成功率高,节省人力、时间,操作简单、安全(经过专业培训并获得资格证书的专业护士即可进行 PICC 穿刺),并发症少(无严重并发症),以及留置时间长等优点。

PICC 采用医用高等级硅胶材料,总长度通常为 65 cm,导管非常柔软,有弹性,具有全长放射显影,可通过放射影像确认导管及其尖端位置。

（二）PICC 应用指征

● 适应证

（1）有缺乏外周静脉通道的倾向。

（2）有锁骨下或颈内静脉插管禁忌。

（3）需输注刺激性或腐蚀性药物，如化疗药。

（4）需输注高渗性或黏稠性液体，如完全性肠外营养。

（5）需反复输血或血制品，或反复采血。

（6）需要使用输液泵或压力输液。

（7）需要长期静脉治疗，如补液治疗或疼痛治疗时。

（8）同样适用于儿童及家庭病床的患者。

● 禁忌证

（1）预插管途径有感染源。

（2）预插管途径有外伤史、血管外科手术史、放射治疗史、静脉血栓形成史、乳腺癌术后患侧上肢、动静脉瘘者、胸腔大手术患侧肢体。

（3）肘部血管条件差，无法确定穿刺部位。

（4）有严重的出血性疾病、严重凝血障碍者。

（5）穿刺侧有其他导管者。

（6）患者顺应性差。

（7）上腔静脉压迫综合征。

● 患者知情同意　PICC 置管是一项新技术，患者及家属对其完全不了解，患者及家属存在着心理上的担忧和相关知识的缺乏。所以置管操作护士首先要详细了解患者对置管的心理反应。根据患者及家属对 PICC 了解的程度，有的放矢地对患者及家属进行置管的目的、意义、重要性、优越性、操作过程和导管留置时间、导管品种及价格、导管维护的知识、患者如何配合操作、可能出现的并发症等方面的宣教。对有顾虑和紧张等情绪的患者，需耐心地解释和安慰，并介绍成功病例，患者之间相互交流，现身说法，在患者及家属充分知情的情况下，置管操作护士与医生一起同患者或家属签署 PICC 置管知情同意书。

● 评估与导管选择

1. 一般情况评估　置管前先由专业护士与医生一起评估患者的静脉条件、病情和血象，严格掌握置管的禁忌证。有严重出血性疾病的患者禁用 PICC。全身状况差、极度消瘦、低蛋白血症时血管通透性增加，血管及皮肤弹性极差，不能紧锁住导管，会造成液体自穿刺点处外渗，慎用 PICC。评估后符合条件者再进行置管。

2. 合理选择静脉　在肘正中 10 cm 的范围内选择穿刺的最佳静脉。通常首选右侧穿刺。首选静脉为贵要静脉，其次选择肘正中静脉和头静脉。贵要静脉比较粗大且通向中央静脉的路径较直；而头静脉管径细，有分支，静脉瓣相对较多，在肩部有一个较大的角度，可能造成送管困难，尽量避免在头静脉穿刺。

3. 合理选择穿刺部位　注意观察穿刺进针点周围皮肤有无红肿、硬结、局部感染、皮肤病等，应避免在这些部位穿刺。

4. 合理选择导管　在输液速度允许的情况下，应尽量选择型号最小、最细的 PICC。对于某些使用特殊药物的患者，如外科营养支持、脂肪乳剂、高渗性液体、血制品或血浆制剂等时，建议使用 4 F 或 5 F PICC 管，这类导管可以作为常规抽血和输血使用。

【操作前准备】

1. 用物准备　治疗车、2%葡萄糖酸氯己定醇皮肤消毒液、无菌生理盐水、2%利多卡因1支(根据需要)、20 mL注射器2支、5 mL注射器1支、无菌手套2副、PICC穿刺包(洞巾1块、治疗巾4块、鼠齿钳2把、直剪1把、棉纱球5~8只、纱布5块、治疗碗2个、弯盘1个、止血带1条)、止血带、PICC、肝素帽或可来福接头1个、固定薄膜1张、弹力绷带(根据需要)、皮尺。

2. 环境准备　病室环境安静、整洁,温湿度适宜,光线充足,适合操作。

3. 患者准备　患者处于安静状态、配合操作。

【操作步骤】　以单腔三向瓣膜式PICC导管置管为例,见表3-7-6。

表3-7-6　单腔三向瓣膜式PICC置管操作流程

流　　程	说　　明
素质准备	衣帽、服装整洁
用物准备	医嘱单、知情同意书、风险告知书、治疗车、2%葡萄糖酸氯己定醇皮肤消毒液、无菌生理盐水、2%利多卡因1支、20 mL注射器2支、5 mL注射器1支、无菌手套2副、PICC穿刺包、止血带、PICC、赛丁格一套、超声套件、耦合剂1瓶、输液接头1个、固定薄膜1张、弹力绷带(根据需要)、皮尺
洗手、戴口罩	按照七步洗手法正确洗手,戴口罩
查对、解释	1. 查对医嘱及知情同意书、风险告知书是否签字 2. 查对患者:按照身份识别制度正确识别患者身份,解释操作目的及配合事项
选静脉、测量、定位	患者平卧,术侧手臂外展90°,暴露穿刺区域,涂超声耦合剂,选择血管,首选贵要静脉,用记号笔做标记,测量置管长度,血管直径及深度、臂围并记录
洗手	按照七步洗手法正确洗手
消毒	打开PICC穿刺包、戴手套、使用2%葡萄糖酸氯己定醇纱布,消毒患者置管侧整个手臂
放置无菌巾	手臂下垫治疗巾,将无菌止血带放置手臂下,放下手臂,脱手套,洗手
穿隔离衣	穿隔离衣、戴无菌手套
铺治疗巾套	铺小治疗巾及洞巾,保证最大无菌区域
准备无菌物品	将术中使用物品按照无菌原则准备,无菌生理盐水注射液2支、利多卡因1支、透明贴膜、PICC、赛丁格、超声套件、输液接头呈备用状态
探头准备	助手将耦合剂涂抹B超探头,协助罩上无菌保护套,系止血带
静脉穿刺	1. 穿刺针置于探头上(选择符合血管深度的导针架) 2. 边看超声屏幕,边缓慢进针,观察针鞘中是否有回血 3. 见回血后,降低进针角度,将导丝沿穿刺针送入血管10~15 cm,松止血带 4. 将穿刺针缓慢拔除,只留导丝在血管中 5. 在穿刺点旁局部麻醉,并从穿刺点沿导丝向上扩皮 6. 将血管鞘沿导丝插入血管,下方垫无菌纱布 7. 按压穿刺点及上方,将导丝及血管鞘内管一同撤除

（续表）

流　　程	说　　明
送管	1. 固定好血管鞘,将导管匀速送入血管鞘 2. 嘱患者头偏向另一侧,导管、导丝拔出部分 3. 缓慢将血管送至测量长度 4. 撤除血管鞘
检查是否误入颈静脉	用超声检查初步判断导管是否误入颈静脉
撤除导管内导丝	将导管内导丝缓慢撤除
修剪导管长度	保留体外 6 cm,剪去多余长度,连接延长管
安装输液接头	安装输液接头,抽回血,冲封管
安装思乐扣	在穿刺点上外方安装思乐扣,将 PICC U 型固定
贴透明贴膜	在穿刺点放置小纱布,无张力粘贴贴膜,导管头端用胶布塑形固定
整理用物	整理用物、脱手套、洗手(根据需要使用弹力绷带)
交待注意事项	穿刺点按压止血,注意观察穿刺点有无渗血及带管注意事项
确定导管位置	拍胸部 X 线片,确定导管尖端位置
填写维护本及置管记录单	1. 按照导管信息填写维护记录本交给患者 2. 按照置管信息填写置管记录单等

【注意事项】

（1）测量长度要准确,因导管尖端进入右心房可引起心律失常、心肌损伤、心脏压塞。

（2）非三向瓣膜式 PICC 预冲导管后即修剪导管,剪切导管时不要切到导丝,导丝将损坏导管、伤害患者。

（3）如果 1 次穿刺未成功,穿刺针不得再穿入插管鞘,会导致插管鞘断裂。

（4）送管如遇困难,表明静脉有阻塞或导管位置有误,这时不可强行送管。

（5）抽去导丝动作要轻柔,以免损坏导管及导丝的完整性。

（6）用小注射器冲管可使导管发生破裂,禁止使用小于 10 mL 的注射器冲管。

（7）禁止在导管上贴胶布,此举将危及导管强度和导管性完整。

【置管中常见问题的处理】

1. 血管穿刺困难

（1）原因

1）既往重复多次的静脉穿刺。

2）完全丧失可供穿刺的静脉。

3）患者或环境温度过低。

4）脱水。

5）恐惧、焦虑、疼痛。

6）局部麻醉、表面麻醉。

7）患者血管、肢体等的解剖结构的特异性。

（2）改善血管状况的方法

1）在治疗的最初就选择适宜的器材和适宜的规格。

2）使用通道材料时要给予充分的评估。

3）注意保暖甚至适当加温。

4）力求达到最佳的血流动力学状态后再穿刺。

5）保持肢体的特定体位,并观察患者的舒适度。

6）其他辅助技术增加穿刺成功率,如微插管器、超声。

2.导管推进困难

（1）原因

1）静脉解剖因素：静脉瓣、血管痉挛、静脉屈曲、静脉分支、解剖异常、由于以前静脉置管、静脉手术或静脉损伤导致的瘢痕或管腔缩窄。

2）其他因素：穿刺鞘脱出静脉、患者体位有关、置管前长度测量有误、其他已经存在的胸腔内或血管内留置器材的影响。

（2）导管未推进到位的临床表现

1）可能没有临床表现。

2）置管过程中患者有不适表现。

3）导丝不易撤回或即使撤回也发现有打折或弯曲。

4）不能抽到回血,或不能冲洗导管。

5）患者有疼痛、不适,冲洗导管时有发胀、发凉等。

6）置管后摄胸部 X 线片可以确认导管是否推进到所需位置,并帮助减少相关并发症。

（3）协助将导管推进到位的方法

1）插管前先了解清楚有关信息,如胸腔内是否有肿瘤或肿块、已有的血管内留置器材、使用器材的既往史、并发症发生的既往史和手臂、肩膀、胸部的外伤手术史,选定血管后止血带向上扎一点可以了解更多血管情况。

2）在可能的情况下尽量选择贵要静脉穿刺。

3）固定好穿刺鞘,使之不脱出血管。

4）协助患者摆好体位。

5）边推进边冲管,强调推进时动作必须轻柔。

6）耐心,并帮助患者保持舒适和放松。

7）热敷。

8）借用血管扩张器、超声、放射显影等方法。

【PICC 维护流程管理】

● 适应证

（1）PICC 置入后第 1 个 24 小时需进行导管维护。

（2）敷料完整性受损、潮湿、卷边、松动、有污渍、穿刺点渗血、渗液等。

（3）PICC 留置期间应至少每 7 天维护 1 次。

● 目的

（1）维持导管通畅。

（2）观察穿刺点周围皮肤情况。

（3）预防 PICC 相关并发症,延长留置时间。

● 操作前准备

1.物品准备　一次性换药包、治疗盘、软尺、手消毒凝胶、输液接头 1 个、10 mL 注射器 1

支、生理盐水 10 mL 1 支、透明贴膜(10 cm×12 cm)1 片、导管固定装置 1 个、利器盒 1 个、弯盘、生活垃圾桶、医用垃圾桶。

2. 环境准备 病室环境安静、整洁,温湿度适宜、光线充足、适合操作。

3. 患者准备 患者处于安静状态、配合操作。

【操作流程】 见表 3-7-7。

表 3-7-7 经外周穿刺中心静脉导管(PICC)维护操作流程

流　　程	说　　明
素质准备	衣帽、服装整洁
洗手戴口罩	按照七步洗手法正确洗手,戴口罩
查对维护记录本、查对无菌物品	查对维护记录本置入长度、臂围、维护时间等 物品准备:一次性换药包、治疗盘、软尺、手消毒凝胶、输液接头 1 个、10 mL 注射器 1 支、生理盐水 10 mL 1 支、透明贴膜(10 cm×12 cm)1 片、导管固定装置 1 个、利器盒 1 个、弯盘、生活垃圾桶、医用垃圾桶
解释、评估	解释此次操作目的,评估输液接头、穿刺点、敷料等情况
打开无菌换药包	注意无菌原则
穿刺肢体下垫巾	患者取平卧位或坐位、在置管侧肢体下垫无菌巾
测量上臂围	在肘上方 10 cm 测量臂围
揭开固定输液接头胶布	揭开固定输液接头胶布,用乙醇棉片去除胶布痕
洗手	手消毒凝胶洗手
预充注射液备用	生理盐水注射液连接输液接头,排气备用
去除旧的输液接头	去除旧的输液接头、洗手戴手套
消毒输液接头	乙醇(酒精)棉片包裹导管末端,多方位用力摩擦消毒导管头端
连接输液接头、冲封管	连接输液接头,抽回血后,脉冲式冲封管、脱手套
去除原有透明敷料	一手按压穿刺点、一手 0°无张力去除原有贴膜,由下而上揭掉贴膜
去除原有思乐扣	轻轻打开锁扣,移出导管,从皮肤上揭开思乐扣,注意勿牵拉导管
观察穿刺点、洗手	观察穿刺有无红肿、渗血、渗液等,按照七步洗手法正确洗手
戴手套、乙醇脱脂消毒	戴无菌手套、左手垫纱布提起导管,右手用乙醇棉签避开穿刺点 1 cm,由内向外用 3 根乙醇棉签正反脱脂消毒,直径大于 15 cm
聚维酮碘消毒、乙醇脱碘	待乙醇挥干,取一根聚维酮碘棉签顺时针消毒导管及皮肤,第 2、3 根同样方法逆、顺时针消毒,擦拭固定翼,消毒直径大于 15 cm,待干,乙醇棉签脱碘,待干
调整导管位置	导管位置摆放合理
固定思乐扣	皮肤涂抹保护剂,将导管卡入思乐扣锁扣内,U 形固定导管
贴透明贴膜	无张力粘贴贴膜,完全覆盖思乐扣、导管塑形、边缘按压紧贴皮肤
固定输液接头	输液接头、纱布包裹、塑形胶布固定
标注	标注导管更换日期,签名

（续表）

流　　程	说　　明
整理用物	脱手套,安置患者舒适体位
交代注意事项	向患者及家属详细交待相关注意事项
洗手、记录	按照七步洗手法洗手,在维护记录本上记录

【注意事项】

（1）禁止使用小于 10 mL 的注射器冲管、给药。

（2）要采用脉冲式正压封管,以防止血液反流进入导管。

（3）可以加压输液或输液泵给药,但不能用于高压注射泵推注造影剂。抗高压紫色导管可用以高压注射。

（4）去除敷料时要自下而上,切忌将导管带出体外。

（5）勿用乙醇棉签消毒穿刺点,以免引起化学性静脉炎。

（6）将体外导管呈 S 形弯曲放置,以降低导管张力,避免导管移动。

（7）严格无菌操作,敷料要完全覆盖体外导管,以免引起感染。

（8）如发现污染、患者出汗多及透明敷料卷边时,应及时更换透明敷料。

（9）禁止将胶布直接贴到导管体上,必要时可以使用固定翼。

（10）根据需要可以在穿刺点或接头下方垫一小块纱布。

（11）如果必要,可以在穿刺点处涂少量的消炎软膏或皮肤过敏处涂抗过敏软膏。

【PICC 导管并发症的处理】

（一）静脉炎

1.静脉炎诊断标准

（1）0 级:无临床表现。

（2）1 级:伴或不伴疼痛的发红,可能出现肿胀,也可能没有肿胀,没有"红线"样改变,触之没有条索状改变。

（3）2 级:伴或不伴疼痛的发红,可能出现肿胀,也可能没有肿胀,"红线"样改变,触之没有条索状改变。

（4）3 级:伴或不伴疼痛的发红,可能出现肿胀,也可能没有肿胀,"红线"样改变,触之有条索状改变。

（5）4 级:穿刺部位有红斑、疼痛,伴有或无水肿,静脉条纹形成,可触及索状物,长度大于 2.5 cm,并有脓性渗出。

2.原因

（1）机械性静脉炎:① 穿刺、置管过程中穿刺鞘和导管对静脉内膜。② 静脉瓣的机械性摩擦刺激引发变态反应。

（2）血栓性静脉炎:① 导管固定不良。② 导管易位。③ 导管末端位置不理想。④ 血管壁受损或炎症、血流速度减慢、血液高凝状态。

（3）细菌性静脉炎:各种原因引起的感染。

3.临床表现

（1）机械性静脉炎:沿静脉走行的发红、肿胀、疼痛,有时表现为局限症状、局部硬结。

（2）血栓性静脉炎：① 表浅静脉血栓形成有临床症状，如疼痛、发红、肿胀、静脉条索状改变。② 大的静脉内的血栓通常反而无临床症状。③ 约 6％的病例最终会发生血管完全堵塞。

（3）细菌性静脉炎沿：PICC 静脉血管红、肿、热、痛、发硬、置入端有至少 1 cm 的发红或分泌物。

4. 处理

（1）机械性静脉炎：① 评估静脉炎程度，并测量上臂围。② 抬高患肢，增加手臂活动度，促进静脉回流，缓解症状。③ 在肿胀部位给予隔湿热敷（使用暖水袋）1 天 4 次，每次 30 分钟，持续 2 天；若 2 天后仍无效且疼痛加剧，则拔除 PICC。④ 肿胀部位使用如意黄金散、扶他林、喜疗妥。⑤ 使用紫外线治疗仪，在 15 cm 的距离使用，第 1 天 5 秒，第 2 天 10 秒，第 3 天 15 秒。⑥ 每天监测静脉炎的进展情况。

（2）血栓性静脉炎：① 抗凝治疗。② 溶栓治疗。③ 拔除导管。

（3）细菌性静脉炎：① 检查体温，有无发热现象；② 评估静脉炎程度，测量上臂臂围；③ 寻找感染源；④ 先做温敷 1 天 4 次，每次 20 分钟；⑤ 注意体温变化；⑥ 评估静脉炎程度；⑦ 按医嘱做导管或血液细菌培养；⑧ 随访静脉炎情况、体温变化及培养报告，若确定为感染或有脓性分泌物产生时，应立即拔除，同时按医嘱进行治疗。

5. 预防

（1）机械性静脉炎：① 穿刺前介绍穿刺程序、应用目的、使用好处，做好心理护理，降低应激反应的强烈程度。② 穿刺中保持与患者的良好交流。③ 接触导管前冲洗干净附于手套上的滑石粉。④ 将导管充分地浸泡在生理盐水中。⑤ 送管中动作轻柔，尽量匀速运动。

（2）血栓性静脉炎：① 根据血管粗细，选择能满足治疗需要的最细规格的导管。② 选择由不易生成血栓的材质做成的导管。③ 穿刺过程中尽量减少对血管内膜的损伤。④ 对易于生成血栓的患者考虑预防性地应用抗凝剂和溶栓治疗。⑤ 保持导管末端在适当位置。

（二）导管相关性感染

1. 诊断标准

（1）没有其他明确的感染灶。

（2）正在使用血管内留置器材。

（3）穿刺点局部炎性表现甚至化脓。

（4）细菌培养为革兰阴性葡萄球菌、金黄色葡萄球菌、肠球菌、假丝酵母菌等。

（5）冲洗导管后立即发生发热或寒战。

（6）常规抗生素较难控制感染。

（7）一旦拔除导管，症状显著改善。

2. 原因

（1）穿刺点污染。

（2）导管接头污染。

（3）静脉滴注的药物被污染。

（4）血行种植。

（5）导管的纤维包裹鞘或形成的血栓是良好的细菌生长的培养基。

3. 微生物学特征　革兰阴性葡萄球菌、金黄色葡萄球菌、肠球菌、真菌。

4. 处理

（1）即使没有发局发红、肿胀、疼痛或分泌物也应拔管。

（2）外周取血和经由导管取血送细菌培养。

(3) 血培养呈阳性,且找不到其他感染源,而患者感染症状持续。

(4) 虽无全身症状,但穿刺点有发红、变硬、疼痛、渗出物。

(5) 有发生蜂窝织炎或菌血症的趋势。

5. 预防

(1) 选用高水汽渗透性的透明敷料贴。

(2) 使用适当的缝合固定技术。

(3) 限制使用输注完全肠外营养的导管腔输注其他药物。

(4) 减少对已留置器材的无谓触动。

(三) 败血症

1. 临床表现

(1) 发热和心率、呼吸加速。

(2) 血压不稳。

(3) 白细胞计数上升或下降。

(4) 休克表现。

2. 处理

(1) 患者有败血症表现时,应拔除导管并对导管尖端做细菌培养。

(2) 按医嘱给予静脉抗生素治疗及对症处理。

3. 预防

(1) 接触患者前后应彻底洗手。

(2) 执行任何侵入性操作时必须戴无菌手套。

(3) 工作人员要有正确的无菌概念,无论是执行静脉注射、加药或更换敷料等。

(4) 避免让患者污染到注射部位。

(四) 纤维蛋白鞘形成

1. 临床表现

(1) 置管后几小时内就可能出现一种不能溶解的蛋白质紧紧贴附于导管表面的现象。

(2) 纤维蛋白鞘的发生率高达 $55\%\sim100\%$。

(3) 漂浮在导管末端的尾状的纤维蛋白可致回抽困难。

(4) 纤维蛋白鞘可阻碍输液,而致所输注液体回流。

(5) 纤维蛋白鞘可成为细菌生长的培养基而引发感染。

2. 处理

(1) 适当增加冲洗导管的频率和速度。

(2) 考虑使用肝素生理盐水。

(3) 使用尿激酶——溶解附于导管开口处的纤维素。

(五) 导管堵塞

1. 原因

(1) 非血凝堵塞:① 维护不当。② 药物沉淀。③ 脂类堵塞。④ 导管易位。

(2) 血凝性堵塞:① 导管末端位置不对或导管发生易位。② 导管维护不当。③ 高凝状态。④ 胸腔内压力增加,如上腔静脉压迫综合征、肺动脉高压患者。

2. 临床表现

(1) 非血凝堵塞:① 输液泵总是高压报警。② 可以看到导管内有沉淀物。③ 在输入不相容药物后突然发生的堵塞或阻力增加。④ 缓慢加重的堵塞通常提示脂类物质沉积。

（2）血凝性堵塞：① 部分或全部回抽，或注入困难。② 部分或全部的堵塞，伴疼痛、水肿和（或）静脉扩张时需行造影检查，确认有无导管腔外的血凝（血栓形成）发生。③ 输液泵持续高压报警。④ 可以是突然发生的，也可能是持续加重的。

3. 处理

（1）非血凝堵塞：① 易溶于酸性药物的沉积：0.1%氯化氢。② 易溶于碱性药物的沉积，如碳酸氢钠。③ 脂类的堵塞，如 70% ETOH（乙醇）、0.1%氢氧化钠。

（2）血凝性堵塞

1）溶栓治疗：① 去除肝素帽，换上预冲好的三通，三通一直臂连接导管，另一直臂接尿激酶溶液（5 000 U/mL），侧臂接 20 mL 空注射器。② 先使导管与侧臂通，回抽注射器活塞 3～5 mL，然后迅速使三通两直臂通，导管内的负压会使尿激酶溶液进入管内约 0.5 mL。③ 15 分钟后回抽，将导管中的药物和溶解掉的血液抽回。④ 用 20 mL 澄清生理盐水，以脉冲方式彻底冲洗导管。⑤ 可重复几次以上操作使导管通畅。

2）如果仍然不能溶解堵塞物，可行放射造影检查，以便排除导管易位、导管损伤、导管外的血管有堵塞（血栓形成）。

4. 预防

（1）非血凝堵塞：① 选择适宜的器材。② 给以充分、正确的导管冲洗。③ 置入后行胸部 X 线片检查，确认导管有无折叠、盘绕或其他受损迹象。④ 定期复查胸部 X 线片。

（2）血凝性堵塞：① 应保持导管末端位置正确。② 脉冲冲管。③ 正压封管，必要时使用正压接头（可莱福接头）。④ 严格遵守正确的冲管液、冲管容量及冲管频率的规定。⑤ 尽量减少可导致胸腔内压力增加的活动。⑥ 预防性应用抗凝药物或溶栓药物。⑦ 有胸腔压力增加的患者在使用导管时，应经常观察有无导管内返血，如有应及时处理。出院前使用肝素封管，并接可正压接头（莱福接头）预防导管内反血。

（六）导管拔除困难

1. 原因

（1）血管痉挛或血管收缩。

（2）静脉炎。

（3）血栓形成。

（4）感染。

（5）导管易位。

2. 处理

（1）感觉有阻力时应停止撤管。

（2）尽量保持平静、耐心。

（3）热敷。

（4）避免沿血管走行加压。

（5）持续性的拔除阻力应考虑行放射检查，以排除感染、血栓形成或导管折叠。

（6）极少数情况下需要考虑手术取出。

3. 预防

（1）将导管末端保持在适宜位置，可以防止血栓形成的发生。

（2）轻柔地、缓慢地逐渐拔除。

（七）导管置入后的自发易位

1. 原因

（1）固定不佳。

（2）解剖因素。

（3）胸腔内压力增加。

（4）血管穿透伤。

2. 预防

（1）强化导管固定：胶布、免缝胶带、缝合固定。

（2）尽量减少可能导致胸腔内压力增加的活动。

（3）最初即推送导管到达最佳位置。

（4）监测体外部分导管的长度。

（5）定期做胸部 X 线片检查。

（八）导管损伤处理

（1）导管体外部分损伤，可以用包装中的配件修复。

（2）根据情况决定是修复还是拔管。

（3）如果不能修复导管，可考虑原位更换导管。

（九）怀疑导管断裂形成导管栓塞的处理

（1）在怀疑导管断裂稍靠上的位置结扎止血带。

（2）止血带松紧适宜，以阻止静脉回流，同时不影响动脉血供为宜。

（3）随时检查桡动脉脉搏。

（4）通知医生。

（5）止血带应由医生取下。

（6）限制患者活动。

（7）拍摄 X 线片确认导管断端的位置。

（8）导管栓塞治疗措施：静脉切开取出、开胸手术取出、在导管室用抓捕器取出。

（十）导管内自发反血

1. 原因

（1）瓣膜受损/导管受损。

（2）瓣膜处有阻挡物。

（3）导管易位。

（4）突然的胸腔内压力升高，如咳嗽。

（5）导管末端弯曲，使瓣膜偶然打开。

2. 处理

（1）在发现反血的第一时间用 20 mL 或以上的生理盐水用脉冲方式冲洗导管。

（2）解决导管受损/导管易位——修理、拔除、更换导管。

3. 预防

（1）安装正压接头。

（2）使用肝素生理盐水正压封管，可以有效预防。

（十一）穿刺点渗液体

1. 原因

（1）患者处于低蛋白血症期。

（2）血液、肿瘤、老年患者全身状况差，伤口趋向于不易愈合。

（3）淋巴管受损。

（4）导管于穿刺点下、血管外发生破损。

（5）纤维蛋白鞘生成。

（6）液路不通：导管末端前的血管因肿瘤、血栓或其他压迫导致不通。

2. 处理

（1）纠正原发病或原因：蛋白输注、纤溶剂使用。

（2）穿刺点处加压包扎。

（3）减少导管自由进出。

（4）拔除导管。

（十二）穿刺点渗血

1. 原因

（1）凝血功能异常的患者。

（2）导管自由进出穿刺点频繁。

（3）穿刺位置不好：恰好在活动最深、最多处，或皮肤穿刺点与血管穿刺点过近。

（4）压迫位置不正确。

2. 处理

（1）渗血范围 1 cm 内：重新更换敷料，保持伤口干净。

（2）渗血范围＞1 cm 且持续渗血：换药并使用 2 cm×2 cm 纱布吸收渗血，24 小时须更换敷料并观察伤口有无再渗血，以决定是否使用纱布。

（3）渗血量多：以小沙袋加压 2 小时，或用弹力绷带加压包扎纱布及通气纸胶带固定于伤口处以压迫止血，并暂时不做手臂弯曲的动作，若已无出血时再重新更换敷料并保持伤口干燥。

（4）解决导管自由进出。

（5）选择肘关节下两横指的位置进针，导管在皮下能走一小段再进血管最佳。

（十三）PICC 滑出处理

（1）重新更换敷料。

（2）做 PICC 修补，将外露长度维持在 3 cm。

（3）记录剪掉的长度及处理方法。

（十四）单纯的穿刺侧肢体肿胀

1. 原因

（1）单纯的静脉回流障碍。

（2）机械刺激性静脉炎。

（3）血栓性静脉炎。

2. 症状及体征 臂围增粗，肢体出现水肿。

3. 处理

（1）评估手臂肿胀情况。

(2) 抬高患肢高于心脏,以增加静脉回流。

(3) 患肢温热敷敷(每次 20 分钟,每天 4 次)。

(4) 随访肿胀消退情况。

(十五) 抽回血顺畅,输液不畅

1. 原因

(1) 有异物堵住连接器的金属柄口(液体流通口)。

(2) 误穿入动脉系统。

2. 处理

(1) 更换连接器:作为预防,可以考虑使用无针连接系统。

(2) 拔除导管并充分压迫止血。

● PICC 置管患者健康宣教

(1) 应该用清晰、准确的、通俗易懂的语言,告诉患者、家属输液治疗有关的全部信息,包括生理和心理反应、副作用、不良反应、风险和治疗的益处。

(2) 应该向患者、家属演示输液治疗护理的方法,并根据患者的认知、精神运动及行为能力提供相应的口头和书面教育指导。

(3) 患者、家属应表示出对宣教内容理解并具有配合完成操作程序及输液护理的能力。

(4) PICC 置管患者的宣教

1) PICC 是由经过培训的护士才能放置的一种特殊的血管通道器材。

2) PICC 可以放置很长时间(2~4 周至 1 年)。其间可以避免因反复静脉穿刺而带来的不适和由此引起的恐惧心理,并可以帮助患者轻松地完成各项静脉输液治疗。

3) PICC 是从上臂大静脉放入的一根细长的、柔软可弯曲的导管,最终到达心脏附近的大血管。这样可以避免药物对血管的刺激,确保输液安全。

4) PICC 的穿刺和平时输液注射,抽血一样,只是在针头进入皮肤时稍感疼痛,而在导管送入的整个过程中患者一般都没有不适的感觉。

5) PICC 放置时间的长短有赖于专业的维护和患者的自我护理。

6) 携带 PICC 的患者应保持穿刺处局部皮肤清洁、干燥。无菌透明贴膜有固定导管和保护穿刺点的作用,不要擅自撕下贴膜,如发现贴膜有卷边、脱落或贴膜因有汗液而松动时应及时更换贴膜。

7) 携带 PICC 一般不影响日常生活,可以进行适当的锻炼。但应避免置管侧手臂提过重的物品,也不要用此手臂做托举哑铃等持重的锻炼。避免游泳。

8) 注意不要在置管侧手臂上扎止血带,也避免在此测血压。

9) 注意保护固定好 PICC 外露的接头,不要随意变动固定的导管。防止导管损伤和将导管拉出体外。如导管被拉出,禁止再次送入。

10) 注意衣服的袖口不宜过紧,特别是在穿脱衣服时要防止带出导管。

11) 携带 PICC 可以进行淋浴,但应避免盆浴及泡浴。最好是在淋浴前用塑料保鲜膜在肘部缠绕 2~3 圈,上下边缘分别用胶布紧贴。淋浴后应检查贴膜是否有进水松动,如有应及时更换。

12) 要学会观察穿刺点周围有无发红、肿胀、疼痛及有无脓性分泌物等。如有应及时来院就诊。

13) 如果发生导管断裂、敷料脱落、导管移位、导管中有血液等异常应急情况时要镇静,要掌握应急时的处理方法。

14）暂时停止治疗时每周也应对 PICC 进行 1 次冲管，更换贴膜和更换输液接头的基本维护。

15）PICC 在使用和维护时，禁止使用 10 mL 以下的注射器，特别注意在做 CT 和 MRI 检查时禁止使用高压注射泵推注造影剂。

（5）发生应急情况的处理

1）当透明敷料进水（洗澡后、出汗的原因）而发生不完全性脱落时不要紧张，应立即简单固定导管，尽快到医院进行维护。

2）如果不小心将 PICC 带出较长一段时不能盲目插入，应用无菌透明敷料将带出的导管固定，及时到医院就诊。我们会根据情况对其进行修剪或原位置换术。

3）当导管的接口处出现渗液、渗血时应检查导管是否有破裂，如确已发生导管破裂时不要再用力扯拉导管，应保持原位用无菌透明敷料固定，及时到医院进行修复。

4）当发现 PICC 中有暗红色血液时，不要急于用生理盐水冲入（可能将血栓冲入）。应到医院请专业人员先将导管中的积血抽出，然后再彻底冲管。如发生导管堵塞，应根据堵塞导管再通方法进行疏通。

（6）带管出院患者应填写 PICC 评估单。

● 置管后 1 周内的注意事项

1. 热敷

（1）目的：减少机械性静脉炎。

（2）方法：热敷范围为穿刺点上方 10 cm 处开始到肩膀，用半湿的热毛巾包裹整个手臂，或者用热水袋隔着湿毛巾压在静脉走向热敷，以不烫伤为宜，穿刺后当晚开始热敷 30 分钟，之后 3 天连续热敷，每天 4 次，每次 30 分钟，热敷时适当按压穿刺点。静脉条件较差时，热敷后可用喜疗妥软膏沿静脉走向涂抹，以促进热敷效果。

2. 活动

（1）目的：让静脉适应导管，减少不适应感。

（2）方法：生活自理，可多做握拳运动，但活动幅度应控制，不宜做肩关节大幅度甩手运动及避免置管手臂重体力运动，以不超过 1 个热水瓶的质量（5 kg）为准。

3. 其他注意事项　平时注意观察伤口情况，如有不适及时与临床医生、护士联系。置管后 24 小时应来医院更换透明贴膜，并且 1～2 周内穿刺点都有可能出血，如有出血时应及时更换。

● PICC 置管后日常生活指导

（1）患者置入 PICC 后一般不影响日常工作、家务劳动、体育锻炼。但需避免使用带有 PICC 一侧的手臂提举重的物品，不用这一侧手臂做引体向上、托举哑铃等持重锻炼。

（2）携带 PICC 的患者可以沐浴，但应避免盆浴、泡浴，并须避免游泳等会浸泡到无菌区的活动。淋浴前用塑料保鲜膜在肘弯处缠绕 2～3 圈，上下边缘用胶布贴紧，淋浴后检查贴膜下有无浸水。

（3）记住 PICC 维护的时间，注意不要遗忘。发给每例置入 PICC 的患者 1 本《PICC 的维护手册》，详细介绍 PICC 置管后的日常生活注意事项和导管的自我观察要求；手册上还应附有医院门诊的联系电话，方便患者随时咨询。

第七节 植入式输液港管理

植入式静脉输液港简称输液港,是一种可以完全置入体内的闭合静脉输液系统。该系统经无损伤针经皮肤刺入封闭的注射座形成输液通路,操作步骤少,损伤性小,维护少,患者的活动度较高。

【适应证】

(1) 需输入化疗药物。

(2) 需长期输入高渗透性或黏稠度较高的药物。

(3) 需使用加压泵快速输液。

(4) 需长期输液和保留静脉通路。

(5) 每天需多次静脉采血检查。

【禁忌证】

(1) 不能耐受手术。

(2) 凝血功能障碍。

(3) 对导管组成成分过敏。

(4) 拟置入部位皮肤感染。

(5) 置入部位具有放疗史,或局部组织影响输液港的稳定性。

(6) 拟置入深静脉有静脉炎和静脉血栓形成史。

【手术操作指南】

(1) 实施输液港置入手术医师应有资质要求,操作医生须经过培训。

(2) 手术前应预评估穿刺部位情况,确认患者无手术禁忌证并签署知情同意书。

(3) 推荐经皮颈内静脉及锁骨下静脉穿刺置管,亦可选择贵要静脉、股静脉等。

(4) 推荐选择超声引导下穿刺或术前超声定位。

(5) 目前,临床常见装置有普通型、防反流型和耐高压型,可根据患者实际需要选择。

(6) 操作前应检查输液港、穿刺针、穿刺鞘等设备安全无误,导管和注射座用肝素生理盐水(250 kU/100 L)冲洗并排空空气。

【操作要点】

(一) 经皮颈内静脉穿刺置管 经皮颈内静脉穿刺依据操作者的熟练程度可采取前、中、后入路。

1. 中入路穿刺方法

(1) 平卧位,肩部垫高,头后仰使颈部充分伸展,面部略转向对侧。确定由胸锁乳突肌胸骨头、锁骨头及锁骨内 1/3 构成的三角,以三角顶点为穿刺点。用标记笔标明穿刺点和注射座的安放区域。消毒铺无菌巾。

(2) 用 1% 利多卡因局部麻醉,5 mL 注射器试穿,进针方向与胸锁乳突肌锁骨头内侧缘平行,针尖指向同侧乳头,针身与皮肤成 45°～60°,刺入皮肤后回抽并以负压前行,一般刺入 1.0～1.5 cm 可见回血,辨识回抽为静脉血并确认穿刺方向及进针深度。

(3) 静脉穿刺:更换穿刺针,沿原路进针,见回血后推进 0.1～0.2 cm;置入导丝 10～15 cm 撤除穿刺针,术中 X 线透视显示引导丝进入上腔静脉。注意不要过深以防发生心律失常。

（4）置入穿刺鞘：扩大穿刺点周围约 0.5 cm 长切口，以辅助手固定穿刺点皮肤，沿导丝置入插管鞘（包括穿刺鞘和内芯），注意向前旋转推送穿刺鞘和内芯时防止穿刺鞘损伤血管。

（5）置入导管：松开穿刺鞘和内芯之间的连接接口，撤除内芯，以拇指堵住穿刺鞘开口，嘱患者屏住呼吸，沿穿刺鞘送入导管至预定长度，回抽静脉血通畅，术中 X 线透视显示导管头端位于上腔静脉近右心房处，距离心包投影 2 cm 左右处；拔除穿刺鞘；撤除导丝。

（6）确定囊袋：锁骨下方中外 1/3 处行局部麻醉，切开皮肤、皮下组织，距皮肤表面 0.5～2.0 cm 向下钝性分离脂肪纤维组织，形成囊袋。注意切口和囊袋大小依照输液港型号决定，囊袋不宜过浅，注射座置入后在切口下方 1 cm 为宜。

（7）建立皮下隧道：自穿刺点平行向外延长 1 cm 切口至皮下，隧道针自囊袋至穿刺点切口最外侧点连通皮下隧道，将导管套入隧道针头并沿隧道将导管牵引至囊袋切口。注意导管弧度，避免形成锐角或急弯而影响导管通畅。

（8）连接导管和注射座：导管锁套入导管，注意导管锁的放射显影标记应在远离注射座的一端；按照确定的导管长度垂直导管 90°修剪导管，保证断缘平滑，避免剪出斜面和毛刺；用手将导管推送至略过导管接口的凸起部位，再将导管锁推进至底端，此过程注意保持导管腔和注射座接口对接时成一条直线。

（9）安放注射座：安放注射座于囊袋内，再次调整颈部及皮下隧道内导管的走行和弧度。无损伤针试穿注射座，回抽血液确认输液港路通畅，用 10 mL 以上肝素盐水脉冲式冲洗，查看注射座与导管连接处有无渗漏。缝合固定注射座和周围组织。缝合囊袋切口及颈部切口，无菌敷料包扎。如术中无 X 线透视设备，须在术后拍摄胸部 X 线片了解导管头端位置。

2. 前入路穿刺方法　于胸锁乳突肌前缘中点，甲状软骨上缘水平，触摸到颈总动脉搏动并推向内侧，离颈总动脉搏动外缘 0.5 cm 处进针，针身与皮肤表面成 30°～40°角，针尖指向胸锁乳突肌三角处，其余步骤同中入路穿刺。

3. 后入路穿刺方法　在胸锁乳突肌的外缘中、下 1/3 交点处进针，针身保持水平位，针尖指向胸骨柄上窝。其余步骤同中入路穿刺。

（二）经皮锁骨下静脉穿刺置管　经皮锁骨下静脉穿刺置管可采用锁骨上或下入路。

1. 锁骨上入路穿刺方法　在胸锁乳突肌锁骨头外侧缘，锁骨上方约 1.0 cm 处进针，针身与矢状面及锁骨各成 45°角，在冠状面成水平或稍向前略偏 15°角，针尖指向胸锁关节，一般进针 1.5～2.0 cm 即可进入锁骨下静脉。

2. 锁骨下入路穿刺方法　锁骨中点下缘下方一横指偏外 1 cm 处为穿刺点，进针时针尖先抵向锁骨，然后回撤，再抬高针尾，紧贴近锁骨下缘负压进针。一般进针约 4 cm 可见回血，见到暗红色静脉血回流后，再轻轻推进 0.1～0.2 cm，使针尖斜面向下。其余步骤同上述经皮颈内静脉穿刺置管。

（三）经皮贵要静脉穿刺置管　贵要静脉在锁骨下方汇入腋静脉，进入腋静脉处有较大角度，可能有分支与颈静脉相连，偶有导管反折进入颈静脉的情况，需要引起注意。

1. 体位　患者平卧，手臂外展与躯干成 90°角，测量导管尖端所在位置；上臂港由于置入长度更长，置入前应测量拟定导管置入长度，导管置入长度（cm）=拟定穿刺点至同侧肩峰距离（cm）+肩峰至胸锁关节距离（cm）+胸锁关节至同侧胸骨旁第 2、3 肋间距离（cm）。

2. 穿刺点位置　推荐选择超声血管定位。由于囊袋多置于穿刺点下方，推荐在肘上两横指以上选择穿刺点，避免位置过低影响肘关节活动。

3. 穿刺置管流程　测量上臂围基础值。消毒铺单，上臂扎止血带，局部浸润麻醉，穿刺针回抽血液,放低穿刺角度并松开止血带。自穿刺针处置入导丝。切开皮肤及皮下组织,沿导丝置入扩皮器,抽出导丝,置入导管。当导管进至肩部时,嘱患者头转向穿刺侧,下颌靠肩以防导管误入颈内静脉。置管成功后皮下做囊袋并连接导管。

4. 注意事项

(1) 避免同一部位反复穿刺。穿刺过程中,若需改变穿刺方向,须将针尖退至皮下,以免损伤血管。

(2) 误穿动脉后局部应给予较长时间的压迫止血。

(3) 输液港套件使用前需用肝素生理盐水预冲洗,排空空气;揉搓导管头端三向瓣膜开口处,以保证瓣膜功能开启;穿刺成功后应缓慢推注肝素生理盐水或生理盐水,以免血液在导管内凝固,阻塞管腔。

(4) 缝合囊袋切口时应避免注射座位于切口正后方。

【并发症及治疗】　输液港的并发症按照发生时间分为术中并发症和术后并发症。

(一) 术中常见并发症及预防　输液港置入过程中常见并发症包括气胸和(或)血胸、空气栓塞、动脉损伤、心脏压塞、心律失常、胸导管损伤、神经损伤、导管移位、导管无法置入等。

预防术中发生并发症是输液港操作的关键。其中,手术医师应经过培训,熟悉血管解剖并严格掌握适应证和操作规范。

(1) 推荐术前对穿刺静脉进行超声定位或术中使用超声引导下静脉穿刺。

(2) 坚持通过细针试穿确定静脉位置和插入最佳路径的原则。

(3) 沿导丝送入血管鞘管动作应轻柔。

(4) 注意左侧颈内静脉穿刺时鞘管深度一般不应该超过 10 cm。

(5) 注意避免导管开口处于开放状态而导致空气栓塞。

(6) 沿鞘管送入导管过程中,患者配合屏气动作是有效增加中心静脉压力的方法,可以降低空气进入血管的发生率。

(7) 注意术中辨认穿刺回抽血液颜色及观察穿刺针溢出血液的流速。

(8) 必须在术中 X 线透视或术后通过胸部 X 线片确认导管头端位于上腔静脉近右心房处,距离心包投影 2 cm 左右。

(二) 术后并发症及预防　输液港置入后常见并发症包括感染或非感染原因导致的皮肤、软组织损伤,静脉炎导管相关性感染,导管断裂或破裂、导管异位,以及导管相关性血栓、导管阻塞、药物外渗等。

1. 局部皮肤损伤　囊袋表浅或注射座较大,穿刺部位液体外渗或综合因素导致囊袋感染,均可能导致局部皮肤、组织损伤。严重者可以发生输液港外露。

为避免此并发症发生,应注意以下问题:

(1) 术前仔细评估患者穿刺及注射座部位,避免在活动度较大的肌肉旁建立注射座。

(2) 应根据患者皮下组织厚度选择输液港型号,防止注射座高出皮肤引起张力过高或受衣服摩擦而出现不适,尤其肥胖患者同侧乳房挤压导致注射座上移,更易导致摩擦,甚至发生导管脱落和断裂。

(3) 肥胖患者手术预留皮下脂肪厚度应<2 cm。

(4) 避免在经受放疗和乳房切除侧胸壁安放港座。

(5) 避免在锁骨下缘安放注射座,因为注射座与导管连接处邻近于锁骨下缘易与锁骨发生摩擦。

（6）避免在同一部位反复进行穿刺。

2. 输液港感染　可能与多种因素相关,包括患者自身体质弱或免疫功能低下及导管腔外附壁血栓、导管内纤维蛋白凝集或血块形成引起栓塞。常见的导管培养细菌为皮肤菌群。近年来,革兰阴性杆菌及假丝酵母菌引起的导管感染发生率也不断升高。临床表现包括局部感染和全身感染。局部感染主要发生在穿刺部位、隧道和囊袋,表现为局部红、肿、热、痛,甚至皮下积脓等;全身感染主要表现为发热、白细胞计数升高等。留置输液港患者出现注射座周围局部症状,以及原因不明的发热或败血症等全身症状时,需警惕导管相关感染的可能。对可疑导管相关感染患者应至少取 2 份血液标本进行培养,包括外周血及输液港留置处。

确诊导管相关感染需满足以下至少 1 项。

（1）一次半定量或定量的血液培养阳性,输液港留置处血标本和外周血标本培养出相同微生物（包括种属及抗生素敏感性）。

（2）输液港留置处血标本和外周血标本血培养菌落数比例≥5∶1。

（3）有血培养阳性时间差。

（4）输液港留置处脓液培养菌与外周血培养菌一致。

若不能满足以上条件,在排除存在其他感染病灶的情况下,以下情况可作为临床诊断:导管培养阳性,临床表现为脓毒血症,且拔除导管 48 小时内症状好转;导管培养阴性,但有至少 2 次血培养阳性,且为皮肤共生菌。

处理原则:根据局部炎症反应程度酌情处理。轻度局部感染可使用碘酒、乙醇（酒精）消毒,更换敷料。怀疑为 PORT 引起的全身感染,需拔出导管并对其尖端作细菌培养,同时,应监测外周血与导管细菌培养结果,观察生命体征,考虑全身应用抗生素。警惕是否合并感染性心内膜炎。

3. 导管相关性血栓　导管相关性血栓（catheter-related thrombosis,CRT）是指导管外壁或导管内通路中血凝块形成,发生率为 2%～26%。

避免 CRT 发生重在预防。应选择合适的血管和适宜型号的导管,防止因导管管径过粗造成局部血流速度减慢,或作为异物刺激导致静脉炎;应注意置入导管的头端位置,推荐位于上腔静脉近右心房处,距离心包投影 2 cm 为宜,因此处血流流速快,可以对导管头端起到冲刷作用。

血栓形成与多种因素相关,主要包括以下几个方面。

（1）血管内膜损伤:穿刺时损伤血管内膜,尤其是重复静脉穿刺时。

（2）血流量减少及流速减慢:留置导管后静脉血流减慢促进血栓形成。

（3）高凝状态:老年、肿瘤患者常见。

（4）长期卧床。

（5）某些抗肿瘤药物也会增加血栓形成的风险。

（6）导管材质。

CRT 表现为输液速度降低,导管回抽无血。输液港置入侧肩部、颈部可出现疼痛,上肢可出现肿胀、疼痛、皮肤颜色改变和肢端麻木,部分患者可出现发热症状。

若出现不能解释的呼吸困难或心动过速,须警惕肺栓塞的可能。血管超声、静脉造影、肺CT 血管造影等检查有助于诊断,其中静脉造影是诊断的"金标准"。多普勒血管超声检查对临床怀疑 CRT 的诊断准确率为 82%～95%,也是诊断 CRT 的首选方法之一。

已明确诊断为 CRT 的患者首选抗凝、溶栓治疗。对于有抗凝禁忌证的患者,须考虑拔除导管。不常规推荐对输液港置入患者行预防性抗凝。

4. 导管断裂或破裂 导管断裂或破裂往往是输液港临床应用过程的严重并发症,发生率为 0.1%～2.1%。留置时间>40 个月,存在移除难度的输液港,移除导管时导管破裂的可能性更大。

导管位置不佳常造成导管断裂,最常见于夹闭综合征(pinch-off syndrome),主要是由于导管经皮锁骨下静脉穿刺置管,进入第 1 肋骨和锁骨之间的狭小间隙时,受第 1 肋骨和锁骨挤压而产生狭窄或夹闭而影响输液,持续夹闭最终可致导管破损或断裂。夹闭综合征发生率约为 1%,但其导致导管断裂的概率约为 40%。

其他危险因素还有频繁大幅度活动手臂和肩部的过程中压力和角度改变、炎症或血肿,注射座与导管接口处的位置不当,快速输液的压力,以及不适当的导管护理。导管断裂部位包括输液港-导管连接部、皮下隧道部位、导管插入静脉部位、静脉内部分。静脉内导管断裂患者的断裂导管会沿血流迁移至上腔静脉、右心房、右心室、下腔静脉,少数进入肺动脉。胸部 X 线片或 CT 检查可以明确导管断裂部位。

血管外导管部分发生导管断裂的典型临床表现是输液后液体外渗,特别是断裂部位邻近浅表皮下区域的情况。表现为局部肿胀和波动感、皮肤红斑、局部疼痛和压痛,并出现瘀斑或血肿。若未及时发现,还会导致蜂窝织炎和皮肤坏死等严重并发症。静脉内导管断裂患者,还可发生感染、肺脓肿、心律失常、上腔静脉压迫综合征、右心房穿孔,甚至猝死。大部分断裂的导管紧贴血管壁,从而使患者无任何临床不适表现,常在 X 线片或 CT 检查时意外发现。

输液港置管患者出现回抽无血或输液阻力增加时,须警惕导管断裂可能,必要时行影像学检查确认导管的位置和连通情况。一旦发生导管断裂,不论有无临床症状,必须谨慎地完全移除输液港,并通过介入等手段取出断裂导管,以防发生进一步的严重并发症。

5. 导管异位 又称导管移位,发生率为 0.2%～1.7%。包括导管断裂导致导管末端移位及导管末端进入非上腔静脉的其他血管,如颈内静脉或锁骨下静脉。

导管末端进入非上腔静脉的其他血管主要是由于导管过短,导管末端在锁骨下静脉或上腔静脉上 1/3 时,导管尖端移位风险增加。手臂和肩部运动,咳嗽或呕吐引起的胸内压的增加,充血性心力衰竭和强力的冲洗均可引起导管移位。移位导管可出现扭结、螺旋、环绕和卷曲。

大多数导管异位患者无症状,可表现为输注药物后注射座周围疼痛或药物推注不畅。其他常见症状有咳嗽、心悸、注射座周围区域由于输液外渗而发生肿胀。异位至颈内静脉的导管尖端可导致颈部、耳周或肩区疼痛或异常感觉。当冲洗导管时患者可能会听到怪声。异位导管必须采用介入技术处理,以避免血栓栓塞。通过胸部 X 线片检查识别导管以早期干预。

6. 导管阻塞 导管阻塞是常见并发症。发生率为 0.8%～9.0%。常出现回抽无血或推注阻力大,不能输液。原因包括注射座或蝶翼针移位、导管扭曲或打折、药物沉积于导管、纤维蛋白鞘形成、血栓形成。

患者多无不适主诉。一旦发现血液回抽困难,应行胸部 X 线片检查或导管造影以明确导管情况。持续性导管阻塞多由于血块、CRT、肠外营养液中的沉淀物、药物、注射座释放的颗粒物质阻塞管腔所致。表现为血液回抽及液体输注均受阻。

在明确原因的情况下可采取以下措施。

(1) 明确专用蝶翼针是否插至注射座侧壁上,或插入过深或过浅,如回抽无血应旋转针头方向或重新插入。

(2) 活动患者上肢或更换体位,因为导管末端有可能贴于血管壁。

（3）以 3～5 mL 肝素生理盐水注入注射座内,保留 1 小时后用 20 mL 注射器回抽;若仍不成功,则使用纤维蛋白溶解药物（如尿激酶 5 000 kU/L 3～5 mL 封管 20 分钟后抽回血）。

（4）药物沉积导致的导管阻塞,特别因输注 2 种不相容的药物形成沉淀物导致导管阻塞时,可根据药物的酸碱度选择碳酸氢钠或弱盐酸中和;若为脂肪乳剂导致导管阻塞,可使用 75％乙醇清除;如仍回抽无血,不应强行冲洗,若压力过大可能导致导管断裂。

以上方法仍不能奏效时,须取出输液港。

7. 药物外渗 是指药物自输液港渗漏至周围组织,发生率为 0.3％～4.7％。可能原因有导管原因或注射座原因。导管原因包括以下两个方面。

（1）纤维蛋白鞘形成包裹导管,输注液体时液体经由鞘腔反流至静脉穿刺点处。

（2）导管破裂或断裂。

注射座原因包括以下 3 个方面。

（1）专用蝶形针穿刺不到位。针头一侧贴着注射座的液态硅胶,另一侧贴在注射座边缘,导致专用针针头不能完全包裹在注射座硅胶里,而发生液体外渗。

（2）注射座穿刺隔受损,多发生在输液港使用较频繁的患者,专用针穿刺间隔时间较短。

（3）专用针两侧翼与注射座中间留有空隙,穿刺针松动,由于患者手臂、肩关节的活动及港座周围肌肉的收缩,使穿刺针在注射座穿刺隔中出现轻微摆动,从而导致针头松动。

输液时发现液体渗漏或囊袋肿胀,甚至在拔针后液体从针孔外渗,一般可明确诊断,必要时需行导管造影明确渗液点。

一旦发现药物外渗,应立即停止输液并回抽药物,尽量减少局部药物浓度,减轻药物对局部组织的刺激和侵蚀,为下一步治疗争取时间。

对于局部疼痛的患者可予局部封闭治疗,用生理盐水 5 mL＋地塞米松 10 mg＋2％利多卡因 10 mL 在超出外渗部位 0.5～1.0 cm 处进行局部软组织注射,每天 1 次,连续 3 天。还可局部外用糖皮质激素减轻炎症扩散,促进组织修复。也可应用 50％硫酸镁或 95％的乙醇持续湿敷,配合理疗,减轻红肿等局部症状。后期如果局部组织完全坏死又难以自愈,一般须切除坏死组织,再行植皮整形手术。

【输液港维护操作前准备】 在非治疗期间应每 4 周进行 1 次维护。操作的医护人员应具有相应资质。

1. 物品准备 治疗车、治疗盘、维护包、手消毒凝胶、植入式给药系统 1 个、20 mL 空针 3 个,100 mL 生理盐水 1 袋、肝素钠生理盐水注射器 1 支、生活垃圾桶、医用垃圾桶。

2. 环境准备 病室环境安静、整洁,温度和湿度适宜、光线充足,适合操作。

3. 患者准备 患者处于安静状态、配合操作,应携带输液港患者维护手册。

4. 护士准备 衣帽、服装整洁,洗手,戴口罩。

【操作流程】 见表 3-7-8。

表 3-7-8 输液港维护操作流程

流　　　程	说　　　明
素质要求	衣帽、服装整洁
洗手、戴口罩	按照七步洗手法正确洗手,戴口罩
核对、解释	按照身份识别制度识别患者身份、解释此次操作目的

(续表)

流　程	说　明
评估	评估患者输液港处皮肤情况,评估有无红、肿、热、痛、皮疹及有无分泌物等感染、过敏症状
安置体位	患者平卧位,暴露输液港处皮肤,头偏向对侧
打开无菌维护包	打开无菌敷料包,20 mL 无菌空针 1 个和无损伤针
消毒皮肤	先用乙醇(酒精)棉签对输液港处皮肤脱脂,再用聚维酮碘棉签按照顺、逆时针由内向外进行皮肤消毒,待干,最后用乙醇棉签脱碘,待干,消毒直径＞15 cm
戴无菌手套	按照无菌要求戴无菌手套
铺洞巾	铺洞巾,暴露输液港处皮肤
抽吸冲、封管液	抽吸冲、封管液各 1 支
预充植入式给药系统	生理盐水预充植入式给药系统
穿刺	左手正确固定输液港底座,嘱患者深呼吸并屏气,快速垂直进针
抽回血、消毒接口	抽回血 1～3 mL,夹管,撤掉空针,并用乙醇棉片消毒导管接口
冲、封管	接生理盐水 20 mL 的注射器脉冲式冲管,换接浓度为 100 U/mL 肝素封管液 3～5 mL 正压封管,夹管
拔针	正确固定输液港底座,嘱患者深呼吸并屏气,快速拔针,并检查针头完整性
穿刺点处置	无菌敷料覆盖穿刺部位,24 小时内局部保持清洁、干燥
宣教	交待相关注意事项
处理用物	立即分类处理,安置患者舒适体位
洗手、脱口罩	按照七步洗手法正确洗手,脱口罩
记录	在输液港维护登记本上记录

【维护要点】

(1) 使用过程中加强护理和观察。

(2) 注射座穿刺应由接受过培训的护士实施,穿刺应使用专用针,且严格遵守无菌操作。

(3) 输注药物前注意观察回抽是否顺畅,输注是否有阻力,怀疑导管阻塞时须行相应检查。

(4) 非耐高压输液港要避免高压输注。

(5) 输液结束用 20 mL 生理盐水脉冲式冲洗输液港,因其产生的湍流可以将附于导管壁上的血液或药物冲刷干净。

(6) 规范冲洗、封管是预防导管阻塞的关键,使用 100 kU/L 肝素生理盐水 3～5 mL 封管可有效预防纤维蛋白鞘形成,当注射器内所剩液体为 0.5～1.0 mL 时宜边推边撤离注射器,以达到正压封管的目的。

(7) 每天使用输液港的患者,推荐每周更换穿刺针 1 次;精确浓度的肝素冲洗、封管可预防血栓形成。

（8）对于高凝状态的患者可考虑预防性抗凝；不使用时推荐每 1 个月冲洗、封管 1 次；平时注意保持注射座处皮肤清洁，可用肥皂水清洁皮肤后乙醇消毒。

（9）应告知患者避免肢体过度活动，因为肌肉挤压血管可能导致机械性静脉炎；推荐定期行胸部 X 线片检查，定位输液港位置并确认有无导管断裂。不再使用的输液港应及时取出。

参考文献

［1］　朱永清,汪景.护理安全管理降低静脉输液风险的效果观察[J].实用临床护理学电子杂志,2020,5(23)：153,160.

［2］　秦燕,樊秀娟.护理管理干预在静脉输液中的应用效果及对安全性的影响[J].临床医学研究与实践,2020,5(17)：176-178.

［3］　易小容,晏晴.精密过滤输液器的应用及输液安全管理[J].医疗装备,2020,33(5)：163-164.

［4］　纪延霞,刘晶波,赵荣.静脉治疗安全管理在中心静脉导管输液中的应用[J].人人健康,2020(3)：102.

［5］　杨又专,朱卉娟.输液静脉留置针并发症原因分析及护理预防措施探究[J].实用临床护理学电子杂志,2019,4(44)：42,49.

［6］　白秋华,林碧薇,林尽.化疗输液安全隐患及护理对策[J].临床合理用药杂志,2019,12(26)：167-168.

［7］　李春燕.美国 INS 2016 版《输液治疗实践标准》要点解读[J].中国护理管理,2017,17(2)：150-153.

［8］　孙红,陈利芬,郭彩霞,等.临床静脉导管维护操作专家共识[J].中华护理杂志,2019,54(9)：1334-1342.

［9］　韩柳,杨宏艳,刘飞,等.无针输液接头临床应用的最佳证据总结[J].中华护理杂志,2020,55(8)：1239-1246.

［10］　顾秀丽.中长导管静脉输液置管的相关并发症及其护理研究[J].实用临床护理学电子杂志,2019,4(26)：81.

［11］　尹香,钱韦韦,唐文.植入式输液港患者临床应用维护与并发症的护理要点分析[J].实用临床护理学电子杂志,2019,4(31)：137-138.

［12］　陈晓燕.植入式输液港日常标准化维护及并发症的处理[J].实用临床护理学电子杂志,2019,4(28)：78,81.